KB236256

응용미생물학

집필진 유주현·변유량 외

공인수 김동섭 김성욱 김인규 김진만 남승우 박영서 박정길 박정민 박헌주 반용성
배동훈 백현동 신동화 신원철 심창환 여익현 염도영 오영준 옥승호 유승곤 유승석
유윤정 윤성식 이기호 이정기 정건섭 정용준 정종태 조정일 진효상 허남윤

Applied Microbiology

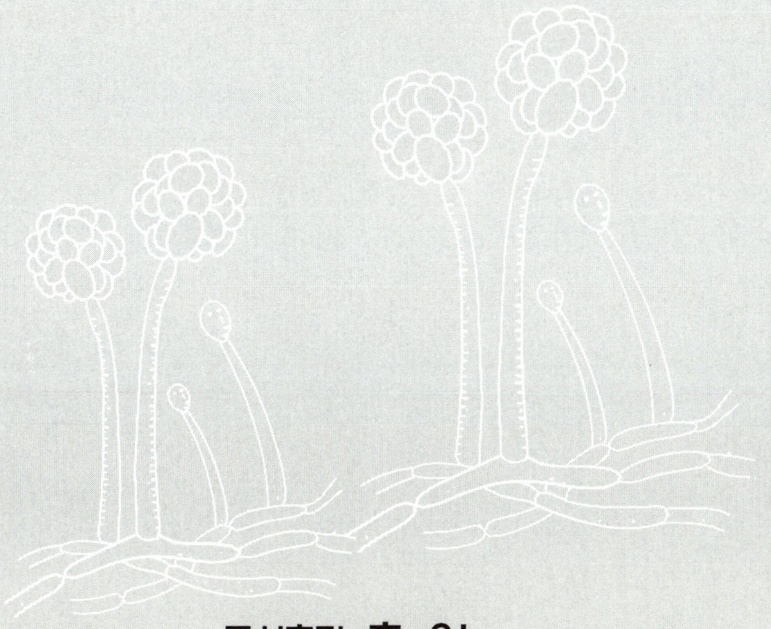

도서출판 효일
www.hyoilbooks.com

| 머리말 |

생물공학은 식품, 의약, 환경, 농축산 등 인류의 건강 복지를 위한 과학기술이다.

미생물은 고대로부터 인류의 생활 속에서 간접적으로 전통적인 식품 등에 사용되어 왔으며, 과학기술의 진보로 인하여 순수하게 분리한 미생물을 사용하여 주류, 장류, 식초 등이 산업화되어 왔다. 이와 같이 미생물의 작용에 의하여 일어나는 자연계의 현상을 과학기술로 활용한 것이 응용미생물학, 즉 생명공학의 시초이다.

1940년대에는 항생물질이 수없이 발견되어 산업적인 규모로 생산이 시작되면서, 미생물에 의하여 발생되는 감염증으로부터 죽어 가는 인류를 구명하게 되었다. 이로 인하여 생명공학이 의학품공업 분야까지 널리 활용되게 되었다. 1960년대에 와서 아미노산, 핵산관련물질이 공업화되고, 1970년대에는 효소의 생산, 고정화효소, 고정화균체 등의 공업적인 응용이 개발되어 생명공학의 기술을 여러 분야에 활용하게 되었다. 1980년대에 와서 유전자공학기술이 도입되면서 동식물만이 생산하는 생리활성물질을 미생물을 사용하여 생산할 수 있게 되면서 선진국에서는 생명공학분야를 첨단과학기술의 국책과제로 설정하여 개발에 박차를 가하고 있다.

국민소득의 향상으로 인하여 고령화 사회가 되면서 성인병과 난치병이 문제가 되고 있다. 이러한 문제도 일부는 미생물에 의하여 해결되었으나 남은 문제가 해결될 때까지 그동안 발전해 온 응용미생물학을 기반으로 한 생명공학의 전망은 무한하다고 생각된다.

현재 우리나라는 인류의 건강을 위해 새로운 것을 개발하여 산업화해야만 하는 시대이다. 그러므로 이 책은 미생물학의 기초와 현재의 응용미생물산업에 관한 기존기술과 학문에 관해 기술하면서 새로운 개발능력을 향상시킬 수 있는 기초적인 부분에 대해서 설명하였다. 이미 알려진 것은 정확하게 터득하고 창의성을 갖고 지속적으로 연구함으로써, 세계적으로 인류에 공헌할 수 있는 것을 개발하는 데 다소라도 독자들에게 도움이 됐으면 하는 바람이다.

본인은 화학공학과를 졸업하였기 때문에 미생물학 및 응용미생물학 분야의 정규 교육을 받지 못하여 기초지식이 없어 어려움이 많았으나, 성서구절에 **"구하라, 그러면 너희에게 주실 것이요, 찾으라, 그러면 찾을 것이요, 문을 두드리라, 그러면 너희에게 열릴 것이니**(마태복음 7장 7절)"라는 말씀대로 희망을 갖고 일을 시작하면 무엇이든 이루어질 수 있다는 신념을 가지고 응용미생물공학 분야의 기초를 터득하면서 창의성을 바탕으로 새로운 개발을 위하여 최선의 노력을 다해 왔다. 그 결과 새로운 색소 Asperyellone, 세계적으로 사용하고 있는 치즈를 세조하는 데 필요한 미생물이 생산하는 microbial rennet 효소의 결정화와 산업화, 미생물의 용균효소, 이외에도 새로운 여러 종류의 효소와 그들의 유전자 등을 발견할 수 있었다. 그 외 산학협동연구를 통하여 핵산조미료, 항암제 adriamycin, 항생제 teicoplanin, cephalosporin 등, 생리활성물질 plavastatine, 혈압강하제 captoprill 등을 국산화하는 등 좋은 연구 성과를 얻었다.

이러한 성과를 얻을 수 있었던 것은 필자를 교육해 주시고 지도하여 주신 이두영 박사, 아리마캐이 교수, 홍윤명 교수, 산학협동연구로 산업화할 때 기회를 주시고 적극적으로 후원하여 주신 샘표식품공업(주) 박승복 회장, 박승재 사장, 제일제당(주) 이건희 회장, 이원희 전무(현 대원학원 이사장), 보령제약(주) 김승호 회장, 코바이오텍(주) 류대환 회장, 그리고 주야로 열심히 연구를 하여 주고 협조하여 준 제자를 비롯한 여러분이 있었기 때문이라 생각하며 이 모든 분에게 감사드리는 바이다.

특히 연세대학교에 재직 당시 교육과 연구 공간이 부족하여 어려움이 많았으나 식품·생명공학의 발전을 위해 공학원 건물에 2,000여 평의 전용공간을 기증하여 주시는 등 연구하는 데 많은 지원을 해 주신 주식회사 풀무원 남승우 사장님에게 경의와 감사를 표한다.

좋은 연구결과를 얻을 수 있을 때까지는 중도에 실패하는 경우도 있지만, 굴하지 않고 오직 **"하면 된다"**는 신념하에 창의력을 발휘하여 최선의 노력을 다하였기에 이러한 성과가 있었다고 생각한다. 이러한 50년간의 교육과 연구의 경험을 통하여 **"미생물은 창의력을 발휘하여 최선의 노력을 다하는 사람을 돕는다"**는 결과와 신념을 갖게 되었다.

우리 모두가 이러한 신념을 갖고 21세기에 세계적으로 인류에 크게 공헌할 수 있길 바라고, 새로운 물질이 개발 생산되는 우리나라가 되기를 바라며, 여러분 중에서 노벨상을 수상할 수 있는 인재가 나오기를 기대한다.

이 책을 집필할 때 많은 책과 문헌을 참고하였기에 원래의 저자들에게 감사드린다. 그리고 이 책을 출판할 때까지 집필하고 수고하여 준 여러분과 출판하는 데 도움을 주신 도서출판 효일 김홍용 사장님과 임직원 모두에게 감사드린다.

2007년 1월
생명공학의 기반이 되는 응용미생물학 분야의
교육과 연구의 50주년을 기념하면서
편저자 **柳 洲 鉉**

| 목 차 |

제 01 장

|응용미생물학의 발자취|

1. 미생물 기초학의 발전
2. 미생물의 산업적인 활용

1. 미생물 기초학의 발전

지구상에는 여러 종류의 생물이 존재하고 서로 공존하면서 공생하고 있으며, 미생물도 그중에 포함되는 한 생물이다. 미생물은 인류보다 더 오래전부터 존재하고 있었으나 크기가 너무나 작기 때문에 눈으로 그 형태를 볼 수 없었다. 1660년경에 네덜란드의 Antony van Leeuwenhock(1632~1723)가 렌즈를 연마하여 미생물을 관찰할 수 있는 현미경을 제작하게 되어, 처음으로 미생물의 존재를 발견하였다. 그는 제작한 현미경을 사용하여 구균, 간균, 나선균 등을 관찰 기록하고, 그 결과를 Royal Society of London에 보고하여 출판하였다.

그 후 프랑스의 Louis Pasteur(1822~1895)는 미생물은 자연적으로 발생한다는 자연발생설을 부정하고, 미생물은 미생물로부터 생긴다는 생물발생설을 증명하였다. 그리고 맥주, 포도주, 유산 등의 발효는 그것에 적합한 다른 미생물의 작용에 의하여 이루어진다는 것을 확실하게 증명하였다. 부티르산발효를 하는 미생물은 생리적으로 공기 중의 산소를 사용하지 않고, 유기물을 분해하여 에너지를 얻는 생활방식의 무산소호흡임을 알게 되었다. 그리고 효모는 통성혐기성균으로서, 산소가 없는 조건에서는 주로 알코올발효를 하면서 에너지를 적게 얻는다. 이와 반대로 통기시키면 에너지를 많이 얻고 호흡작용을 하면서 균체가 급속하게 증식하는 것을 알게 되었다. 이 현상을 파스퇴르 효과(Pasteur effect)라 한다.

당시 프랑스는 포도주를 외국에 수출했는데 포도주의 변패가 문제가 되었다. 그는 포도주발효에 관한 연구를 계속하여, 좋은 포도주는 그것에 적합한 효모에 의하여 만들어진다는 것을 알게 되었고, 발효가 끝난 포도주는 50~60℃에서 일정시간 가열하면 품질의 손상이 없이 보존할 수 있다는 것을 발견하였다. 이 살균법을 저온살균(Pasteurization)이라 하고, 이 살균법은 현재도 사용하고 있다. 그 외에 누에의 미립자병의 병원균을 밝혀 잠업계의 발전에도 이바지하였다. 광견병에 관해서도 연구를 하여, 그의 백신(vaccine) 예방법이 개발되어 면역개념이 도입되었다.

Buchner(1897)는 효모를 갈아서 얻은 미생물 추출액이 효모균체와 마찬가지로 알코올발효를 할 수 있다는 사실을 발견하였다. 그 후 생물학적인 촉매, 즉 효소라는 개념이 생겼다. 이러한 결과로 모든 생물의 생명현상에 대한 본질이 밝혀지고, 또한 발효 또는 미생물의 대사과정에 효소개념을 도입하여 연구하게 되면서 새로운 생화학분야가 시작되었다.

독일의 Robert Koch(1843~1910)는 탄저병에 감염된 동물에서 병원균을 순수분리하고, 분리한 균을 건강한 동물에 접종한 결과 탄저병이 발병되어 분리한 균이 탄저병을 발생시키는 균이라는 것을 입증하게 되었다. 이와 같이 병원균을 확인하는 원칙을 Koch-Herle 가설이라고 불렀다. 그 후 이 방법은 많은 병원균을 확인하는 데 사용되었고 오늘날 미생물을 순수분리 배양하는 실험법의 기초가 되었다.

이와 같이 Pasteur, Koch 등의 연구에 의하여 미생물학의 기초가 확립된 후 계속 발전하여 의학을 비롯하여 생물학 전체에 결정적인 영향을 미쳤으며 생물의 본질에 대한 개념마저 변하게 되었다. 그리고 기초와 응용 양면에 크게 영향을 주어 가속적으로 진보되고 있다.

A. Neuberg, A. Harden, W.J. Young, C. Embden, O. Meyerhof 등에 의하여 해당계의 해명, H.A. Krebs에 의한 TCA 사이클의 발견, B.L. Horecker에 의한 pentose phosphate 사이클의 해명 등 여러 종류의 대사경로가 확인되었다. 한편 유전생화학에 있어서도 1945년도부터 미생물을 대상으로 한 많은 성과를 얻고 있다. 미생물을 사용한 '한 개의 유전자 한 개의 효소설(one gene one enzyme theory)'의 G.W. Beadle, E.L. Tatum에 의한 제창, 세균의 형질전환이 DNA에 의존한다는 H. Griffith, O. Avery 등의 발견, 미생물의 접합형상의 J. Lederberg에 의한 발견 등을 출발점으로 하여, J. Watson, F. Crick에 의한 DNA의 구조해석, F. Jacob, J. Monod에 의한 오패론모델의 주장, M. Nirenberg에 의한 DNA 유전자 암호의 해석, O.H. Smith에 의한 제한효소의 발견 등으로 인하여 생명현상에 관한 해석이 진행되어, 생물의 생명기구에 관한 중요한 성과를 얻게 되었다.

2. 미생물의 산업적인 활용

오래전부터 탁주, 약주, 청주, 포도주, 맥주 등의 주류와 장류, 김치 등의 발효식품에 미생물을 이용해 왔다. 이들 발효식품에 미생물이 실제로 존재하며, 미생물이 포도주와 맥주를 제조하는 데 중요한 역할을 한다는 것을 확실하게 밝힌 것은 Pasteur이다. Koch, Hansen, Lindner에 의한 미생물의 순수분리법의 확립과 특정미생물이 특정한 발효생산 능력을 갖고 있다는 이념을 출발점으로 하여 주류, 장류, 발효유로부터 효모, 곰팡이, 유산균 또는 초산균 등의 세균의 순수분리와 이의 분류학적·생리학적인 연구를 하고, 분리한 균을 발효식품에 사용하여 보다 좋은 발효식품을 만들 수 있게 되었다. 그들의 성과로부터 미생물 중 일부는 특정한 생산물을 다량 생산할 수 있는 능력이 있다는 것을 알게 되고, 이러한 원리를 이용하여 유산균에 의한 유산의 제조, *Aspergillus niger*에 의한 citric acid의 제조, 효모에 의한 알코올발효 등이 확립되었다.

A. Fleming(1929), E.B. Chain(1940), H.W. Florey(1940)에 의한 penicillin의 발견, S.A. Waksman(1944)에 의한 actinomycin과 streptomycin의 발견 등으로 항생물질의 시대가 시작되었고, 현재는 바이러스 등에 대한 화학요법제의 연구를 하고 있다.

Sodium glutamate는 소맥과 대두의 단백질을 산으로 분해하여 생산하고 있었으나 기시다 등(1956)에 의하여 당질을 원료로 하여 glutamic acid를 배양액 중에 많은 양을 축적하는 *Corynebacterium glutamicum*을 분리하여 발효법으로 생산하게 되었다. 이러한 성과가 기초가 되어 lysine, aspartic acid, arginine, isoleucine 등의 여러 종류의 아미노산을 세균으로 생산할 수 있게 되었다. 그리고 가다랭이, 표고버섯의 맛의 주성분인 핵산조미료(5′-IMP, 5′-GMP)를 효모로부터 추출한 RNA를 효소로 분해하여 제조하는 방법이 사카구치, 구니나카(1959)에 의하여 개발되었다.

그 후 핵산의 직접발효법, 반합성발효법 등이 개발되어 산업화되었고, 동시에 여러 종류의 핵산관련 물질을 발효법으로 만들 수 있게 되었다. 그리고 송아지를 도살하여 셋째 위장으로부터 분리하여 치즈 제조에 사용해 왔던 응유효소 rennet에 비해, 아리마캐이, 이와사키신지로, 유주현 등(1965~1969)은 토양에서 분리한 *Mucor pusillus*를 사용하여 치즈 제조용 microbial rennet을 생산하게 되었고 그 효소를 결정화시켰다. 그리고 아리마캐이, 나가사와미치다로, 배무 등(1968)은 미생물을 사용하여 스테로이드 호르몬 원료의 생산방법을 개발하였다.

1960년도부터 1970년도에 이르는 동안, 유기화학반응으로는 여러 단계의 반응을 거쳐야 하고 낮은 회수율로 얻을 수 밖에 없는 화학반응을 미생물의 작용을 이용하여 간단하게 회수율을 좋게 얻는 방법이 개발되었다. 이 방법으로 스테로이드, 알카로이드, 항생물질 등의 전환에 많은 성과가 있었다. 그리고 미생물의 강한 분해활성을 이용하여 도시하수와 공장폐수의 처리, 동, 우란, 몰리브덴 등의 미생물금속제련(bacterial leaching) 등에 일부 성과를 나타내고 있고, 연구가 진행 중인 것도 있다.

표 1-1. 미생물 이용의 발전사

A. von Leeuwenhock(1667~1681)	현미경제작, 효모, 세균(구균, 간균, 나선균)의 모양 현미경으로 처음 발견
L. Pasteur (1860~1890)	자연발생설을 부정하고 생물발생설 확인, 부패와 미생물관계, Pasteurization(저온살균법)의 발명, 미생물병원성 발견(누에미립자병, 광견병), vaccine 개발, Pasteur effect의 발견
E.C. Hansen(1878)	맥주효모의 순수배양 확립
R. Koch(1880~1891)	미생물연구법의 확립, 평판배양법, Koch 살균법, 탄저균, 콜레라균, 결핵균의 발견
P. Lindner(1893)	소적배양법(맥주효모의 순수배양)
H. Buchner, E. Buchner(1897)	Zymase의 발견과 효소개념의 확립
C.A. Neuberg(1912)	알코올발효의 생화학경로 제시
F.W. Twort(1915)	Bacteriophage 발견
F. d'Herelle(1917)	Bacteriophage로 명명
F. Banting, J. Best(1921)	Insulin 발견
H.J. Muller, L.J. Standler(1927)	X선에 의한 돌연변이의 확인
F. Griffith(1928)	폐렴균의 형질전환 발견
C. Embden, O. Meyerhof(1933)	해당계의 중간체 실제로 증명
W.M. Stanley(1935)	Tabacco mosaic virus를 결정상으로 분리
H. Krebs(1937~1940)	Krebs cycle의 발견
T. Avery, C.M. Macleod, M. McCarty(1944)	DNA가 유전정보를 가지고 있는 것을 발견
B.W. Davis, J. Lederberg(1946~1948)	대장균의 접합형상 발견, penicillin 스크리닝법
G.W. Beadle, E.L. Tatum(1946~1940)	한 개 유전자 한 개 효소의 설
J. Lederberg(1950~1952)	대장균의 염색체지도, plasmid의 제창
J. Watson, F. Crick(1953)	DNA 구조의 이중나선 모델 제창
F. Jacob, J. Monod(1961)	오페론모델 제출
M. Nirenberg(1963)	유전자암호의 해석
O.H. Smith(1970)	DNA 분해효소인 제한효소의 발견
S. Cohen, H. Boyer(1973)	재조합 DNA의 합성
NIH(미국국립보건원)(1976)	DNA 실험지침 발표
K. Itakura(1977)	Somatostatin 유전자의 합성과 생산에 성공
D.V. Goeddel(1877)	Insulin 유전자의 클로닝 성공
C. Weissman, W. Gilbert(1980)	α-interferon 유전자의 클로닝
K.B. Mullis(1985)	PCR(Polymerase chain reaction) 기술의 발명

T. Cheh, S. Altman(1986)	RNA가 효소와 같은 작용을 한다는 것을 발견
C. Wehmer(1893)	*Penicilliium*에 의한 citric acid 생산
다카미내(1907~1908)	소화제 다카지아스타제의 생산과 조제
이캐다(1908)	Monosodium glutamate 제조
C. Welizman(1915)	Acetone, buthanol 발효
Pfizer INC(1923)	Citric acid 발효
구로사와(1926)	Gibberellin 생산균의 발견
J.B. Sumner(1926)	Urease의 결정화
A. Fleming(1929)	Penicillin의 발견
J.H. Northrop(1929)	Protease의 결정화
M. Kunitz(1930)	Kunitz protease 저해제의 발견
스미기(1938)	Gibberellin의 결정 분리
E.B. Chain, H.W. Florey(1939)	Penicillin의 재확인, 실용화
S. Waksman(1940~1944)	Actinomycin, streptomycin의 발견
D.H. Campbell(1955~1957)	효소의 불용화(고정화효소)
기시다(1956~1958)	아미노산발효(L-glutamic acid 발효), 대사제어발효
사카구치긴이치로, 구니나카(1959)	RNA 분해법에 의한 핵산 5'-IMP, 5'-GMP 생산
아리마캐이, 이와사키신지로, 유주현(1965~1968)	Microbial rennin의 생산과 효소결정의 분리
아리마캐이, 나가사와미지다로, 배무(1968)	스테로이드 호르몬의 원료생산
지하다이치로(1969)	고정화효소에 의한 아미노산생산

그 외에 세계의 식량과 사료 문제를 해결하기 위해 값이 저렴한 탄화수소 또는 천연가스, 석유화학의 제1차 제품 등을 원료로 하여 균체단백질(SCP, single cell protein)의 생산법도 개발되어 소련, 영국, 프랑스에서 생산되고 있다. 이 과제는 장래에 중요한 것이라 생각된다. 발효방법과 다르게 배양되는 양송이, 표고버섯, 느타리버섯, 동충하초 등의 인공배양법이 개발되어, 많은 종류의 식용버섯이 다량 생산되어 공급되고 있다. 그리고 미생물에 의하여 생산된 동식물 생육촉진물질, 효소저해제, 미생물다당류 등 여러 종류의 생리활성물질이 분리되는 동시에 그 응용이 검토되고 있다.

우리나라의 미생물을 이용하는 산업은 외국과 같이 주류, 장류 등의 발효식품이 시작이고, 1970년대에 와서 산학연협동연구가 진행되어 핵산조미료, 항생물질, 항암물질, 생리활성물질 등이 발효법으로 국산화되었다. 발효법으로 국산화된 것을 소개하면, 1970년대에 glutamic acid(미원), 유주현, 배종찬 등에 의한 핵산조미료(제일제당), 양한철, 양호석 등에 의한 tetracycline, oxytetracycline, rifamycin(종근당) 등이고 kanamycin(동명산업)의 항생물질이 발효법으로 생산되었고, 1980년대에 용균효소(유주현 등)를 비롯한 많은 새로운 효소와 그들과 관련된 유전자가 발견되고, erythromycin, leucomycin A5, demethyl chlorcyclin(종근당), ribostamycin(동명산업) 등의 항생제가 국산화되었다.

1990년대에는 유주현, 류무영, 현용환 등에 의한 항생제 cephalosporin, vancomycin(제일제당), 유주현, 백우현에 의한 항암제 daunomycin(보령제약)의 발효가 시작되었다. 그리고 종근당에서 lovastatin, cyclosporin A를, 동명산업에서 gentamycin, streptomycin, collisstin, grammicidine 등을 생산하고, 2000년대에 와서 종근당에서 potassium clavulanate를 생산했으며, 유주현, 최남희 등에 의하여 항생제 teicoplanin(코바이오텍), 생리활성물질 pravastatin(코바이오텍)이 발효법으로 생산되기 시작했다. 그리고 유전공학진흥법이 제정된 후 국가적으로 생물공학 분야에 관심을 갖게 되고 산학협동연구가 활발하게 진행되어 용균효소를 비롯한 새로운 효소와 그 유전자 등이 발견되고, 새로운 항생물질, 생리활성물질 등이 발견되고 있다.

미생물의 응용은 미생물을 순수분리한 좋은 미생물로 좋은 양조식품을 만들겠다는 과제로 출발하였으나 미생물이 갖고 있는 능력이 무한하여 눈부신 발전을 하고, 각 분야에서 인간의 생활과 건강유지에 공헌하고 있다. 최근에는 미생물의 응용분야가 보다 확대되어, 미생물 또는 그의 생산물질을 광공업, 산업, 의료, 환경보호 등 인류를 위하여 이용하게 되었다.

1970년대부터 미생물 유전생화학을 주로 한 연구가 추가되어 지금까지 생각하지 못한 동식물만이 생산했던 물질을 미생물로 생산하는 것을 기대하게 되었다. 1970년대부터 현재까지 얻어진 유전자조작의 기술은 동식물의 특수한 DNA를 미생물에 도입시키고, 그것을 발현시켜 새로운 동식물의 특수한 생산물을 미생물로 만들게 하려는 것이다. 이미 현재는 인간의 호르몬인 somatostatin 또는 insulin 등이 대장균을 사용하여 생산 가능하게 되었다. 앞으로 기대되는 분야이다. 효소단백질의 아미노산의 일부를 치환하여 인공적인 개량도 가능하게 되었다. 앞으로 이러한 기술의 개발에 따라 새롭게 많은 발전이 있을 것이다.

일반 미생물분야에 있어서도 E.C. Jansen(1874), A.S. Kluyver(1925) 등에 의하여 고전적인 발효상태의 연구가 처음 시작되었고 최근에 미생물의 유전핵산 생합성효소 등에 관한 연구의 진보는 미생물의 생육 및 세포분화 형태형성, 유전 등의 생명현상을 분자차원에서 해명하는 방향으로 발전되어 생물진화의 기원에 대하여 합리적으로 이해하는 데 크게 기여하고 있다. 한편 이러한 기초연구의 진보는 화학요법 이외의 미생물 응용분야로서 고전적인 알코올음료, 양조식품, 발효유제품, 유기산, 유기용매, 효소제 등의 생산으로부터 의약원료, 아미노산발효, 핵산발효, 생리활성물질 등으로 발전되었으며 그 외에 폐수처리 금속제련까지도 기여하고 있고, 최근에는 유전공학의 발전에도 기여하고 있다. 그러므로 미생물을 이용하는 산업은 무한한 발전가능성을 가지고 있으므로 "미생물은 창의력을 발휘하여 최선의 노력을 하는 자를 배반하지 않는다"는 신념을 갖고 최선의 노력을 다할 때 새로운 응용미생물을 탐색할 수 있다.

제 02 장

|미생물의 생육과 생육환경|

1. 미생물의 영양원

미생물은 동식물과 같이 영양원을 필요로 하며, 미생물의 구성성분을 생합성하는 소재와 이들을 생합성하기 위한 에너지원이 필요하다. 일부의 미생물은 빛을 에너지원으로 하여 증식하기도 하지만, 대부분의 미생물은 빛을 이용하지 못하고, 대신 화학적 에너지를 이용한다. 그리고 많은 미생물들은 유기화합물을 기질로 한 발효(fermentation) 또는 호흡(respiration)으로 에너지를 얻지만, 토양과 물속에서 사는 미생물 가운데는 무기화합물의 산화반응으로 에너지를 얻는 것도 있다. 미생물의 생육에 필요한 원소는 세포 내에 있는 생체성분을 이루는 C, H, O, N, S, P 등과 같이 비교적 많은 양을 필요로 하는 것과, Mg, K, Fe, Cu, Co, Mn, Zn, Mo 등의 미량 원소들이 있다.

미생물세포가 생육, 증식하면서 기능을 계속하려면, 영양분을 외부로부터 세포막을 통하여 흡수해야 한다. 영양분은 일반적으로 균체가 흡수하기 쉬운 당, 아미노산, 무기염, 비타민 등의 저분자 형태로 흡수하고, 생체성분을 균체 안에서 생합성한다. 그리고 에너지생산반응을 하면서 생합성에 필요한 에너지를 얻는다. 일부의 미생물은 완전동물성영양(holozoic nutrition)을 하여 영양원으로 미세한 고형분을 섭취할 수 있으나, 세균, 효모, 곰팡이 등의 대부분의 미생물은 완전식물성영양(holophytic nutrition)으로써 고형분을 영양원으로 섭취하지 못하고, 모든 영양원을 수용액의 상태로 흡수한다.

1) 영양의 흡수양식에 의한 미생물의 분류

미생물 가운데는 식물과 같이 CO_2를 유일한 탄소원으로 생육하는 미생물이 있다. 이러한 미생물을 **독립영양균**(autotroph, autotrophic microbe)이라 하고, CO_2를 비롯한 무기화합물만을 영양원으로 하여 생육하는 미생물을 **무기물이용균**(lithotroph, lithotrophic microbe)이라 한다. 이들과 달리 유기화합물의 탄소원을 필요로 하는 미생물을 **종속영양균**(heterotroph, heterotrophic microbe) 또는 **유기물이용균**(organotroph, organotrophic microbe)이라 부른다. 영양요구성이 간단한 독립영양균은 균체 속에 다른 균보다 더 많은 효소를 함유하고 있고, 생리적으로도 더 복잡한 미생물이다.

독립영양균에는 에너지를 빛으로부터 얻는 **광합성 독립영양균**(phototroph, phototrophic microbe)과 NH_4^+, NO_2^-, S 등과 같은 무기화합물의 산화반응으로 에너지를 얻는 **화학합성 독립영양균**(chemoautotroph, chemoautotrophic microbe)이 있다. 종속영양균 중에도 드물지만 빛으로부터 에너지를 얻고 유기화합물의 탄소원을 필요로 하는 **광합성 종속영양균**(photosynthetic heterotroph)이 있다. 일반적으로 종속영양균은 유기화합물을 주로 탄소원으로 하고 산화반응에서 에너지를 얻는 **화학합성 종속영양균**(chemosynthetic heterotroph) 또는 **유기물이용균**(organotroph)을 말한다.

(1) 광합성균

빛을 에너지원으로 하는 광합성균은 고등식물의 chlorophyll a의 구조와 비슷한 chlorophyll을 균체 안에 갖고 있다. 이 색소는 Mg-porphyrin으로 측쇄에 chlorophyll의 vinyl기 대신에 acetyl기를 하고 있다. 광합성균은 일반적으로 절대혐기성 미생물이고, 광합성대사에는 녹색식물과 달리 보통 H_2S를 필요로 한다. 홍색황세균은 다음 식과 같이 H_2S로 이산화탄소를 환원하여 세포물질이 생성되고, 산화에 의하여 중간산물로 황산이 생성된다.

$$H_2S + 2CO_2 + 2H_2O \xrightarrow{\text{빛}} 2HCHO + H_2SO_4$$

(2) 화학합성균

무기물의 산화로 에너지를 얻는 미생물은 직접 산화반응에 산소가 필요하므로 호기조건(aerobic condition)에서 생육한다. 질화세균, 유화산화세균, 철세균, 일산화탄소세균, 메탄산화세균 등이 이에 속한다.

농업분야에 있어서 중요한 *Nitrosomonas* 속 균은 (I)식과 같이 NH_3를 NO_2로 산화하고, *Nitrobacter* 속은 (II)식과 같이 NO_2를 NO_3로 산화하여 각각 에너지를 얻는다.

$$2NH_3 + 3\,O_2 \longrightarrow 2HNO_2 + 79 \text{ kcal} \qquad (I)$$
$$HNO_2 + 1/2\,O_2 \longrightarrow 2HNO_3 + 21.6 \text{ kcal} \qquad (II)$$

유황세균인 *Thiobacillus thiooxidans*는 유리 유황을 황산으로 산화한다(III).

$$S + 1(1/2)\ O_2 + H_2O \longrightarrow H_2SO_4 + 141.8\ kcal \qquad (III)$$

*Pseudomonas flava*와 같은 수소균은 분자상 수소에서 2개의 H^+를 방출시켜 생체에서 산화 환원반응을 할 때 수소공여체(donor)로 이용할 수 있다. 간단한 유기화합물이 있으면 산소의 존재하에서 활발하게 생육하고, 산소와 수소의 공급이 있으면 무기물만 있어도 생육이 잘된다.

$$CO_2 + 6H_2 + 2CO_2 \longrightarrow HCHO + 5H_2O \qquad (IV)$$

(3) 종속영양균

종속영양균은 유기물을 탄소원으로 하고 질소원으로 무기 또는 유기물의 질소화합물을 이용한다. 생합성에 필요한 에너지는 유기물의 분해, 즉 호기조건하에서의 호흡 또는 혐기조건하에서 발효에 의하여 얻는다.

$$< 효모,\ 호기조건 >$$
$$C_6H_{12}O_6 + O_2 \longrightarrow 6CO_2 + H_2O + 673kcal \qquad (V)$$

$$< 효모,\ 혐기조건 >$$
$$C_6H_{12}O_6 \longrightarrow 2C_2H_5OH + 2CO_2 + 22kcal \qquad (VI)$$

자연계에는 종속영양균이 가장 많으며 영양요구에 따라 다음과 같이 나눈다.

① 질소고정균(nitrogen fixing microbe)

Azotobacter, *Rhizobium*(근류균) 등이 이에 속하고, 토양을 비옥하게 하므로 농업에 중요한 미생물이다. *Azotobacter*는 호기성균이며 토양에 존재하고 발효성 탄수화합물이 있으면 대기 중의 질소만으로 생육하고 다른 질소원이 필요 없다.

② Nonexacting균

탄소원으로 유기물을 필요로 하고 질소원으로는 NH_4^+, NO_3^-와 같은 무기염을 이용하여 균체성분을 생합성할 수 있다. 아미노산 또는 생육인자를 필요로 하지 않으며, 대신 유기질소원도 잘 이용한다. 대장균, *Aerobacter aerogenes*, *Pseudomonas* 속 등이 여기에 속한다.

③ 생육인자요구균

주가 되는 탄소원 이외에 생육인자가 있어야만 생육할 수 있는 균을 생육인자요구성균 또는 영양요구성균(auxotroph)이라고 한다.

④ 아미노산요구균

이 균은 질소원으로 무기질소원만으로는 생육하지 못하고 아미노산과 같은 유기질소원이 있을 때 생육하는 균을 말한다.

⑤ 생육인자요구균

미생물에는 고등생물과 같이 비타민, 핵산, 아미노산과 같이 미량의 유기화합물을 요구하는 균이 있다. 이 화합물을 생육인자(growth factor)라 한다. 예를 들어 *Proteus vulgaris*는 nicotinic acid가 있어야 생육하므로 이 균을 nicotinic acid 요구균이라 한다.

2) 미생물의 생육에 필요한 영양원

일반적으로 미생물에 따라 필수영양분(essential nutrition)의 종류는 다르나, 크게 나누면 에너지원, 탄소원, 질소원, 무기염류 및 비타민, 아미노산, 핵산 등과 같은 생육인자(growth factor)로 나눈다. 물은 용매로서 또는 수소, 산소원으로서도 중요하다. 그리고 효소의 활성 등과 같은 특수한 생리적 기능을 위해서 필수적인 영양분도 있다(표 2-1).

(1) 탄소원(carbon source)

건조균체 중량의 50% 정도가 탄소이다. 독립영양균을 제외한 일반미생물은 유기탄소화합물을 세포구성의 탄소원 또는 에너지원으로 이용한다. 일반적으로 glucose, sucrose, fructose, maltose, lactose, 전분과 같은 단당류 또는 다당류, 그리고 알코올, 유기산, 탄화수소 등의 유기탄소화합물을 탄소원으로 사용하고, 미생물의 종류에 따라 이용하는 탄소원의 종류가 다르다. 공업적으로는 폐당밀, 전분, glucose를 일반적으로 사용한다. 고체배양을 할 경우 전분질곡류, 밀기울 등을 탄소원으로 사용하고, 버섯을 재배할 경우는 볏짚, 목재 등을 탄소원으로 사용한다.

(2) 질소원(nitrogen source)

미생물은 세포단백질과 유전자의 핵산 등의 합성을 위하여 질소원을 이용하며, 건조균체의 질소함량은 15% 정도이다. 무기질소원에는 암모늄염 또는 질산염, 아질산염 등이 있으며, 이들의 질소원을 환원할 수 있는 미생물에 사용한다. 유기질소원에는 요소, corn steep liquor (CSL), 대두박과 카세인(casein) 또는 이를 가수분해한 peptone, casamino acid 등이 있다.

표 2-1. 미생물의 종류와 필수 영양분

영양원 \ 균 명	*Nitrobacter agilis*	*Bacillus subtilts*	*Neurospora crassa*	*Saccharomyces cerevisiae*
에너지원 탄 소 원	KNO_2 $KHCO_3$	glucose	glucose	glucose
질 소 원	KNO_2	NH_4Cl	NH_4Cl	$NH_4H_2PO_4$ asparagine
무기염류	K_2HPO_4 $MgSO_4$ $FeSO_4$	K_2HPO_4 $MgSO_4$ $FeSO_4$	K_2HPO_4 $MgSO_4$ $FeSO_4$	K_2HPO_4 $MgSO_4$ $FeSO_4$
생육인자		glutamic acid cysteine	biotin	biotin pantothenic acid inositol Vitamin B_1, Vitamin B_6, nicotinic acid

(3) 무기염류(mineral salts)

건조균체는 P 3%, S 1%, K 1% 정도의 무기염류를 함유하고 있고, 미생물이 생육하는 데에는 소량의 무기염이 필요하다. 그중 P, K, Mg, S는 다른 원소보다 많은 양이 필요하므로 KH_2PO_4, K_2HPO_4, $MgSO_4 \cdot 7H_2O$를 배지에 넣어 배양한다. P는 phosphate 형으로 해당기구, 즉 호흡이나 발효의 에너지대사에 ATP, ADP, NADP와 같이 조효소의 성분으로서 중요한 역할을 한다.

S는 효소부활에 작용하고, 황이 함유된 아미노산(methionine, cysteine), 비타민 (biotin, thiamine 등)의 합성에 필요하며, Mg은 효소계(hexokinase, enolase 등)에 필요하다. 그 외에 Fe, Cu, Mn, Cl을 미량 필요로 하는 경우가 있다. Fe는 호흡계의 cytochrome, catalase, peroxidase에 들어 있고, 미생물의 에너지대사에 필요하다. 그리

고 *Aspergillus niger*를 사용하여 citric acid를 생산할 때 이들의 금속이온을 배지에 미량 첨가하면 citric acid의 생산 수율이 향상된다.

(4) 생육인자(growth factor)

탄소원, 질소원, 무기염류 등의 영양분으로부터 생합성되지 않는 생육에 필요로 하는 미량의 유기화합물을 생육인자라 하며, 미생물을 생육시키려면 배지에 생육인자를 가해야 하는 경우가 있다. 생육인자의 종류에는 아미노산, 핵산, 비타민류 등이 있다.

① 생육인자요구균을 이용한 미생물적 정량법(microbioassay)

생육하기 위해서 생육인자를 요구하는 미생물(효모, 유산균)을 사용하여 미생물적 정량을 한다. 이들 미생물은 영양원이 풍부할지라도 생육인자가 없는 배지에서 생육하지 않는다. 첨가한 시료 중에 생육인자가 존재하면 그의 양에 비례하여 생육하고, 생육한 균체량을 측정함으로써, 생육인자로서의 비타민, 아미노산을 정량할 수 있다.

이 측정방법은 특이성이 높고, 공존하고 있는 물질에 영향을 받지 않고, 감도는 아미노산으로 $\mu g/ml$, 비타민으로 $\mu g/ml$의 정도이다. 생육저해를 이용하는 항생물질의 정량은 *Salmonella* 균의 영양요구성 균주의 복귀율에 의한 변이원성 실험도 미생물을 사용하는 정량법이다.

2. 미생물의 생육과 환경

미생물의 생육과 활동은 환경의 조건에 의하여 좌우된다. 이 환경을 편의상 화학적 환경과 물리적 환경으로 나누어 생각한다.

1) 화학적 환경

(1) 수 분

고체상태의 배지이거나 액체상태의 배지이거나 간에 미생물은 수분이 있어야만 생육할 수 있다. 미생물은 수분이 전혀 없는 경우, 그와 반대로 순수한 물 중에서는 생육하지 못하고 적당한 수분이 있을 경우(수용액)에 생육한다.

보기를 들면 우물물과 같이 용질이 미량 함유된 용액에서 생육하는 경우가 있고, 수분함량이 적은 고체식품, 곡류 등과 같이 진한 수용액 중에서 생육하는 것도 있다.

① 수분활성도

물은 미생물세포의 80~90%를 함유하고 있다. 미생물의 생육에 관여하는 물의 양은 절대량이 아니고, 수분활성값(water activity, A_w)으로 나타내는 것이 합리적이다. 수분활성도는 용질의 증기압을 P, 용매(물)의 증기압을 P_w, 용질의 mole 수를 N_s, 용매(물)의 mole 수를 N_w라 할 경우 다음 식과 같이 나타낼 수 있으므로, 수분활성도는 용질의 농도가 높을수록 적어진다.

$$A_w = \frac{P}{P_w} = \frac{N_w}{N_s + N_w}$$

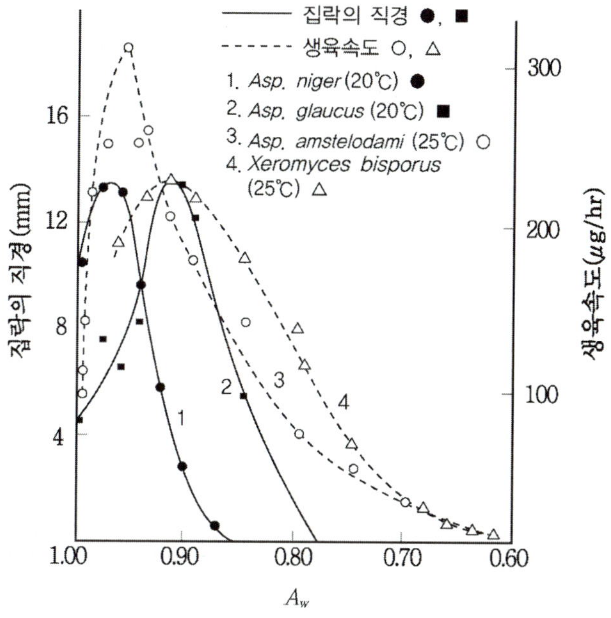

그림 2-1. A_w와 곰팡이의 생육속도

미생물이 생육하는 데에는 일정한 A_w를 필요로 한다. 그림 2-1과 같이 생육이 가장 잘되는 A_w를 최적 A_w값(opt. A_w)이라 하고, A_w값이 일정한 값 이하인 환경이 되면 생육하지 못하는 한계의 A_w를 최저수분 활성값(min. A_w)이라 하며, 미생물의 종류에 따라 생육의 최적 A_w와 최저 A_w값이 다르다. 그리고 미생물이 생육할 수 있는 최저 A_w는 세균과 효모가 크고, 곰팡이는 작다(표 2-2).

표 2-2. 식품미생물의 생육 최저 A_w

세 균		효 모		곰팡이[*], 불완전균	
Pseudomonas	0.97	Candida utilis (Torulopsis utilis)	0.94	Mucor	0.92~0.93
Alcaligenes	0.96			Rhizopus	0.92~0.94
E. coli	0.935~0.96	맥주효모	0.94	Penicillium	0.80~0.83
Bac. subtilis	0.95	Schizosaccharomyces	0.93	Asp. niger	0.88~0.89
Bac. mycoides	0.99	빵효모	0.905	Asp. flavus	0.80
Cl. botulinum	0.95	일부의 Candida	0.90	Asp. candidus	0.75
Klebsiella pneumoniae (Aerobacter aerogenes)	0.945	Sacch. cerevisiae	0.895	Botrytis	0.93
Sal. newport	0.945	Rhodotorula	0.89	Oospora lactis	0.895
St. faecalis	0.94	Endomyces	0.885	Asp. chevalieri	
Sarcina	0.915~0.930	Hansenula anomala (Willia anomala)	0.88	Asp. repens	0.65[**]
Mc. roseus	0.905			Asp. ruber	
Staphy. aureus	0.86	Sacch. rouxii (내삼투압성효모)	0.60~0.61	Asp. amstelodami	
호염균	0.75			Xeromyces bisporus	
일반식품 변패세균	0.94~0.99	일반효모	0.88~0.94	일반곰팡이	0.80

[*] 곰팡이의 최저 A_w는 포자의 발아한계값

[**] 건성곰팡이(xerophilic molds)라 한다.

② 수분활성도의 원리를 이용한 식품의 저장법

미생물이 생육하는 데 일정한 A_w를 요구하며, 최저 A_w값 이하의 환경에서는 생육하지 못한다. 식품을 저장하는 동안, 식품 중에 수분함량이 많을수록 미생물에 의한 변패가 일어나기 쉽고, 식품은 A_w가 최저 A_w값보다 높으면 변패가 일어나므로, 변패를 방지하려면 식품의 A_w값을 적게 하는 것이 수분의 관점에서 식품 저장의 원리이다. A_w값을 적게 하는 방법에는 다음과 같이 용질의 몰수를 높이는 방법이 있다.

- 당장, 염장법 : 설탕, 식염 등을 가하여 용질의 농도를 높이는 방법
- 건조법 : 용매(물)를 천연건조법, 진공건조법, 동결건조법, 분무건조법으로 제거하여 용질의 농도를 높이는 방법
- 동결법 : 동결된 결정수는 용매의 역할을 하지 못하므로 용매를 동결하여 수분활성도를 높이는 방법이고, 미생물 생육의 최저온도이므로 다른 저장법보다 저장성이 높다.

(2) pH

미생물의 생육은 물론 대사작용, 효소활성, 화학적 활성도 배지의 pH에 영향을 받는다. 그 pH의 영향을 생육에 대한 최적 pH(optimum pH, opt. pH), 최고 pH(maximum pH, max. pH), 최저 pH(minimum pH, min. pH) 등으로 나타낸다. 생육에 가장 적합한 pH를 최적 pH, 산성 쪽에서 생육의 한계 pH를 최저 pH, 알칼리 쪽의 생육의 한계 pH를 최고 pH라 한다.

곰팡이는 pH 2.0~8.5의 넓은 범위에서 생육하나 대부분은 pH 4.0~5.0에서 생육이 잘된다. 효모는 알칼리배지에서는 적응시키지 않으면 생육되지 않고, 최적 pH는 약산성(pH 4~6)에 있다.

그리고 최저 pH는 2.0~1.5의 산성 쪽에 있다. 세균과 방선균의 대부분은 중성(pH 7.0)에 가까운 부근에서 잘 생육하고 약산성(pH 4.5~5.0)이 되면 생육이 잘되지 않는다. 예외로 극단적인 특수미생물도 있다. 유황을 산화함으로써 에너지를 얻는 황산화세균은 산화산물인 황산으로 인하여 형성되는 pH 1.0 이하의 산성조건에서 생육하며, 호알칼리성 세균은 pH 10~11에서 생육한다.

(3) 산 소

미생물 중에는 생육하는 데 분자상의 산소를 필요로 하는 미생물과 산소가 없을 때 자라는 미생물이 있다. 이와 같이 공기 중의 산소 요구성의 차이를 이용하여 미생물

을 다음과 같이 나눈다.

① 호기성 미생물(aerobe)

산소가 없으면 생육하지 못하는 미생물을 호기성 미생물이라 하고, 곰팡이, 방선균, 호기성세균이 이에 속한다. 이들 미생물은 화학에너지 변환을 호흡계 대사에 의하여 수행한다. 이들 균보다 낮은 산소분압을 좋아하는 유산균과 같은 미생물을 미호기성 미생물(microaerophile)이라고 한다.

② 통성혐기성 미생물(facultative anaerobe)

분자상의 산소의 유무에 관계없이 생육하는 미생물을 통성혐기성 미생물이라 하고, 에너지를 얻는 대사계는 두 종류를 갖고 있다. 효모와 많은 세균이 이에 속한다.

③ 혐기성 미생물

산소가 없는 조건에서 생육하는 미생물을 혐기성 미생물(anaerobe)이라 하고, 토양, 장 속에 있는 혐기성세균, 메탄세균 등이 이에 속한다. 산소 이외의 화합물을 전자수용체로서 사용하여 에너지를 대사한다.

산소가 독성으로 나타내는 편성혐기성 미생물(절대혐기성 미생물, obligate anaerobe)은 활성산소를 분해하는 catalase가 없다. 그리고 산소의 요구성은 배양조건에 따라 변화되는 경우가 있다. 보기를 들면 호기성질소고정세균은 혐기조건하에서만 질소를 고정하는 것이 있고, 광합성 미생물은 빛을 비추는 조건에서는 혐기조건에서도 생육한다.

2) 물리적 환경

(1) 온 도

미생물의 배양온도는 미생물의 생육속도, 세포의 효소조성, 화학적 조성, 영양요구 등에 영향을 미치는 중요한 인자이다. 미생물이 생육할 수 있는 온도의 범위는 17~76℃ 이하이나, 각 미생물은 각각 생육의 최저(minimum, min.) 최적(optimum, opt.) 최고(maximum, max.)온도가 있다.

미생물은 생육최적온도에 따라 다음과 같이 세 부류로 나눈다. 최적온도가 25℃ 이하의 미생물을 저온균(호냉균, psychrophile), 25~40℃(대부분 37℃ 부근)인 것을 중온균(mesophile), 45℃ 이상인 것을 고온균(호열균, thermophile)이라 한다.

그리고 중온균이지만 어느 정도 고온에서도 생육하는 미생물을 편성호열균(facultative thermophile), 고온에서만 생육하는 균을 절대호열성균(obligate thermophile)이라 한다. 저온균에서도 위와 같이 편성저온균, 저온균, 절대냉온균이 있다(그림 2-2).

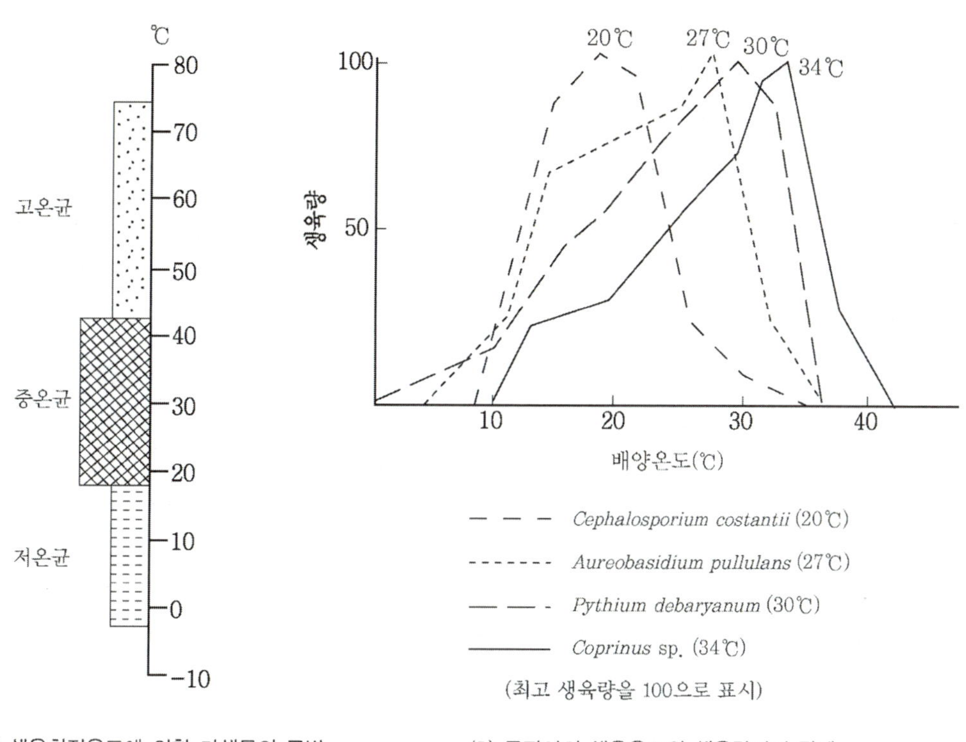

(A) 생육최적온도에 의한 미생물의 구별   (B) 곰팡이의 생육온도와 생육량과의 관계

그림 2-2. 미생물의 생육온도와 생육량과의 관계

(2) 압 력

① 수압(hydrostatic pressure)

해저 10,000 m의 깊이에 있는 해저퇴적물과 깊은 땅속에 있는 원유광산에서도 미생물을 분리할 수 있다. 이들 미생물은 1,000기압 정도에서도 살 수 있고, 그중에는 상압에서 배양하는 것보다 1,000기압에서 더 잘 자라는 미생물이 있다. 이와 같이 상압보다 고압에서 생육이 잘되는 미생물을 호압균(barophile)이라 한다.

바닷물에서 분리한 대표적인 세균 30종을 가압배양 시험한 결과, 300기압까지는 모두 생육하나, 400기압에서는 21종, 600기압에서는 11종, 1,000기압에서는 6종만이 생육하였다는 보고가 있다. 일반적으로 깊은 바다로부터 분리한 미생물들은 다른 것에 비하여 압력에 대한 저항성이 높다. 우주에 사는 미생물은 우주 부근이 무압상태이므로 무압상태에서 배양하면 잘 분리할 수 있다고 생각된다.

(3) 삼투압(osmotic pressure)

미생물의 종류에 따라 그 세포 내의 삼투압이 다르며, 외부의 삼투압에 대한 저항성 또는 적응성이 다르다. 미생물에는 바다와 소금물에서 생육하는 것과 강물에서 생육하는 것, 또는 50% 당용액에서 생육하는 것 등 여러 종류가 있다. 이러한 삼투압의 차이로 생육되는 미생물을 절대호삼투압균(obligate osmophile), 호삼투압균, 내삼투압균, 기타 균으로 나누고 있다.

호염균 중에서도 12~15%의 식염이 있을 때만 생육하고 저농도(보기 4%)에서는 생육하지 못하는 절대호염균이 있다.

(4) 광선과 방사선

① 광 선

일부의 미생물을 제외한 대부분의 미생물은 엽록소가 있는 식물과 달리 생육하는 데 광선을 필요로 하지 않는다. Rhodobacteriineae 아과에 속하는 적색 또는 녹색균, 녹조류의 Chlorella 등은 빛에너지를 이용하여 생육한다. 그러나 대부분의 미생물은 밝은 장소보다 어두운 장소에서 잘 생육하고, 햇빛이 있으면 오히려 유해하다.

그러나 곰팡이류의 포자형성에는 약간의 빛이 필요하고, 포자형성기관은 빛의 방향으로 뻗고, 성숙한 포자는 빛을 향하여 방출된다. 직사일광은 살균력이 매우 강하여 일반세균은 빛을 수분간 쪼이면 사멸되고, 포자도 수시간 쪼이면 사멸된다. 햇빛의 광선 중에 실제로 살균력이 있는 것은 단파장의 자외선(200~300 ㎚)이고, 가시광선(400~700 ㎚)과 적외선(750 ㎚ 이상)은 살균력이 없다. 자외선 중에서도 파장 260 ㎚가 살균력이 제일 강하다.

식품가공공장, 의약품 제조공장, 실험실에서 공기 중에 있는 잡균의 살균에 이용되는 자외선 등은 살균력이 강한 250~280 ㎚의 파장으로 되어 있다. 유리와 물은 자외선을 흡수하므로 유리를 통과한 햇빛의 살균력은 약하다. 그러므로 자외선을 물과 식품 등에 조사할 경우는 표면층 부분만이 살균된다.

② 방사선

위에서 설명한 햇빛을 포함하여 에너지공간을 통하여 전달되는 것을 방사(radiation)라 하며, 방사에너지가 물질에 도달하면 에너지와 물질 간에 상호작용이 일어난다. 이와 같이 방사선은 모든 생체세포에 치사작용과 변이유기작용을 일으킨다. 자외선보다 파장이 짧은 X선($0.05 \sim 1$ nm, 전자파), γ선(X선보다 파장이 짧다), β선(고속전자파), α선(고속 helium 핵), 중성자 등의 방사선은 어느 것이나 직접 또는 간접적으로 미생물에 영향을 미친다.

방사선의 물질투과작용을 이용하여 살균하는 방법을 방사선살균(cold sterilization)이라 한다. 이 방법은 가열하지 않고 용기에 담은 채 살균할 수 있다. 단 조사량이 많으면 물질을 변질시키거나 갈변시키는 결점이 있다.

3. 미생물의 생육과 사멸

1) 생육과 사멸의 측정

(1) 생체성분의 증가로 측정

미생물이 생육하면 세포량 또는 세포수가 증가하므로 건조중량, 세포의 현탁액을 일정한 조건에서 원심 분리하여 침전된 균체의 용량, 또는 생체성분(보기 C, N의 양)이 증가하므로, 이것들을 측정하여 미생물의 생육을 측정한다.

(2) 생화학적인 방법으로 측정

미생물이 생육하면 세포량과 세포수가 증가하면서 호흡능력, 발효능력 등의 효소활성이 증가한다. 그러므로 특정한 효소활성을 지표로 하여 생육을 측정하는 경우가 있다. 효소의 활성의 측정법은 일반적으로 많은 세포집단을 취급할 필요가 있다.

효소활성의 증가와 생육과는 반드시 정비례관계가 있는 것이 아니므로 최근에는 ^{14}C glucose로부터 $^{14}CO_2$의 생산량을 측정하는 것과 같이 표지화합물(marker)을 이용하는 방법이 있다.

(3) 계수기를 이용한 개체수의 측정

가장 간단한 방법은 혈구계수기(Haematometer, counting chamber, 큰 세포의 경우에 사용) 또는 Petroff-hausser 계수기(세균의 경우)를 이용하여 일정한 용적 중의 세균수를 현미경으로 측정하여 전체의 균수를 구한다. 세균의 경우는 살아 있는 균과 죽은 균을 구별하기가 어렵다.

효모와 같이 큰 세포는 methylene blue 염색으로 생세포와 죽은 세포를 구별한다. 이때 죽은 세포는 청색으로 염색되고, 생세포는 염색되지 않는다. 탈수소효소활성으로 인한 methylene blue의 환원을 이용하여 생균수를 측정도 한다. 이를 생세포(생균)수측정(viable cell count)이라 부른다. 이 방법은 세균의 경우 1 ml 중의 세포수가 10^7 이상이 되어야 한다.

(4) 희석 한천평판배양법을 이용하는 생균수 측정

호기 조건에서 생육하는 미생물인 경우, 시료의 세포현탁액을 희석하고, 한천평판배양법으로 배양한 다음 생성된 집락(colony)수로 생균수(viable cell number)를 측정하는 방법이다. 한 개의 세포가 한 개의 집락을 생성한다는 것을 기본으로 한 것이다.

(5) 광학적 측정

생육을 측정하는 데 가장 보편적으로 사용하는 광학적 방법에는 비탁법(turbidimetry)과 비색법(colorimeter)이 있으며, 세포의 현탁액에 의하여 산란된 빛의 양을 측정하는 방법이다. 이와 같은 계측은 보통 분광광도계(spectrophotometer)를 이용하여 600 ㎚ 부근의 적색광의 흡수를 측정한다. 측정치는 흡광도(absorbance 또는 optical density)로 표시한다. 일반적으로 이 방법의 감도는 1 ml 당 약 1,000만 개를 함유한 세균현탁액을 측정할 수 있다.

2) 미생물의 생육곡선

미생물의 생리에 대한 영양원, 화학조건, 물리조건을 검토한 다음 일정한 조건에서 미생물을 배양하여 배양액 중의 생균수의 대수값을 배양시간에 따라 plot하면 그림

2-3과 같은 생육곡선을 얻을 수 있다.

효모와 세균의 생육곡선은 유도기(induction period, lag phase), 대수기(logarithmic phase), 정상기(정지기, stationary phase), 사멸기(death phase)로 나누고 있다.

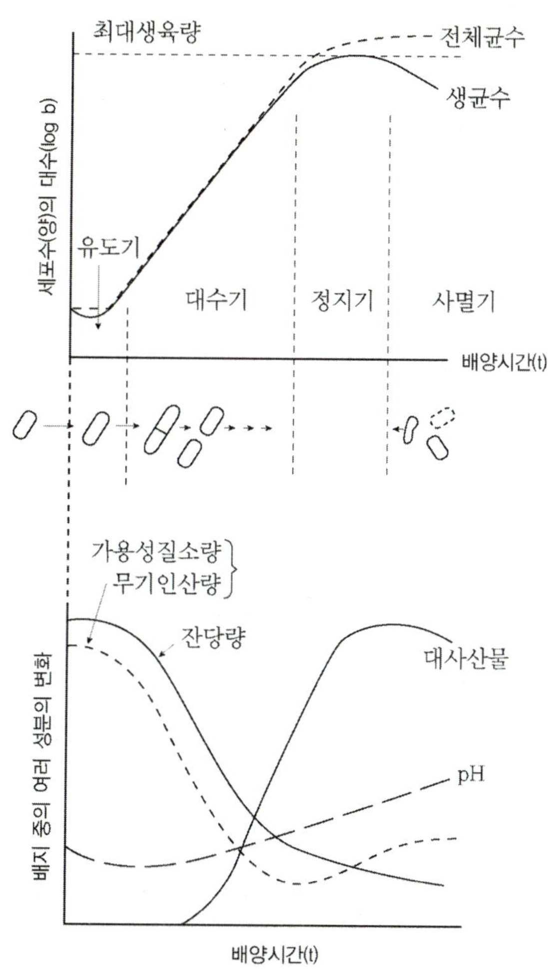

그림 2-3. 세균의 생육곡선 및 배지 중의 여러 성분의 변화

(1) 유도기

미생물을 새로운 배지에 접종하면 세포는 일정한 유도기를 지난 다음 활발하게 증식을 시작한다. 유도기에서는 세포의 증식이 거의 없으나 세포의 크기가 커지면서

RNA의 함량이 증가하고 대사활동이 활발해진다. 그러므로 미생물이 다음 대수기에 급속하게 자라기 위하여 준비하는 기간이라 할 수 있다.

(2) 대수기

세포는 대수적으로 급속히 증식하고 원형질의 합성속도와 세포의 분열속도가 거의 일치한다. 배지 중의 영양분은 균체의 생합성에 이용되면서 당, 질소, 무기인산염 등의 남아 있는 양이 감소하고, 생합성된 대사산물의 양은 증가한다.

처음 새로운 배지에 접종한 균체수를 N_o라 하면 세포는 2분열법으로 증식하므로

1세대(generation time) 후의 세포수 = 2N$_o$

2세대 후의 세포수 = 2 x 2 x N$_o$

G세대 후의 세포수 = N = 2^GN$_o$

이다. 그러므로 대수기에서, 세포수 N은 지수적으로 증가한다. 양변을 대수로 하면

log N = log N$_o$ + G log 2

$$G = \frac{\log N - \log N_o}{\log 2}$$

G세대의 생육기간을 t 시간이라 하고, 세포의 평균세대시간(mean generation time)을 G_{ev}라 하면

$$G_{ev} = \frac{t}{G} = \frac{t \log 2}{\log N - \log N_o} = \frac{0.301\, t}{\log N - \log N_o}$$

같은 균주, 같은 배양조건에서는 G와 $\log N_o$는 일정하다. 대수기에 있어서는 세포수의 대수($\log N_o$)와 시간(t)과는 직선관계가 있다.

평균세대시간(G_{ev})은 배양조건에 의하여 다르며, 대장균은 20분이고, *Pseudomonas fluorescens*는 35분 정도, 빵효모는 1시간 30분 정도이다.

세균의 증식은 1차의 자기촉매적인 화학반응과 유사하다. 임의시간에서 세균의 증

가율은 그 시간에 존재하는 세균의 수 또는 세포량에 비례한다.

$$\text{세포양의 증가율} = \mu X (\text{세포수 혹은 세포량}) \qquad \text{(I)}$$

비례상수 μ는 증식속도의 지표이고, 증식속도상수(growth rate constant) 또는 비증식속도(specific growth rate)라 한다. N은 세포수/ml, X는 세포량/ml, Z는 세포성분량/ml, t는 배양시간이라 하면 μ는 세포성분의 증가율, 세포성분 양과의 관계를 두고 수학적으로 다음과 같이 나타낼 수 있다.

$$\frac{dN}{dt} = \mu N, \ \frac{dX}{dt} = \mu X, \ \frac{dZ}{dt} = \mu Z \qquad \text{(II)}$$

이들의 식을 다른 형으로 바꾸면 실용적으로 된다. 식(II)를 적분하면

$$\log_{10} X - \log_{10} X_o = \mu X (t - t_o) \qquad \text{(III)}$$

가 되고 자연대수를 상용대수로 바꾸면

$$\log_{10} X - \log_{10} X_o = \frac{\mu}{2.303}(t - t_o) \qquad \text{(IV)}$$

로 나타낼 수 있다.

여기서 t 및 t_o 시간에 있어서 배양한 세포량 X 및 X_o을 측정함으로써 비증식속도 μ를 계산할 수 있다. 평균세대시간(mean generation time, G_{ev})은 세포가 두 배로 증식하는 데 필요한 평균시간이라 정의할 수 있다.

만일 시간간격(t - t_o)이 G_{ev}와 같다면 X 는 X_o의 두 배가 된다. G와 μ와의 관계는 식(III)으로부터 다음 식을 얻을 수 있다.

$$\mu = \frac{\ln 2}{G_{ev}} = \frac{0.693}{G} \qquad \text{(V)}$$

(3) 정상기

대수기가 끝날 무렵이 되면 배지 중의 영양분이 고갈이 되거나, 유해한 대사산물이 쌓여 세포의 생육속도가 감소하고, 사멸세포도 증가하고, 세포수도 변하지 않는 정상기가 된다. 생육은 최대생육량(maximum growth)에 달하고, 발효생산물이 이 시기에 최대량이 되는 것이 많다.

(4) 사멸기

정상기가 경과하면 사멸속도가 증식속도보다 빨라지고 생균수가 감소하는 사멸기가 된다. 이 기간에 세포는 자기소화(autolysis)가 일어나거나, 또는 세포형태가 줄어든 형태(involuation form)로 되는 것이 많다.

4. 식품의 부패, 식중독, 저장

1) 식품의 부패

식품의 색, 맛, 향, 형질 등이 변하여 식품의 가치가 저하되는 현상을 넓은 의미에서 식품의 부패(putrefaction)라 하며, 식품의 부패는 물리적 원인(햇빛, 온도 등)과 화학적 원인(수분, 산소 등)에 의한 것도 있지만 주원인은 미생물에 의한 것이다.

단백질식품이 미생물에 의해 분해되거나 변질된 것을 좁은 의미에서 부패라 부르며, 탄수화물 또는 지질이 분해되어 변질이 된 경우를 변패(deterioration)라고 구별하기도 하며, 또한 미생물의 작용으로 유용한 생산물을 만들거나 바람직한 방향으로 작용하는 경우는 발효(fermentation), 유해한 경우는 부패라고 구별하는 경우도 있다.

식품에 따라 일정한 미생물군(균총, microflora)이 존재한다. 이 미생물군의 종류는 식품의 성분, 온도, 산소의 유무, pH, 수분함량 등의 영양적, 화학적 또는 물리적인 환경에 의해 결정된다.

일반적으로 세균은 수분함량이 많은 중성 pH의 단백질식품에 번식하기 쉽고, 곰팡이는 수분이 적고 삼투압이 높은 곡류, 빵, 과실, 저장야채와 같은 식품에 잘 생육하고, 효모는 과즙과 같이 당분을 함유하고 있는 산성식품에 번식하기 쉽다.

식품의 부패는 시간이 경과함에 따라 미생물군이 변한다. 먼저 식품의 표면에 호기성 세균과 곰팡이가 번식한 다음 혐기성 세균이 내부로 들어가 번식하는 경우와, 번식한 세균이 자기 자신이 생성한 산에 의하여 생육이 저지되고, 그 후에 내산성 곰팡이가 발육하는 경우가 있다. 또한 식중독의 원인이 되는 미생물이 증식하는 경우에는 일반적으로 식품성분의 분해정도가 적고 또는 외관으로 손상이 거의 없기 때문에 소비자가 알아내기 어려우므로 식품위생상 그 예방에 세심한 주의를 기하여야 한다.

2) 세균성 식중독

식품은 미생물에 의해 부패가 일어나면, 그 형태, 색깔, 향미가 변화해서 관능적으로 구별할 수 있게 된다. 그러나 겉보기에 변화가 없는 식품을 먹고 식중독(bacterial food poisoning)을 일으키는 수가 있다.

식중독에는 세균에 의한 것, 화학물질에 의한 것과 자연독소에 의한 것이 있는데 여기서는 세균성인 것만 설명하기로 한다.

세균성 식중독(bacterial food poisoning)은 많은 세균을 식품과 함께 섭취했을 때 일어나는 감염형 식중독(*Salmonella*균, 장염 *Vibrio*균, *Welchii*균 등)과, 세균(*Botulinus*균, *Staphylococcus aureus* 등)이 생산하는 독소를 섭취해서 일어나는 독소형 식중독이 있다.

(1) 장염비브리오균의 중독

*Vibrio parahaemolyticus*는 2~3%의 소금용액에서 가장 잘 생육하며 분열속도가 빠르고 어패류나 겉절이 같은 식품 중에서 빨리 번식하므로 선도가 좋은 식품이라도 식중독의 원인이 되며, 급성위장염 증상을 나타내는 감염형 식중독균이다. 내열성이 약하여 60℃에서 15분 정도로 처리하면 사멸된다.

(2) *Salmonella*균 중독

Salmonella 식중독을 일으키는 균에는 *Sal. enteritidis*, *Sal. typhimurium*, *Sal. thompson*, *Sal. soesterberg*, *Sal. bareielly* 등 상당수가 있고, 60℃에서 20분간 가열하면 사멸한다. 이 균들은 식품의 중독원인이 되는데 동물성 단백질식품인 어패류, 고기, 알 등

에 의한 경우가 많으며 채소와 그 가공품, 팥앙금 등의 식품이 원인이 되는 경우도 있다. 쥐, 개, 고양이, 파리, 바퀴, 가축류에도 *Salmonella*균을 가지고 있으며, 식품을 통해서 사람에게 식중독을 일으킨다.

(3) *Welchii*균 중독

*Clostridium welchii, Cl. perfringenes*의 균은 감염형 식중독균이고 급성위장염 증상을 나타낸다. 내성포자는 내열성이 강하여 100℃에서 1~4시간 살균해야 죽고, 생육의 최적온도는 43~47℃이다. 이 균은 사람, 동물, 파리의 배설물 중에 흔하게 존재하는 균이고, 고기를 가열처리로 조리한 후 천천히 식혀서 다음날 먹는 경우, 균이 자라 식중독이 되는 경우가 있다. 연제품, 냉장한 닭고기 등이 식중독의 원인이 되는 경우도 있다.

(4) *Botulinus*균 중독

*Clostridium botulinum*의 A·B·E·F형 균이 생산하는 균체 외 독소(neurotoxin)에 의해 발생하는 식중독이다. 강한 중추신경장해를 일으키며 치사율도 20~70%로 높다. 이 균의 내성포자는 내열성이 매우 강하여 100℃에서 6시간, 120℃에서 30분을 가열하면 살균된다.

오래전부터 통조림공업에서 가장 문제시되어 온 식중독균으로서 pH 4.5 이상인 육류나 채소류의 통조림살균은 주로 *Botulinus*균의 포자를 완전하게 살균하는 것을 목표로 하고 있으므로 공업적으로 생산된 통조림에서는 이 균에 의한 중독은 거의 없어졌다.

(5) 포도상구균 중독

*Satphylococcus aureus*는 7~8℃에서도 생육하고, 이 균에 의해 균체 외로 생산되는 독소(enterotoxin)에 의해 일어나는 식중독이다. 그 증상은 구토, 설사 등이다. 이 독소는 내열성이 매우 강하므로 일반적인 통조림의 살균법으로 가열처리해서는 파괴되지 않는다. 우유, 유제품, 곡류와 그 가공품, 초밥, 도시락, 생선과 그 연제품 등의 식품이 식중독의 원인이 되는 경우가 많다.

3) 식품의 저장

식품의 저장법은 부패, 변패의 중요한 원인이 되는 미생물의 번식을 방지 또는 억제하는 데 있다. 다시 말해서 식품 중에 있는 미생물을 사멸시켜서 다시 번식하지 못하게 하거나 미생물이 존재하더라도 번식할 수 없는 상태로 하는 것이다. 이러한 식품저장법은 다음과 같은 네 가지의 성질 중 하나 또는 이들 몇 가지를 이용하는 것이다.

- 식품 중의 수용성고형물의 농도, 즉 식품 중의 용질의 농도를 높여서 수분활성도 A_w를 적게 하여, 삼투압을 증가시켜 미생물이 식품을 영양분으로 해서 발육하지 못하도록 변화시키는 방법으로 건조, 염장, 당장 등이 그 대표적인 것이다.
- 식품을 용기에 넣어 밀폐하고 살균하는 방법으로 통조림, 병조림, 비닐막 포장, 알루미늄박 포장, 종이 포장 등이 여기에 속한다.
- 식품을 저온으로 저장해서 미생물의 번식을 억제 또는 정지시키는 방법으로 냉장·냉동법이 여기에 속한다.
- 식품에 방부효과를 갖는 화합물질을 미생물의 발육을 억제시키거나 인체에는 무해한 범위로 첨가하는 방법으로 훈연, 보존료를 사용하는 식품저장법이 있다.

(1) 건조(drying, dehydration)

식품을 미생물의 생육에 필요한 수분 이하로 건조하면 수분활성도가 적어지면서 미생물의 생육이 억제되어 식품이 보존된다. 따라서 건조에 의하여 식품을 저장하려면 생육의 최저수분활성도가 가장 적은 곰팡이가 생육할 수 없도록 수분활성도 A_w를 0.7 이하까지 건조시켜야 한다.

건조식품은 미생물의 생육이 억제되어 있어도 효소분해, 산화, 갈변 등 화학변화를 일으킬 경우에는 보존하는 용기 속의 공기를 제거하거나, 불활성가스로 치환해 주는 것이 좋다. 식품의 건조법에는 자연건조법과 인공건조법(열풍건조법, 동결진공건조법, 분무건조법)이 있다.

(2) 냉장, 냉동

냉장(cold storage), 냉동(freezing)은 식품의 온도를 낮추어 미생물의 생육을 억제하는 동시에 식품 중에 있는 효소작용을 억제해서 식품을 저장하는 방법이다.

냉장은 식품을 0~10℃로 저장하는 방법이며, 중온성균의 생육을 늦어지게 하는 방법이다. 그러나 오래 보관하면 미생물의 생육과 효소의 작용이 천천히 진행되어 식품이 변패한다. 일반적으로 0℃ 부근의 냉장온도가 저장성이 좋으나 바나나, 호박, 고구마 등과 같은 식품은 12~13℃가 좋다.

냉동은 0℃ 이하로 동결하여 저장하는 것을 말한다. 냉동은 단순히 미생물의 생육을 억제할 뿐이며 살균효과는 없다. 냉동시킬 때 얼음의 결정 크기는 서서히 냉동하면 크고, 급속하게 냉동하면 작아진다. 식품을 -30~-40℃의 저온으로 급속하게 동결하면 식품 중에 있는 수분은 수많은 작은 얼음 결정이 되어 조직 내에 있기 때문에 식품의 조직이 거의 파괴되지 않는다. 해동시켜도 원래의 상태와 비슷하게 되돌아가므로 현재 이 급속냉동 방법이 많이 쓰이고 있다. 이 방법은 어패류, 육류, 청과류, 조리식품 등에 널리 이용되고 있다.

(3) 염장(salting)

염장에 의한 식품의 저장방법은 식품을 식염의 첨가로 수분활성도를 적게 하여 미생물의 생육을 억제하고, 동시에 식품의 탈수작용과 미생물세포의 원형질분리를 이용하는 방법이다.

식염을 첨가하는 방법에는 식품을 소금물에 담가 식품조직 중에 식염을 침투시키는 염장법과, 식품에 직접 식염을 뿌려 쌓은 후 적당하게 압력을 가하거나 또는 용기 안에서 식품과 식염을 혼합하여 식염을 침투시키는 산염법이 있다.

(4) 당장(sugaring)

당장은 염장의 원리와 같이 식품을 당의 첨가로 수분활성값을 낮게 하여 미생물의 생육을 억제하고, 탈수작용과 삼투압을 이용한 저장방법이다. 고농도의 설탕물은 삼투압이 높기 때문에 미생물, 특히 곰팡이, 세균의 생육을 억제한다. 설탕에 산을 첨가한다면 미생물의 생육을 저지하는 데 필요한 설탕의 양(당도)을 낮출 수 있다. 그러나 미생물 중에는 50% 설탕의 농도까지 견디는 것이 있으며, 곰팡이 효모 중에는 67%까지 견디는 것이 있고, 80%의 시럽에서 생육하는 효모도 있다.

(5) 병조림(bottling)과 통조림(canning) 등의 밀폐포장 저장

식품을 병, 캔, 플라스틱 용기, 비닐막, 알루미늄박 등의 용기에 담고 밀폐해서 외부와 차단하여 외부의 미생물로부터 오염되지 않게 한 다음, 가열살균하거나 또는 가열살균하지 않고 저장하는 방법이 있다.

때로는 용기 안의 공기를 제거하는 탈기를 하게 되면 호기성 미생물의 생육을 억제하고 공기에 의한 식품의 변질(변색, 비타민의 파괴, 유지의 산패, 향미의 변화)을 방지하며, 가열살균할 때 생기는 내부공기의 팽창에 의한 용기의 파손을 막을 수 있다.

밀폐한 용기를 가열살균할 때의 온도와 시간의 조건은 내용물의 상태(밀도, pH), 물성, 향, 맛 등의 변화 등을 고려하여 조정해야 한다. 식품에는 산도가 낮은 것과 높은 것이 있다. pH가 산성일수록 살균효과가 높아지고, 살균 후에도 생존한 세균포자의 발아가 억제된다. 내열성세균 중에는 pH가 산성인 때 혐기조건에서도 발아하는 균도 있다.

살균이 끝난 용기는 되도록 빨리 냉각시켜 내열성 세균포자가 발아 생육할 수 있는 온도 이하로 떨어뜨려 주어야 한다. 만일 내열성 세균포자가 남아 있으면 천천히 냉각하는 동안에 포자가 발아해서 영양세포로 되어 증식하여 부패를 일으키기 때문이다.

밀폐용기 안에 있는 식품 중에 남아 있는 미생물이 자라면서 식품이 변패되면서 CO_2 등의 가스를 발생하여 용기가 팽창하는 것과, 그와 다르게 용기가 팽창하지 않고 미생물에 의하여 변패되는 것이 있는데, 후자를 flat sour라고 한다.

이 경우에는 유포자 호열성 세균(*Bacillus thermoacidurans, B. stearothermophilus* 등)이 H_2S를 발생시키는데 이것이 물에 녹아 가스압은 생기지 않고 유산, 호박산을 생성하기 때문이며, 채소통조림, 수산물통조림에서 볼 수 있고, 독성은 없으나 풍미가 나빠 상품의 가치가 떨어진다.

특히 호기성 유포자 세균 *Bacillus*와 혐기성 유포자 세균 *Clostridium* 속의 내성포자는 내열성이 강하므로 가열살균할 때 주의해야 한다. 특히 가장 무서운 것은 *Cl. botulinum*균이다. 이 균의 포자는 100℃에서 5시간 가열살균하여도 사멸되지 않으므로 식중독의 위험성이 높은 균이다.

(6) 훈연(smoking)

훈연은 목재를 불완전하게 연소시킬 때 생긴 연기로 어패류, 육류, 육가공품을 그을리는 것을 말하며 훈연하기 전의 염지(curing)처리와 훈연할 때의 건조가 함께 작용해서 저장을 가능하게 한다.

훈연으로 생긴 phenol류, formaldehyde, 초산 등 방부효과가 있는 성분이 제품 안으로 침투하는 것이 소량이므로 훈연 그 자체에 의한 보존효과보다는 훈연에 부수되는 건조에 의한 효과가 더 큰 것으로 생각된다. 훈연에 쓰이는 재료는 수지가 적고 단단한 나무가 좋아 벗나무, 참나무 등의 활엽수가 많이 쓰인다.

액훈은 훈연성분의 용액(목재의 건류액 등)에 가공하는 원료를 담그거나 또는 발라서 훈연하는 것으로서 염장할 때의 소금물 속에 훈연성분을 섞고 소금과 함께 그 성분을 식품 중에 침투시키고 건조한다.

(7) 가스저장

과실, 채소 등 식물성 식품, 생선, 육류, 알과 같은 동물성 식품을 대기와는 다른 공기에 CO_2, N_2 등의 불활성가스를 가한 인공공기 중에서 저장하는 방법을 가스저장법(영국 : gas storage, 미국 : controlled atmosphere storage, CA 저장)이라고 한다. 가스저장법은 식물성 식품의 호흡작용을 억제하고, 동물성 식품의 호기성 세균의 번식을 억제해서 저장효과를 높이는 것이다. 가스저장법에는 냉장법도 병용해서 저장효과를 높이는 경우가 많다.

(8) 방사선보존

방사선보존법(radiation preservation)이란 자외선보다 단파장인 방사선을 식품에 조사하여 살균시켜 저장하는 방법을 말한다. 살균처리 시 식품의 온도가 오르지 않기 때문에 냉살균(cold sterilization)이라고도 한다. 이 방법은 살균시설, 안정성, 가격 등의 여러 문제가 남아 있어 아직은 보편적으로 이용되지 않고 있다.

제 03 장

|미생물의 분류|

1. 미생물의 명명법과 분류

1) 미생물의 명명법

새로 분리한 미생물의 성질을 조사하여 명명하는 것을 동정(identification)이라 하고, 명명은 다음과 같은 국제규약에 따른다.

생물에는 보통 속명(common name)과 국제명명규약에 따라 세계 각국에서 공통으로 사용되는 학명(scientific name)이 있다.

세균(bacteria)과 방선균(actinomycetes)은 국제세균명명규약(International Bacteriological Code of Nomenclature)에 준하고, 효모(yeast)와 곰팡이(사상균, mold)류는 국제식물명명규약(International Rule of Botanical Nomenclature)에 준하여 명명한다. 요점은 다음과 같다.

미생물의 학명은 속(genus)의 이름과 종(species)의 이름을 합친 명명법이다. 속명은 라틴어의 명사로 적고, 대문자로 시작한다. 종명은 크기 또는 성, 색 등을 표시하는 형용사를 라틴어로 적고 소문자로 시작한다.

*Aspergillus*는 자실체의 모양이 세례를 할 때 성수를 뿌리는 산수기와 비슷하다고 하여, 라틴어로 세례를 한다는 뜻인 aspergere를 이용하여 이름을 붙였다. *Penicillium purpurogenum*은 배지에 자홍색의 색소를 생산하므로 종명을 purpurogenum이라 하였다. 그리고 대장균(*Escherichia coli*)의 학명은 연구한 사람의 이름(Esherich)과 분포하고 있는 장소인 결장(colon)에서 왔다.

균을 동정(identification)한 결과 속명은 판명되었으나, 알려진 종과 일치하지 않고, 신종으로 하기가 어려울 경우에는 그 속명 다음에 species의 약자 sp.를 붙이고, 또 신종일 때는 처음 발표할 때에 한하여 자기의 이름을 붙이지 않고 n. sp., nov. sp. 또는 sp. nov.라고 표시하고, 변종(variety)일 경우에는 기본 종명 다음에 var.를 쓰고, 다시 변종명을 붙인다. 그리고 균주(strain)라는 것은 분류학상의 단위는 아니고, 그 균의 유래를 표시하는 균의 품종을 뜻하는 말이다.

미생물의 분류는 원생동물(protozoa)을 제외하고 모든 식물계에 편입되고 계의 밑에 문(division), 문의 밑에 강(class), 강의 밑에 목(order), 목의 밑에 과(family), 과 밑에 속(genus), 속의 밑에 종(species)이 소속된다.

보기를 들면 *Mucor pusillus*는 Phycomycetes(문), Zygomycetes(강), Mucorales(목),

Mucoraceae(과), *Mucor*(속) *pusillus*(종)에 소속된다. 이와 같이 문과 강의 어미에는 -cetes, 목의 어미에는 -ales, 과의 어미에는 -aceae를 붙여서 읽는 습관이 있다. 문, 강, 목, 과의 이름에는 이태리체를 사용하지 않는다. 속명과 종명은 이태리체를 쓰고, 세분할 때는 아과(subfamily) 또는 족(tribe)을 넣는 경우도 있다.

2) 미생물의 분류

(1) 미생물의 분류방법

미생물의 분류방법은 기본적으로 자연분류법(natural classification)과 인공적 분류법(artificial classification)으로 나눈다. 전자는 자연의 성질이 잘 반영되어 있다고 생각되는 본질적인 성질을 비교하고, 그것을 기본으로 하여 계통적으로 분류하는 방법이다. 후자는 보기를 들면 구균, 간균 또는 탄화수소 자화성균과 같이 임의 성질에 중점을 두고 분류하는 인위적인 방법이다.

최근에는 DNA의 화학구조의 차이까지 비교하면서 분류하는 분자생물학적 분류법(molecular biological taxonomy)도 일반화되고 있다.

그리고 세균과 같이 자연분류를 하기가 어려운 미생물군을 보다 합리적으로 분류하기 위하여 세포벽(cell wall)의 화학조성의 차 또는 효소단백질의 유무와 같은 생화학적성질의 차이를 사용하여 분류하는 생화학적 분류법(biochemical taxonomy)이 있다.

그 외에 균주들의 유사성을 통계적으로 구함으로써 분류하는 수치적(계수적) 분류법(numerical taxonomy) 등이 있다.

(2) 미생물의 분류

미생물을 동물과 식물에 속하는 미생물로 나누는 것보다는 조직분화의 정도(degree of tissue differentiation)를 기준으로 하고 생물을 다세포로서 조직분화가 매우 발달한 동물, 식물과 단세포(single cell)이거나 균사형인 분화를 하고 있는 원생생물(protists)로 분류하는 것을 최초로 제창한 사람은 E.H. Haeckel이다(그림 3-1).

바이러스는 일반생물의 세포와 전혀 다르기 때문에 무생물과 생물의 중간에 위치하고, 동물과 식물에 기생하는 바이러스와 세균에 기생하는 bacteriophage가 있다.

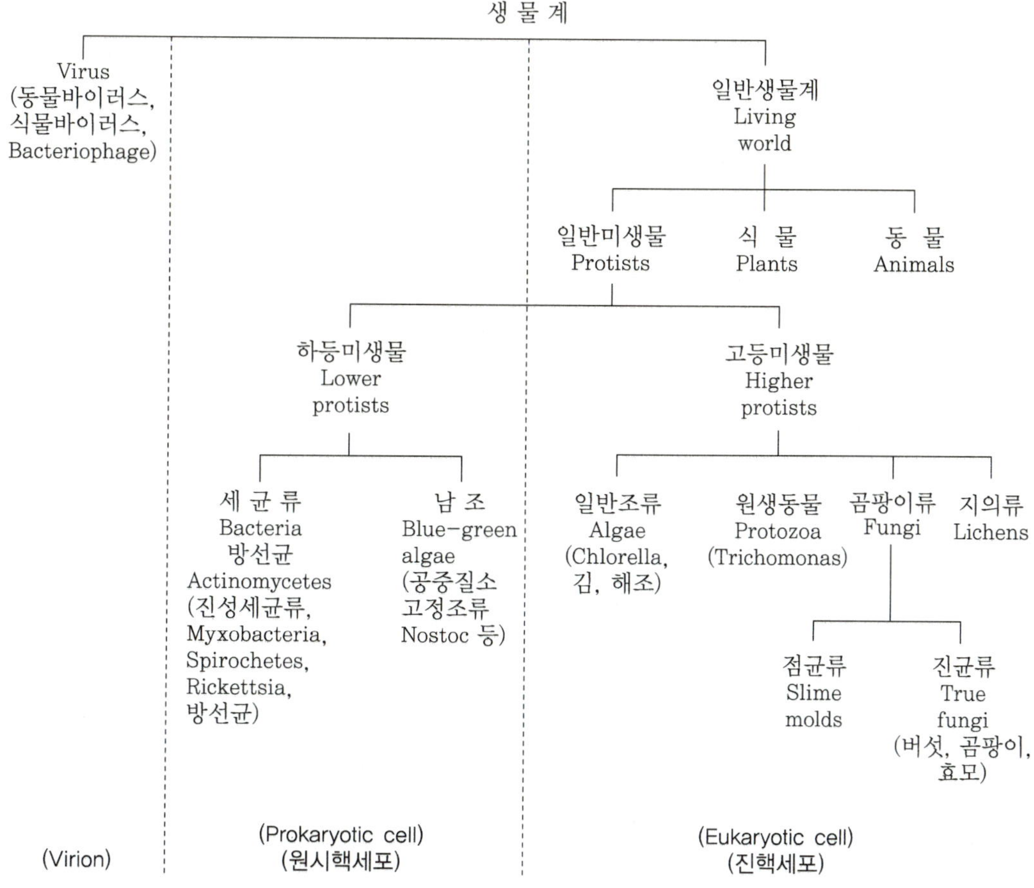

그림 3-1. 생물 분류학상 미생물의 위치(E.H. Haeckel)

생물의 구성단위는 세포이나 세포를 크게 나누면 진핵세포(eukaryotic cell)와 원시핵세포(prokaryotic cell)로 나누고 있다. 미생물은 다시 원시핵세포를 하고 있는 하등미생물(lower protists)과 진핵세포를 하고 있는 고등미생물(higher protists)로 나누고 있다.

하등미생물은 다른 조류와 같이 chlorophyll a를 함유하고 산소를 발생하고 광합성을 하는 남조(blue-green algae)와 그렇지 못한 세균(bacteria)으로 나눈다. 남조 중에는 공기 중의 질소를 고정하는 *Nostoc*속 등이 있고, 세균류에는 진성세균류(eubacteria), 점액세균류(myxobacteria), spirochetes, rickettsia, 방선균(actinomycetes) 등이 포함되어 있다.

고등미생물은 chloroplast를 함유하고 광합성작용을 하는 일반조류(algae)와 이러한 성질이 없고 단세포이면서 운동성이 있는 원생동물(protozoa) 또는 그렇지 못한 곰팡이류(fungi)로 나눈다.

곰팡이류 중에서 점균류(slime molds, Myxomycetes)는 그 영양체가 거대한 아메바 상태로 세포벽이 없는 것이 특징이며 진정점균류(true Myxomycetes) 또는 *Dictyostelium* 속을 함유한 흥미 있는 균군인 세포점균류(cellular slime molds)가 여기에 속한다.

진균류(true fungi, Eumycetes)는 곰팡이, 효모, 버섯 등을 전부 포함시키는 거대한 미생물군이고, 그 분류도 복잡하다. 그림 3-2에는 진균류의 분류대강 또는 소속하는 응용미생물학상 중요한 균을 괄호 안에 나타냈다.

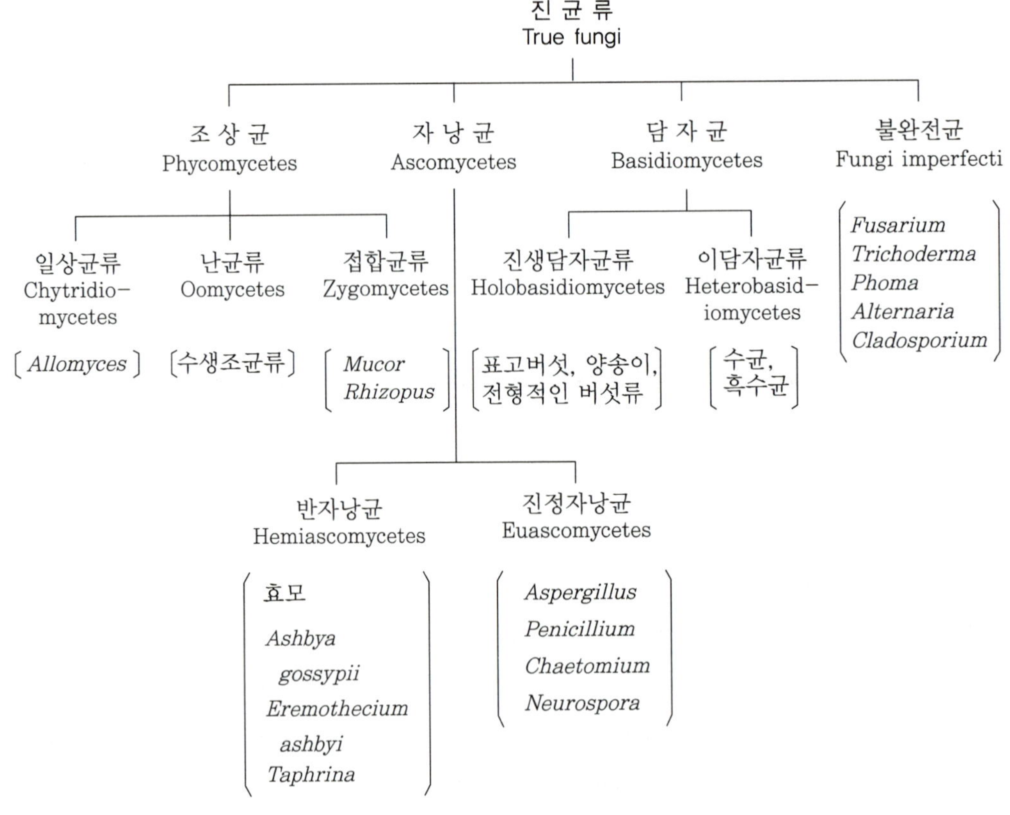

그림 3-2. 진균류의 분류대강

조상균류(Phycomycetes)에는 물에 살면서 단편모를 가진 운동성 포자가 있고, 원생
동물에 아주 가까운 일상균류(Chytridiomyces, 이균을 하등조상균, lower Phycomycetes
라고도 함)와 균사가 잘 발달되고, 그 운동성 포자는 두 개의 편모를 갖고 있으며, 유
성적으로 난포자를 형성하는 난균류(Oomycestes, 수생조균류)가 있다. 그리고 육지상
에서 살고 포자는 운동성이 없고 유성적으로 접합포자를 형성하는 접합균류(Zygo-
mycetes, 털곰팡이, 거미줄곰팡이), 고등조상균(higher Phycomycetes라고도 한다) 등
이 포함된다. 조상균류의 균사에는 격벽(septum)이 없다.

이와 반대로 자낭균(Ascomycetes) 또는 담자균(Basidiomycetes)은 균사 안에 격벽
이 있으나 운동성 포자는 없다. 자낭균은 유성생식으로 생긴 포자를 자낭(ascus) 내에
형성하지만, 담자균은 담자포자를 담자기(basidium)의 밖으로 형성한다.

자낭균은 자낭과(ascocarps)를 형성하지 않는 반자낭균(Hemiascomycetes)과 형성하는
진정자낭균(Euascomycetes)으로 크게 나눈다. 반자낭균에는 효모, *Ashbya*, *Eremothe-
cium*, *Taphrina* 등이 있다. 진정자낭균에는 *Asprgillus*, *Penicillium*, *Monascus*, *Chaeto-
mium*, *Neurospora* 등이 있다.

담자균은 담자기의 형성에 따라 진생담자균(Holobasidiomycetes)과 이담자균
(Heterobasidiomycetes)으로 크게 나눈다. 전자는 단순한 단세포담자기가 있는 반면
후자의 담자기는 격벽을 갖고 있거나 분지하여 있기도 한다. 진정담자균은 표고버섯,
송이버섯, 양송이 등과 같은 전형적인 버섯이다.

이상과 같은 균류는 유성증식을 하고 있으나 유성증식이 알려져 있지 않은 균류 또
는 알려져 있는 균의 불완전세대를 불완전균(Fungi imperfacti, Deuteromycetes)이라
하고, 여기에는 *Fusarium*, *Trichoderma*, *Phoma*, *Alternaria*, *Cladosporium* 등이 있다.

지의류(lichens)는 주로 자낭균과 조류가 공생하는 복합생물이다.

2. 곰팡이

우리들의 주변에서 가장 흔히 볼 수 있는 미생물이 곰팡이(molds)다. 떡, 빵 등의 식품
을 비롯하여 식품 공업제품에 청색, 녹색, 분홍색, 황색, 회색, 검정색 등의 여러 가지 색의

곰팡이가 자라 식품을 변패시킨다. 반면 곰팡이는 탁주, 약주를 비롯한 양조제품, 효소, 항생물질, 생리활성물질 등 유용한 제품을 만드는 데 사용하고 있다. 곰팡이는 분류학에서 진균류에 속하며, 조상균류, 자낭균류, 담자균류, 불완전균류의 4강에 걸쳐 넓게 존재한다.

1) 곰팡이의 형태학적 특징

곰팡이는 색이 있는 가루상태의 포자를 가지고 있으며 육안으로 털 모양으로 된 집락(colony)을 볼 수 있다. 현미경으로 관찰하면 이 균은 실 모양으로 된 관에 다핵질이 함유된 균사(hypha)가 많은 가지를 만들어 뻗어 있다. 이들 균사의 집합체를 균사체(mycelium)라 부른다. 곰팡이는 이러한 진균류 중에서 보통 균사를 형성하여 생활하는 것을 말하고, 사상균이라고도 한다. 환경의 조건에 따라 원형의 효모 모양을 만드는 종류도 있으므로, 곰팡이와 효모 사이를 엄밀히 구별할 수 없다. 균체는 영양균사(vegetative hypha)와 자실체(fruiting body)로 크게 나눈다. 전자는 균의 영양분을 주로 섭취하고, 후자는 포자 등을 착생하여 번식하는 기관이 된다. 영양균사는 음식물 등 기질의 표면에 옆으로 뻗어 생육하나, 조상균(Phycomycetes)의 일부와 같이 물속에서 생활하는 것도 있다. 균사의 끝에 번식기관을 형성하지 않고 기질의 표면에 직립한 영양균사를 기균사(aerial hypha)라 부른다.

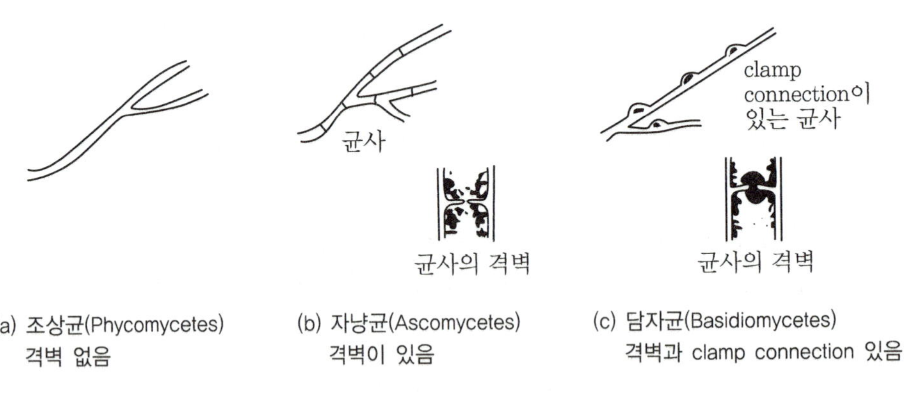

그림 3-3. 진균류의 균사의 특징

균사의 특징은 그림 3-3에 나타냈다. 조상균의 균사는 일반적으로 격벽(septum)이 없고 균사 전체가 다핵성(coenocytic)인 세포이며, 오래된 균사에는 격벽이 보일 때도 있다.

자낭균과 담자균은 격벽이 있는 균사를 만들며, 단 격벽의 중앙에는 구멍이 있어 이 구멍을 통하여 세포질이 서로 연결되고 있다. 전형적인 담자균의 균사는 클램프연결(clamp connection)을 가지고 있으나 없는 경우도 있으므로 균사의 관찰만으로는 양자를 구별하지 못하는 경우가 많다. 전자현미경으로 관찰할 경우 자낭균의 격벽이 단순한 구조를 하고 있으나, 담자균의 균사는 복잡한 구조를 하고 있다.

2) 진균류의 생식법

진균류(true fungi)의 생식은 주로 포자(spore)로 이루어진다. 포자는 적당한 환경에서 발아하여 균사가 되고, 그 후 균사체를 형성한다. 이 포자를 만드는 기관이 자실체이며, 종류에 따라 특징이 있는 형태를 하고 있고, 대부분은 균사의 끝에 또는 균사로부터 특별히 나누어져 만든다.

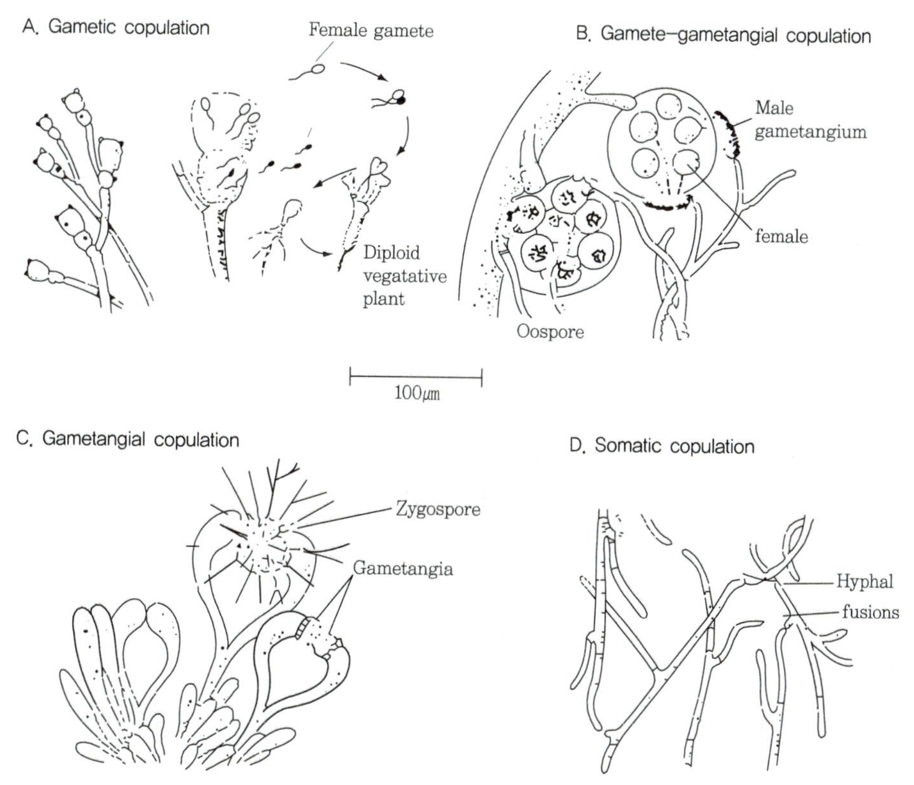

그림 3-4. 곰팡이의 유성생식

포자의 유성생식으로 생기는 유성포자(sexual spore)와 무성포자(asexual spore)가 있고 그들의 모양과 형성방법은 다양하므로 진균류를 분리하는 데 중요한 특징이 된다(그림 3-4).

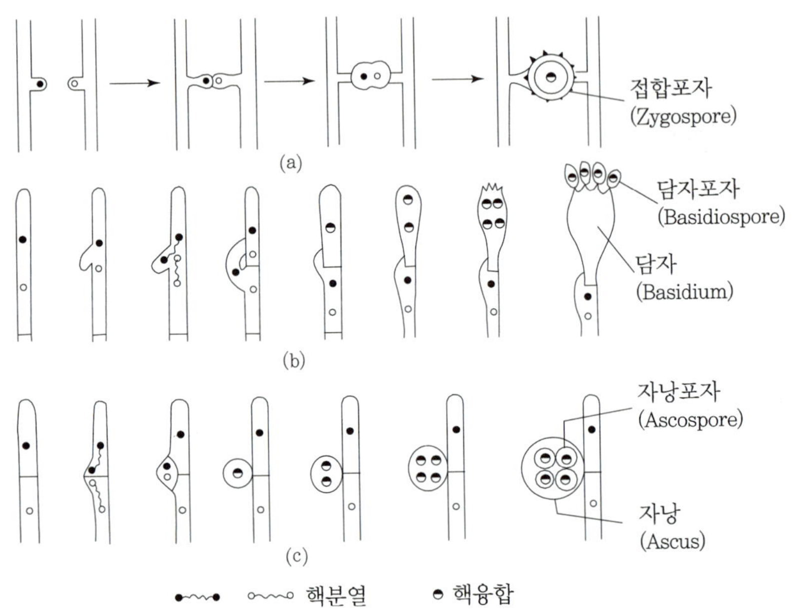

(a) 접합포자(zygospore)의 형성 (b) 담자포자(basidiospore)의 형성 (c) 자낭포자(ascospore)의 형성
유성포자 형성순서 : 핵융합(nuclear fusion) → 핵분열(nuclear division) → 포자형성

그림 3-5. 유성포자의 형성 차례

(1) 유성포자

두 개의 세포핵이 융합한 것을 중심으로 또는 이것이 분열하여 나온 핵을 중심으로 만든 포자로서 난포자(oospore), 접합포자(zygospore), 담자포자(basidiospore) 또는 자낭포자(ascospore)의 네 종류가 있다. 포자를 형성하는 차례는 그림 3-5와 같다.

① 접합포자

가까이에 있는 두 개의 균사로부터 돌기가 나와 양자가 서로 접합하고 그 부분이 부풀어 나오는 포자이다. 흑갈색의 두꺼운 막으로 둘러싼 구형세포로 표면에 돌기기 있다.

② 담자포자

균사가 발전되어 나온 담자(basidium)에서 만들어진 외생포자로, 일반적으로 담자의 끝에 각각 네 개의 담자포자(basidiospore)를 착생한다.

③ 자낭포자

자낭(ascus)이라는 특수한 세포 중에 생기는 내생포자이다. 효모가 이 포자를 만드는 경우는 세포 자체가 자낭이 되고, 곰팡이에서는 균사의 일부가 부풀어 자낭이 되지만 종류에 따라 많은 자낭이 다시 균사의 조직층으로 싸여 구상의 피자기(perithecium)를 형성하는 경우가 있다.

(2) 무성포자

세포핵의 융합이 일어나지 않고 다만 분열만 되풀이하면서 무성적으로 형성되는 포자는 다음과 같은 것이 있다(그림 3-6).

① 포자낭포자(sporangiospore)

균사의 끝이 부풀어서 된 포자낭(sporangium) 내에 많은 수로 형성하는 포자로, *Mucor*, *Rhizopus* 등의 속에서 볼 수 있다.

② 분생자(conidia)

분생포자는 균사 끝 부분에 생기는 포자이고, 이 포자를 받치고 있는 균사를 분생자병(conidiophore)이라 한다. 분생자의 형태 또는 착생방법은 곰팡이의 종류에 따라 크게 다르다.

③ 후막포자(chlamydospore)

균사의 끝 또는 중간에 원형질이 모여 부풀고, 두꺼운 막을 형성한 휴면성의 포자이다.

④ 분열자(oidia)

분열자를 분절포자(arthospore)라고도 하며, 균사의 일부가 차례로 격벽을 만들어 짧은 조각으로 떨어지고, 그 상태로 흩어져서 생식을 한다.

일반적으로 분생자와 포자낭포자는 그 착생이 다르고, 특징이 있는 색을 띤 경우가 있다. 곰팡이의 균총이 나타내는 여러 색은 대부분이 포자의 색이다.

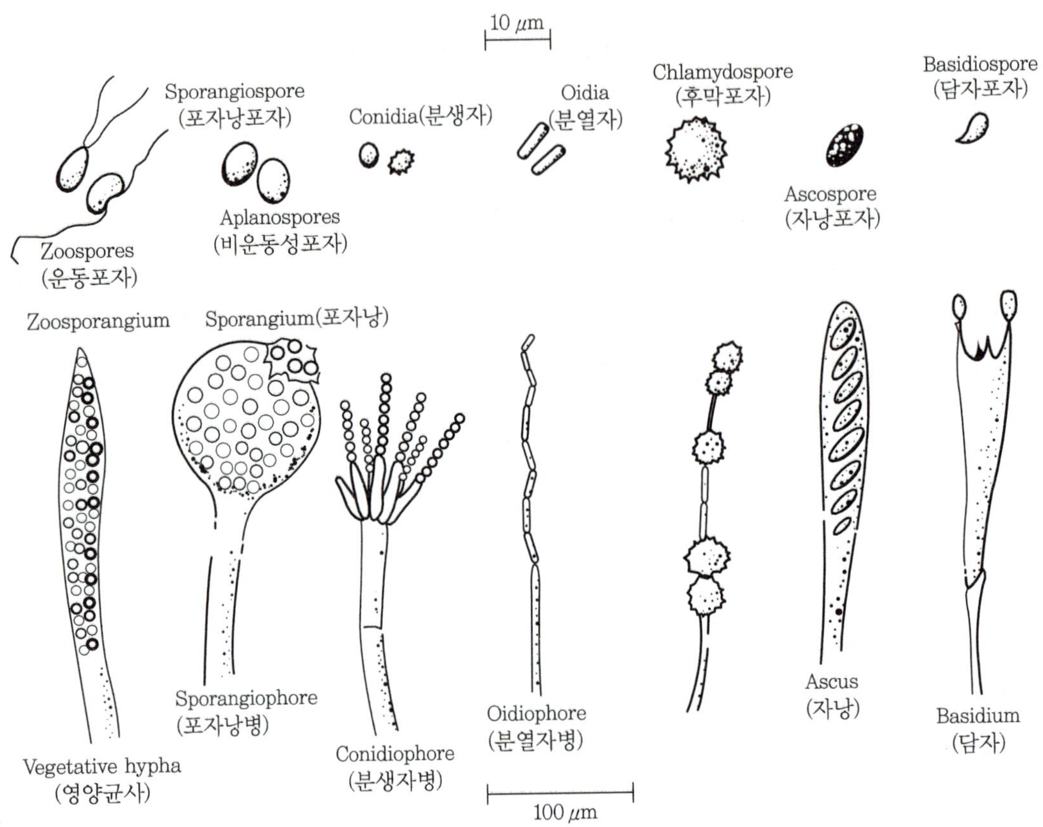

그림 3-6. 포자와 포자병의 종류

3) 주가 되는 곰팡이

(1) 접합균류(Zygomycetes)

두 개의 균사가 접합하여 접합자를 만들고, 무성포자인 포자낭포자는 포자낭에 둘러싸여 있는 내생포자이다. *Rhizopus* 속은 가근(Rhizoid)을 가지고 있으나 *Mucor* 속은 가근이 없다. 이것으로 이 두 균을 구별할 수 있다. *Phycomycetes* 속은 기균사가 수 10 cm까지 자란다.

① *Rhizopus* 속

Rhizopus 속은 그림 3-7과 같이 가는 줄기(stolon)가 딸기처럼 배지표면에 뻗어서 번식하고, 배지가 닿는 곳에 가근을 내린다. 그리고 포자낭병(sporangiophore)은 가근

이 있는 곳에 1~5개가 공간으로 뻗는다. 분기하지 않은 포자낭병의 끝에 중축 (columella)이 있고 원형의 포자낭을 형성한다. 이 포자낭은 성숙되면서 포자낭 속에 많은 무성적인 포자낭포자를 형성하고, 둘러싼 포자낭의 벽이 파괴된 다음 포자낭포 자가 방출된다. 방출된 포자는 다시 발아하면서 영양균사가 되어 생식한다.

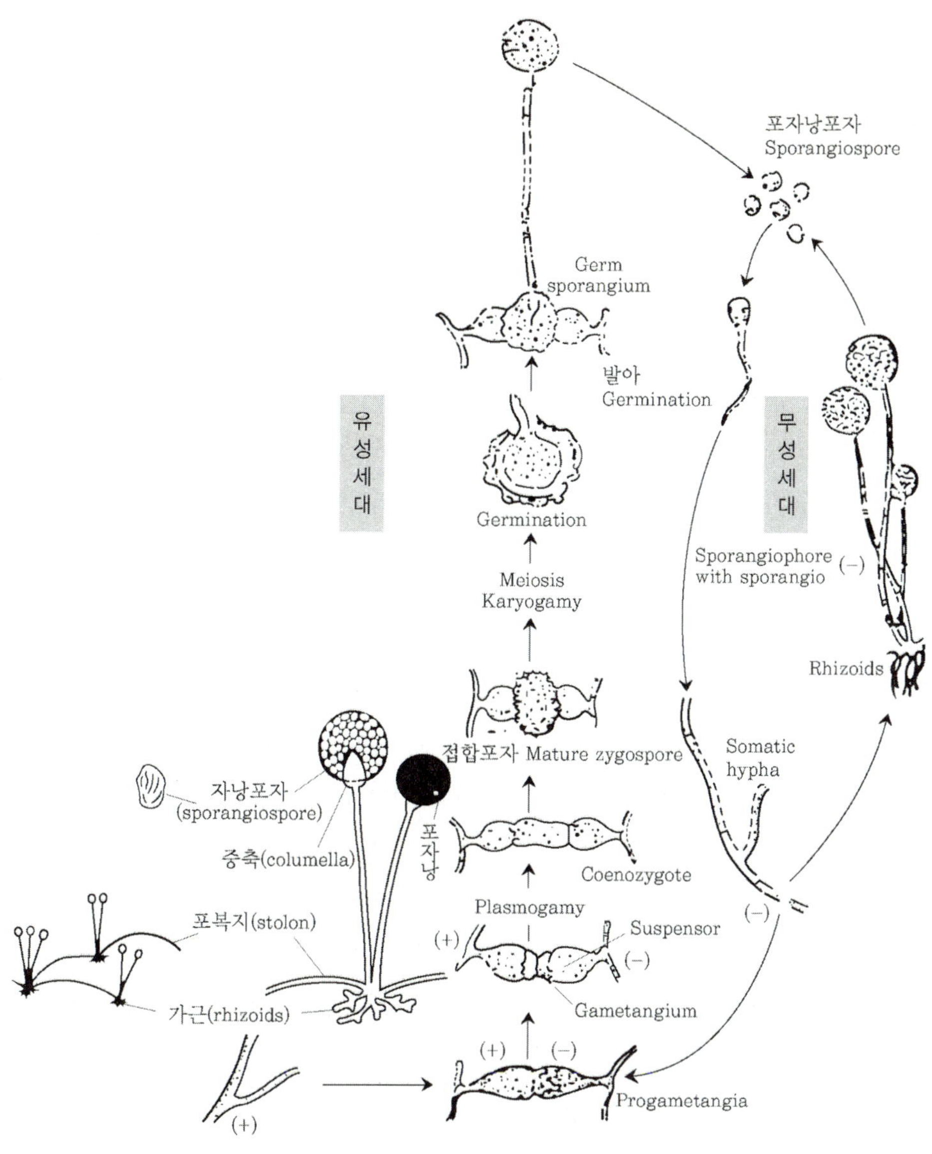

그림 3-7. *Rhizopus*의 형태와 생활사

Rhizopus 속은 유성생식으로 증식한다. 그러나 유성생식은 반대의 성을 가진 두 종류의 균사체가 집촉하였을 때에만 일어난다. 이러한 형상을 나타내는 균을 이성체(heterothalic)인 균류라 한다. 이와 달리 한 개의 균사체에 양성의 세포를 생산할 수 있는 균류(*Allomyces* 속)는 동종체(homothalic)인 균류로 알려져 있다.

Rhizopus 속에서 유성생식을 일으키는 (+)와 (-)의 균주의 균사가 만나 서로 접촉한 곳에서 짧은 측지(돌기)가 생긴다.

이 측지는 분열한 특수세포, 즉 배우자낭(gametangium)을 형성한다. 접촉한 두 개의 배우자낭은 융합하여 한 개의 큰 접합포자(zygospore)를 형성한다. 접합포자는 두껍고 검은 벽으로 둘러싸여 있다. 접합포자는 발아할 때 감수분열을 하고, 한 개의 균사가 나타난다. 이 포자낭 중에 형성된 반수체의 포자가 전형적인 영양균사체로 발달한다.

- *Rhizopus javanicus* 감자와 고구마를 원료로 하여 amylo법으로 알코올로 발효할 때 사용하는 균이다.
- *Rhizopus delemar* 이 균은 전분의 당화력이 강하고 산의 생산력이 약하기 때문에 amylo균으로 *R. javanicus*와 더불어 중요한 균이다. 포자낭병이 한곳에 많이 생기며 집락 콜로니(colony)는 회갈색이다. 전분의 당화력이 강하여 포도당제조에 사용하는 당화효소를 제조하는 데 사용한다.

② *Mucor* 속

토양, 퇴비, 과일 등에 잘 발생하고 집락은 솜털 모양을 하고 있다. *Mucor* 속은 그림 3-8과 같이 모양과 생활사는 *Rhizopus* 속과 거의 같으나 모양이 다른 점은 가근이 없다는 것이다. *Mucor* 속의 균사로부터 포자낭병(sporangiophore)이 공중으로 뻗고, 그 끝이 부풀어 중축(columella)이 되고, 그 주위에 구상의 포자낭이 되고, 내부에 많은 포자낭포자(sporangiospore)가 생긴다.

포자낭의 막은 얇고, 성숙하면서 막이 파괴되어 포자가 분산되고 중축은 남는다. 이 포자는 무성포자(asexual spore)이다. 때로는 유성의 접합포자를 만든다. 그리고 포자낭병의 모양에는 영양균사로부터 단독으로 뻗고 갈라지지 않는 monomucor형, 하나의 포자낭병에 경쟁적으로 자실체가 대칭적으로 형성되는 racemomucor형, 비대칭적으로 형성하는 cymomucor형이 있다(그림 3-8).

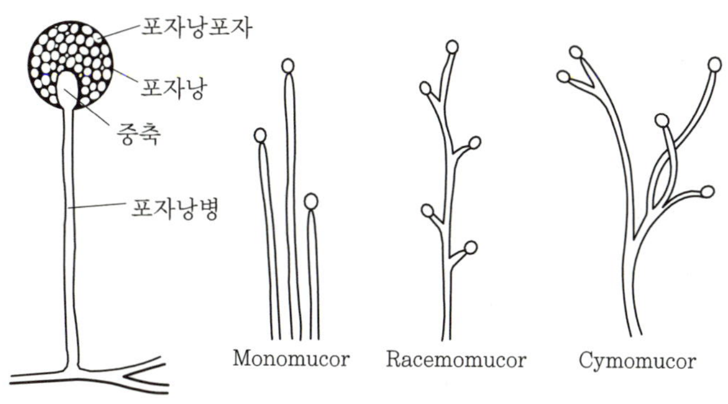

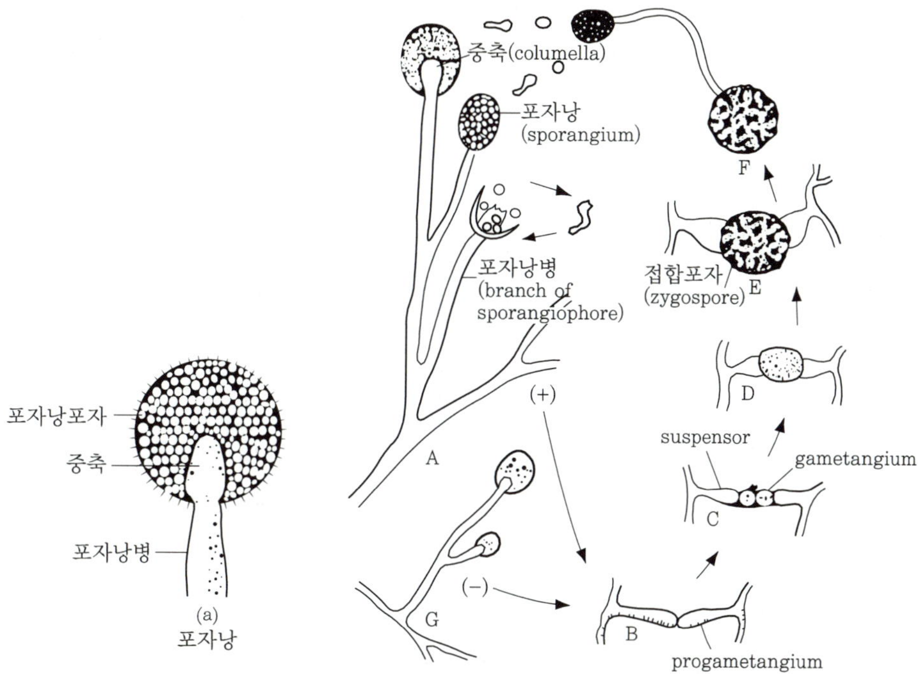

A : 분자한 포자낭병을 갖는 성숙한 무성적인 염색체 B~F : 접합포자의 발달과 발아 G : 상보적인 교배주

그림 3-8. *Mucor* 속의 모양과 생활사 및 포자낭병의 모양

- *Mucor mucedo*   *Mucor* 속의 대표적인 것이고 monomucor형을 한 곰팡이다. 포자낭을 형성하고 접합포자는 구형이고 검정색이다. 과일, 야채, 마분 등에 잘 발생한다.
- *Mucor racemo*   야채, 사과 등에 널리 분포하고 있고, 균총은 회색이며, 특히 부패한

과일이나 맥아에 잘 발생한다. 포자낭병은 처음에는 분지하지 않으나 뒤에 포도송이처럼 가지가 생겨 racemomucor형이 된다. 알코올, glycerol을 생산하기도 한다.

- *Mucor rouxii* 중국의 곡자로부터 분리한 균이고, cymomucor형에 속한다. 전분의 당화력이 강하여 전분을 원료로 하여 알코올의 생산에 사용하는 균이고, amylo법의 당화균으로 사용하기 때문에 *Amylomyces rouxii*라고도 불렀었다.
- *Mucor pusillus* Racemomucor형이고 생육의 최적온도는 40℃로 높다. 아리마, 이와사키, 유 등에 의하여 치즈제조에 필요한 rennet의 대용효소 Mucor rennet을 만드는 방법과 작용기작에 대하여 밝혔고, 현재 치즈를 제조하는 데 공업적으로 사용하고 있다.

③ *Phycomyces* 속

포자낭병은 머리털과 같이 광택이 있고, 매우 길게 공기 중으로 뻗으며 30 cm에 달하는 경우도 있다. 이 속은 유박과 식품에 잘 발생한다. β-carotene을 생산하는 *Phycomyces blakesleeanus* 등이 알려져 있다.

(3) 자낭균류(Ascomycetes)

자낭균류는 유성포자가 자낭 중에 내생하는 것이나, 자낭이 그대로 노출된 반자낭균류(Hemiascomycetes)와 자낭이 다시 피자기(perithecium)로 둘러싼 진정자낭균류(Euascomycetes)의 두 종류의 아강으로 크게 분류한다. 반자낭균류의 Endomycetales에는 자낭포자를 형성하는 유포자효모 모두가 포함된다. 한편 진정자낭균류의 완전국균목(Eurotiales)은 유성증식을 하면서 피자기를 형성하는 완전형이고, *Aspergillus* 속과 *Penicillium* 속은 이에 속한다. 이들 속에는 유성생식을 확인할 수 있는 종류는 매우 적고, 무성포자만을 형성하는 불완전세대의 것이 대부분이어서 여기서 설명하겠다. 응용미생물학상 중요한 자낭균류는 다음과 같다.

① *Eremothecium* 속

*Eremothecium ashbyii*는 아프리카의 목화씨에서 분리한 균이고, 균체 내에 가끔 riboflavine(비타민 B_2)의 결정을 함유할 정도이므로 비타민 B_2의 공업적 생산에 이용된다.

② *Ashbya* 속

*Ashbya gossypii*도 목화씨, 커피, 콩류 등에 기생하는 균이고 전자의 균과 같이 다량의 riboflavine을 생산하는 중요한 곰팡이이다. 양자는 형태도 비슷하다.

③ *Aspergillus* 속

국균이라 하고, amylase, protease 등의 생산력이 강하여, 우리나라에서는 탁주, 약주 소주, 정종, 장류를 양조하는 데 이용한다. 그리고 소화효소를 제조하는 데도 이용한다.

이 속은 균사에 격벽(septum)이 무색이며 갈라져 있다. 영양균사는 배지 중으로 뻗고, 공기 중으로 뻗는 기균사는 대부분이 자실체(fruiting body)이다.

이 균은 *Penicillium* 속과 다르고, 분생자병(conidiophore)은 보통 병족세포(foot cell)라 부르는 크고 두꺼운 막으로 된 세포로부터 생기며, 분생자병의 끝에는 부풀어 있는 정낭(vesicle)이 있고, 그 위에 경자와 분생자(conidia)가 착생한다. 경자는 1단 또는 2단인 것도 있다. 분생자는 연쇄상으로 생기고 백색, 황색, 녹색, 갈색, 검정색 등으로 착색되어 있다.

분생자의 표면은 미끄러운 것과 돌기를 가진 것이 있다. 그리고 정낭의 형태에는 둥근 모양, 플라스크 모양, 곤봉 모양이 있다(그림 3-9).

- *Aspergillus oryzae* 구균의 대표적인 균이고 황국균이라고도 한다. 장류, 청주 등의 양조에 사용하고, amylase, protease의 활성이 강하여 소화효소를 만드는 데도 사용한다. 집락은 처음에는 백색이나 분생자가 생긴 다음 황색이 되고 점점 황녹색으로 변한다. 그리고 이 균과 형태가 유사한 *A. sojae*는 간장양조에 이용되고, 집락은 진한 녹색이고, 때로는 황색이고 분생자는 작은 돌기가 있다.

- *Aspergillus niger* 흑국균이라고 하며 균총은 검정색이다. 경자는 2단이며, 빵, 과실 등에서 잘 볼 수 있다. 전분의 당화력이 강하고, 당액을 발효하여 oxalic acid, gluconic acid, citric acid 등을 대량생산하는 균주가 많으므로 유기산 발효공업에 이용된다. 그리고 pectin 분해력이 강한 균도 있다.
  위의 국균과 유사한 흑갈색의 국균으로 *A. awamori, A. usami* 등이 있고, 전분곡을 사용하여 소주와 주정의 제조에 사용한다.

- *Aspergillus kawachii* 균총이 연한 갈색이고, 당화력이 강하여 탁주와 약주의 양조에 사용한다.

- *Aspergillus flavus* *A. oryze*와 비슷한 점이 많으나 분생자가 처음부터 옥색이 되는 점이 다르다. 토양과 식품에서 잘 볼 수 있고 널리 분포하는 곰팡이나, aflatoxin 이라는 발암성 물질을 만든다.

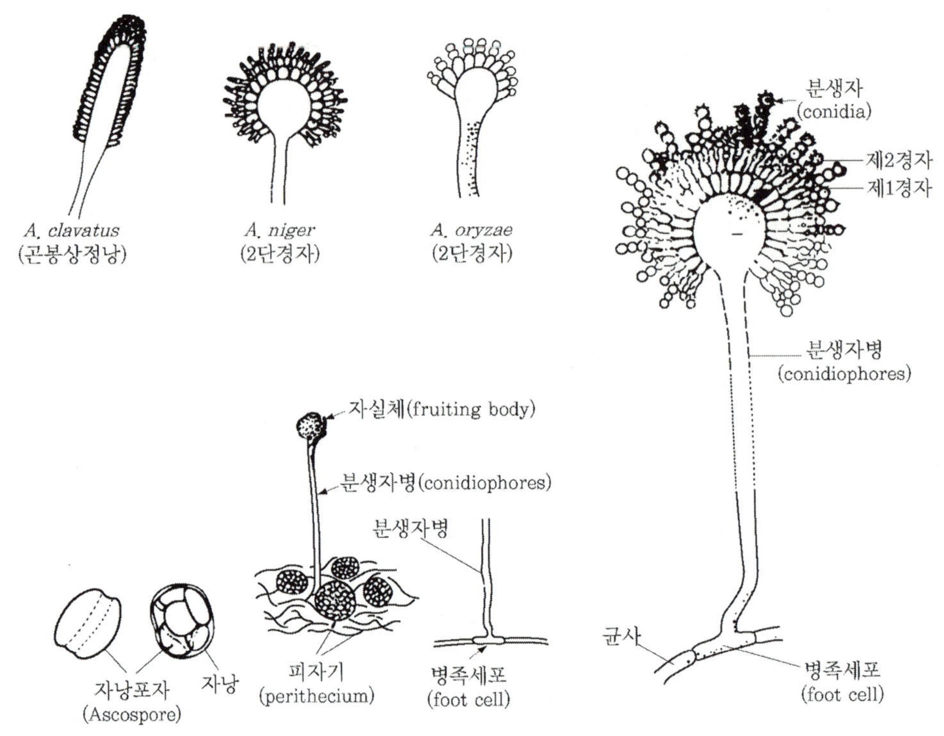

그림 3-9. *Aspergillus* 속의 형태

④ *Penicillium* 속

자연계에 널리 분포되어 있고, 과일, 떡, 빵 등에 잘 번식하고, 황변미의 원인이 되는 유해한 균이 많으나, 치즈의 숙성과 penicillin의 생산에 유용한 곰팡이도 있다. 균총은 청녹색이 되는 것이 많으므로 푸른곰팡이라 부르며, 회백색, 황갈색 등으로 나타내는 것도 있다.

이 속은 *Aspergillus* 속과 분류학상 가까우나, 분생자 끝에 정낭을 만들지 않고, 직접 분지하여 경자가 수수빗자루 모양으로 배열하고, 붓 모양(penicillus)을 형성하는 점이 다르다. 경자 끝에 분생포자가 진주목걸이처럼 연결되어 착생한다.

붓 모양 중에는 분지하지 않는 것을 단윤생(monoverticilla), 2단으로 분지하는 것을 쌍윤생(biverticilla), 좌우로 대칭하면서 분지하는 것을 symmetrica, 대칭이 아닌 것을 asymmetrica라 부른다(그림 3-10).

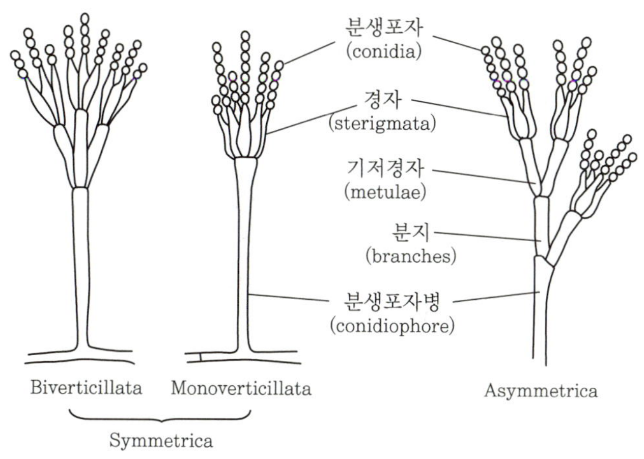

그림 3-10. *Penicillium* 속의 모양

- ***Penicillium chrysogenum*** Penicillin의 생산에 이용되는 푸른곰팡이이다. Fleming
  이 처음으로 penicillin을 발견한 균은 *Penicillium notatum*이다. 이 두 푸른곰팡이는
  asymmetrica에 속한다.

- ***Penicillium citrinum*** 황변미의 원인균으로 알려져 있고, asymmetrica로 독성이 있는
  황색색소 citrinin을 만든다. 이와 다르게 색소를 만들지 않는 균주로 RNA를 분해해서
  핵산조미료를 제조할 때 사용하며, 그 분해효소는 5′-phosphodiesterase이다.

- ***Penicillum rogueforti*** 프랑스에서 유명한 Roquefort 치즈의 숙성에 이용하고,
  casein을 분해하여 고유의 향미를 부여한다. 이 치즈의 녹색반점은 이 곰팡이가 생
  육하여 생긴 것이고, 기균사는 asymmetrica이다.

- ***Pennicillium camembert*** Camembert 치즈의 숙성에 관여하는 asymmetrica의 푸
  른곰팡이이며 균총의 색은 처음 백색이 되고, 그 후에 엷은 녹색이 된다.

⑤ *Monascus* 속

분홍색의 색소인 monascorbine을 생성하므로 균총이 선명한 분홍색을 나타낸다.
균사의 끝에 유성생식으로 형성된 피자기(perithecium)를 만들고 그 속에 자낭포
자를 갖고 있다. 무성생식의 경우는 균사의 가지에 분생자를 연결하여 착생한다
(그림 3-11).

*Monascus purpureus*는 중국에서 홍국을 만들어 홍주를 양조하는 데, 그리고 홍두부
의 제조에 이용한다.

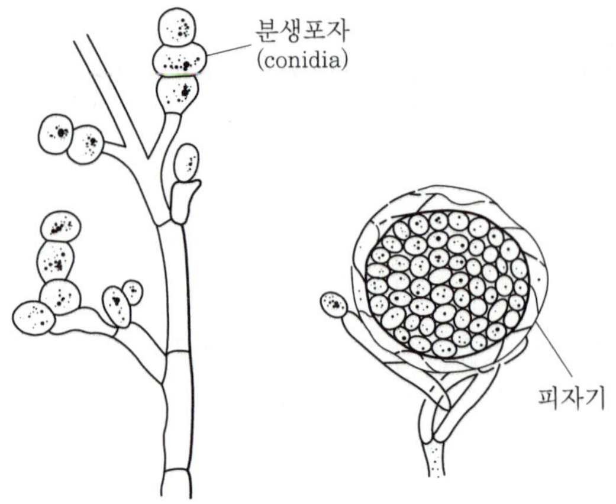

그림 3-11. *Monascus purpureus*의 모양

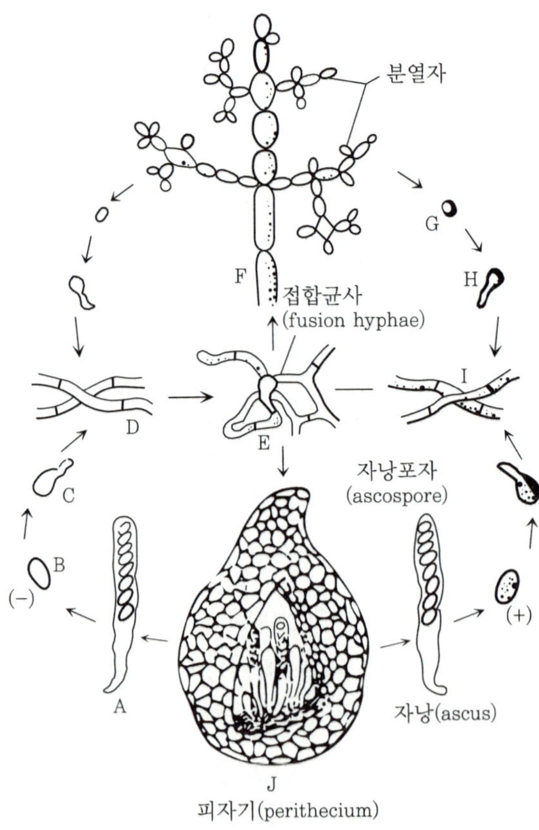

그림 3-12. *Neurospora* 속의 모양과 생식

⑥ *Neurospora* 속

대부분이 암컷과 수컷을 가진 곰팡이이고 갈색 또는 검정색의 피자기를 만들고, 그 속에 원통형의 자낭(ascus)이 있고, 그 자낭 속에 4~8개의 자낭포자를 만든다.

무성세대에서는 오렌지색 또는 담홍색의 분생자가 가루와 같은 덩어리로 되어 착생하고 불에 탄 나무, 옥수수의 속대, 빵에서 잘 자라며 β-carotene을 함유한 균도 있다. *N. crassa*는 미생물유전학의 연구재료로서도 유명한 곰팡이다(그림 3-12).

⑦ *Gibberella* 속

Gibberella fujikuroi, *G. saubinetti* 등의 식물병원균이 많으나 전자의 곰팡이는 식물호르몬인 gibberellin의 생산균이다. 이 속의 무성세대는 *Fusarium* 속이라 한다.

(4) 담자균류(Basidiomycetes)

담자균류는 담자포자(basidiospore)라는 유성포자를 담자기(basidium)의 끝에 만든다. 담자기는 그림 3-13과 같이 전형적인 곤봉 모양을 한 동담자균류(homobasidio-mycetes)와, 담자기에 격벽이 없고 담자기가 부정형이고 가끔 격벽이 있는 이담자균류(heterobasidiomycetes)의 두 종류의 아강(subclass)으로 나눈다. 균사에는 격벽이 있고, clamp connection을 형성하는 경우가 많다.

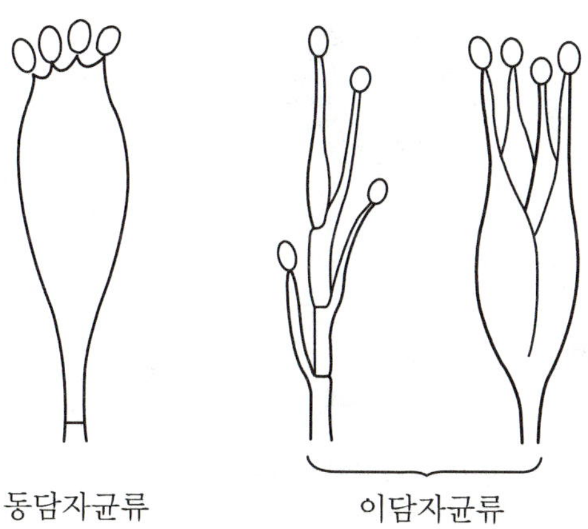

그림 3-13. 담자기의 형태

담자균류에는 대부분의 버섯이 포함된다. 버섯이라는 이름은 진균류의 포자를 착생하는 자실체가 눈으로 볼 수 있을 정도로 크게 분화가 발달한 것의 이름이고, 담자균류 이외에 일부는 자낭균류에 속한다.

식용버섯으로 알려져 있는 것은 거의 모두가 동담자균류이고, 이 균류에는 송이버섯(*Tricholoma matsutake*), 표고버섯(*Lentinus edodes*), 팽나무버섯(*Flammulina velutipes*), 느타리버섯(*Pleurotus ostreatus*), 양송이버섯(*Agaricus bisporus*) 등이 있다. 독버섯에는 광대버섯(*Amanita muscaria*), 말광대버섯(*Amanita phallcides*) 등이 있다.

버섯은 식용, 약용 등에 한정되어 사용하고 있고, cellulase의 작용이 강하고, lysine을 생산하는 것도 있다. 그 외에 식물병원균인 Uredinales(녹균목)과 Ustilaginales(깜부기균목) 등이 있다.

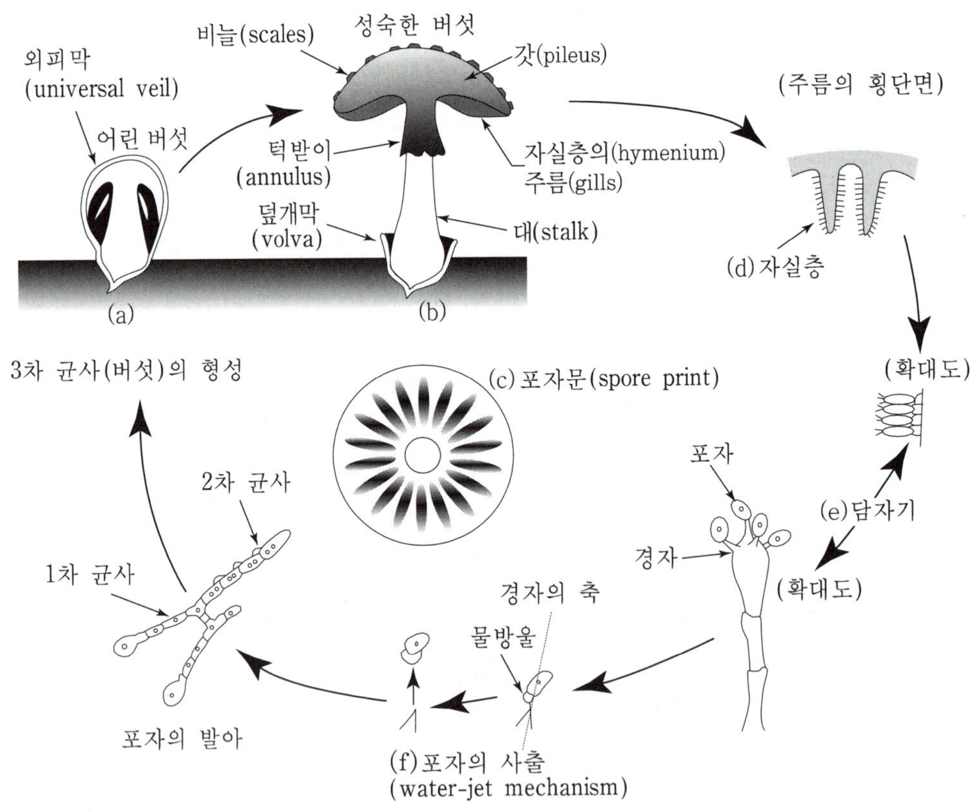

그림 3-14. 버섯의 생활사

버섯의 생활사는 그림 3-14와 같다. 자실체에 형성된 담자포자가 발아하면 1핵균사(monokaryon, 1차균사, primary mycelium)가 되고, 일반 곰팡이와 같이 균사집락을 만든다. 유전자형이 다른 2차균사가 융합하면 두 핵이 융합되지 않은 2핵균사(dikaryon, 2차균사, secondary mycelium)가 형성되는데, 이 균사는 clamp connection에 의해서 두 핵이 동시에 분열하면서 정확하게 2핵상태를 유지한다. 2핵균사는 영양, 빛, 온도 등의 환경조건이 갖추어지면 자실체인 버섯이 된다.

자실체가 갓 모양으로 된 것이 가장 흔하게 볼 수 있는 형태이며, 이 자실체는 뒷면에 주름(gills)이 있는 갓(cap)과 자루(균병, stem)가 중요한 부분이고, 그 외에 자루의 아래 부위에 덮개막(volva)와 위쪽 부위에 균륜(ring)이 있다. 전자는 버섯이 발생한 초기의 균뇌(young body)의 피막이 자루에 그대로 부착하여 남은 부분이며, 후자는 초기 주름을 달고 있던 얇은 막이 자실체가 성장해서 자루 위에 남게 된 것이다. 갓의 주름 양쪽에 많은 담자기가 배열된 자실층(hymenium)이 형성되고 담자기 속에서는 두 핵이 융합한 다음 곧 감수분열하여 네 개의 담자포자를 형성한다.

(5) 불완전균류

유성생식이 전혀 확인되지 않은 균류 또는 유성생식이 알려진 균류의 불완전세대(무성세대)를 통틀어 불완전균류라 하지만, 균사에 격벽이 있는 것 등에서 위 균류에 관계가 없고 대부분은 자낭균류(일부는 담자균류)의 불완전세대라 생각한다.

① *Cephalosporium* 속

흙 속에 널리 분포되어 있는 곰팡이로 분생자병의 끝으로부터 포자가 계속해서 나오고 덩어리가 되어 착생한다. 비교적 독성이 적은 β-lactam계의 항생물질의 한 종류인 cephalosporin을 제조하는 균이다(그림 3-15).

② *Trichoderma* 속

짙은 녹색의 분생포자가 경자의 끝에 덩어리를 이루면서 착생한다. 유기질이 풍부한 토양에 많고 목재에서도 번식한다. 버섯을 재배하는 나무에 번식하여 버섯 재배에 해롭게 작용하는 경우가 있다. Cellulase의 활성이 강하므로 효소의 생산에 이용된다. 특히 *Trichoderma viride*는 cellulase 생산의 대표적인 균이다(그림 3-16).

③ *Botrytis cinerea*

분생자병은 분지하여 그 끝에 포자를 방사상으로 형성하고, 균총은 회색이 된다. 균핵(sclerotium)을 잘 형성하고 포도나 딸기 등에 잘 발생하는 유해균이다. 그러나 *Botrytis cinerea*가 포도에 번식하면 신맛이 없어지고 수분이 증발하여 단맛이 증가하므로 포도주양조에서는 오히려 좋은 현상으로 생각하고 있다(그림 3-17).

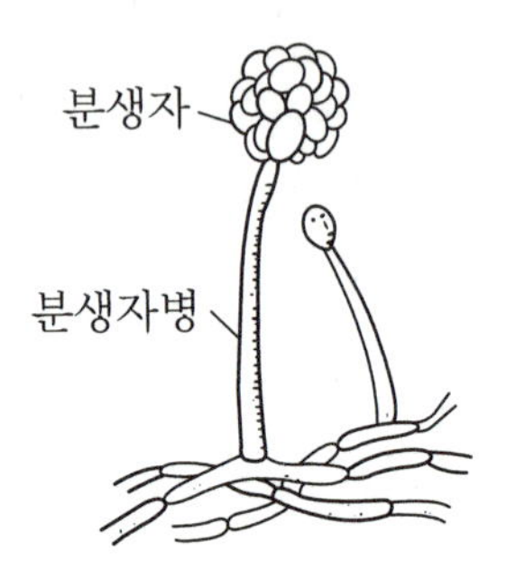

그림 3-15. *Cephalosporium* 속의 모양

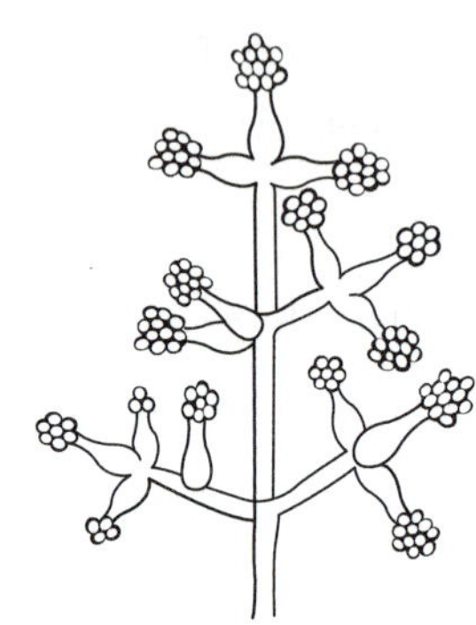

그림 3-16. *Trichoderma viride*의 모양

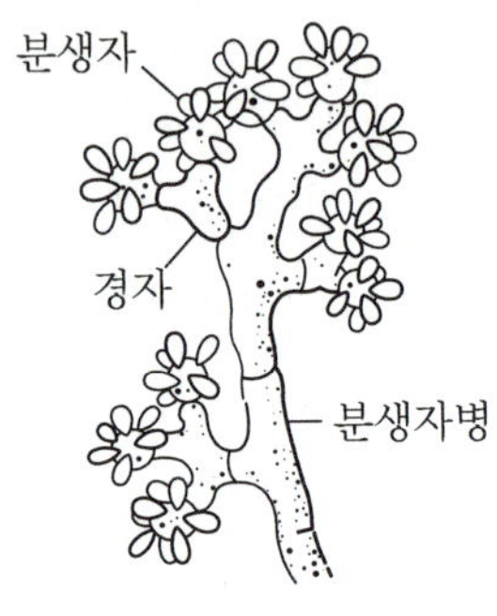

그림 3-17. *Botrytis* 속의 모양

3. 효 모

효모(yeast)는 생활의 대부분을 구형, 계란형 등의 단세포(single cell)로 유지하며, 주로 출아(budding)에 의하여 생식하는 진균류(true fungi)이지만, 효모, 곰팡이, 버섯의 명칭은 분류학상으로 부르는 것은 아니다. 그러나 진균류에 포함된 곰팡이와 버섯의 형태와 다르기 때문에 보통 일반적으로 이러한 균들과 구별하여 취급한다.

효모는 응용미생물학상 매우 중요한 미생물군이고, 알코올 발효능력이 강한 종류가 많아 옛날부터 주류의 양조, 빵의 제조에 이용하고 있다. 그 외에 균체를 식품과 사료용 단백질, 비타민류, 조미료 핵산을 만드는 데 사용하는 RNA 등의 공급원으로 사용하는 것도 있으며, 더욱이 당질 원료뿐만 아니라 탄화수소를 탄소원으로 하여 생육하는 효모도 있어 주목되고 있다.

자연계에서는 과일의 과피와 과즙, 수액, 꽃의 밀선, 토양, 곤충의 체내 등에 널리 분포되어 있다. 이러한 자연계로부터 분리한 효모를 야생효모(wild yeast)라 하고, 목적하는 성질을 지닌 효모를 분리한 다음 목적에 따라 계대배양한 것을 배양효모(culture yeast)라 하며, 맥주효모, 청주효모, 빵효모 등이 여기에 속한다.

1) 효모의 분류

효모는 형태가 비교적 간단하여 그 형태의 특징을 기준으로 분류하는 것은 어렵다. 따라서 세균과 같이 생리적 특성을 도입하여 분류하는 방식이 시도되었고, 일반적으로 효모를 동정하는 데는 Lodder의 'The Yeast, A Taxonomic Study'를 사용한다(그림 3-18).

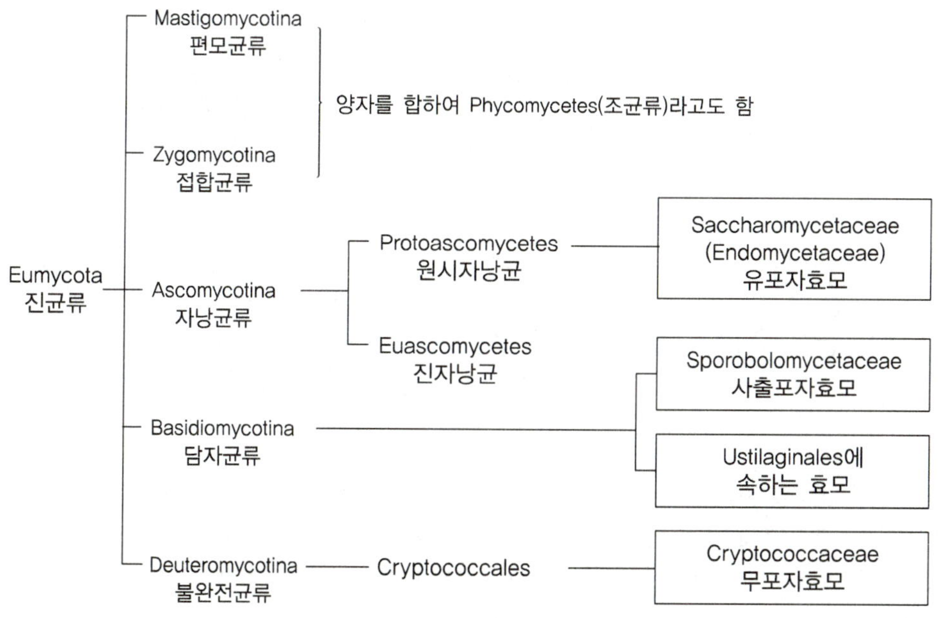

그림 3-18 미생물분리학상 효모의 위치

효모의 분류 기준은 대체로 영양세포 증식의 방식, 유성생식의 유무, 생식기관, 포자의 특성 등에 따라 4군으로 나누고, 다시 속과 종에 대하여서는 생리학, 유전학, 생태학, 면역학 등 관련분야의 새로운 관점의 성질에 따라 분류하고 있다. 그러나 1974

년도에 Bernett와 Pankhurst는 62종의 생리적 실험을 토대로 컴퓨터에 의하여 새로운 분류법으로 434종의 효모를 분류 발표하였다.

2) 효모의 영양세포의 기본형태

효모의 형태는 배지조성, pH, 배양방법, 배양시간 등에 따라 다소의 변화가 있으나 영양세포(vegetative cell)의 기본형태(shape)는 그림 3-19와 같이 구형, 계란형, 소세지형, 레몬형, 병 모양 등의 여러 형태가 있다. 이들의 세포는 보통 한 개씩 분산되어 있으나, 다수의 세포가 응집하거나 위균사(pseudomycelium)를 형성하기도 한다. 효모의 크기는 배양조건에 따라 차이가 있고, 3~8 μm×4~12 μm 정도가 보통이며 세균보다 매우 크다(그림 3-20).

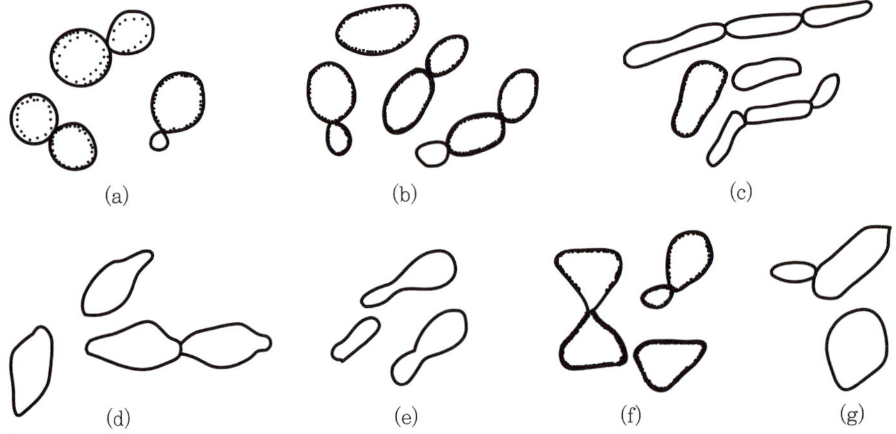

(a) 구(원)형, 단계란형 globose(round), spherical, short-oval : *Saccharomyces, Torulopsis* 등의 많은 속

(b) 계란형, 타원형, 장타원형 oval, ovoid, elliptical, long-oval : *Pichia, Candida* 등의 많은 속

(c) 신장형, 원통형, 소세지형 elongate, cylindrical, sausage-shaped : *Schizosaccharomyces, Pichia, Saccharomycopsis, Candida* 등의 여러 속

(d) 레몬형 lemon-shaped, apiculata : *Saccharomycodes, Hanseniaspora, Nadsonia, Kloeckera* 등의 속

(e) 병형 bottle-shaped, flask-shaped : *Pityrosporum* 속

(f) 삼각형 triangular : *Trigonopsis* 속

(g) 첨두구란형 ogive-shaped : *Dekkera, Brettanomyces* 속

그림 3-19. 효모의 영양세포의 형태

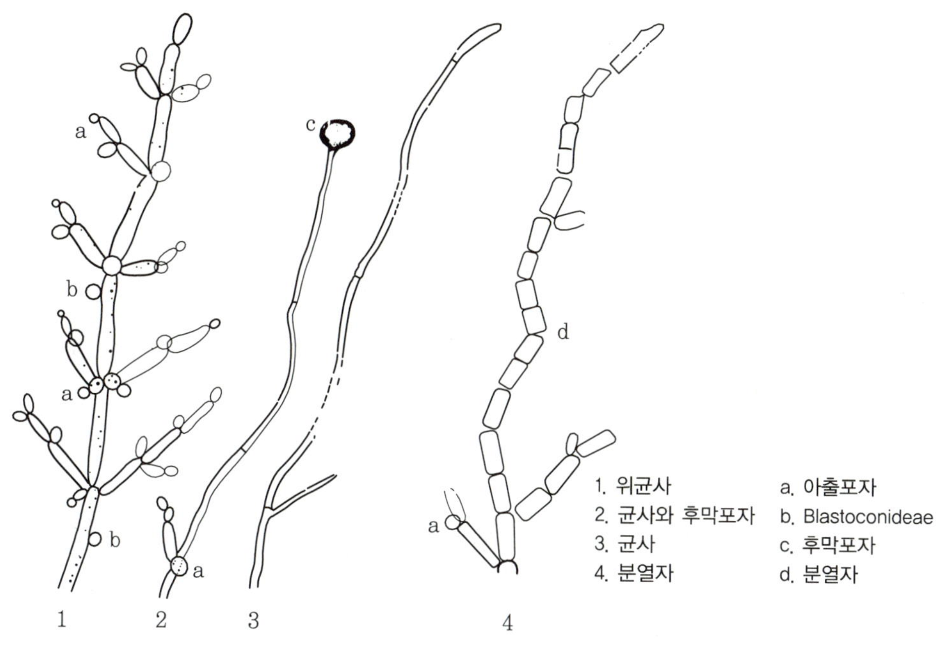

그림 3-20. 위균사, 균사, 후막포자, 분열포자 및 아출포자

3) 효모의 생식

효모의 생식은 아래와 같이 영양세포로 증식하는 무성생식과 핵융합을 통해 자낭포자(ascospore)를 형성하는 유성생식의 두 가지로 나눈다.

(1) 영양세포의 무성생식

효모의 영양세포(vegetative cell)는 대부분 발아에 의하여 증식하나, 성숙한 세포의 표면에 돌기가 생기고, 그것이 점점 자라면서 핵이 이동되어 원래의 세포와의 사이에 경계가 생겨 새로운 세포가 생긴다. 원래의 세포를 모세포(mother cell, 친세포, parental cell), 출아되어 생긴 세포를 낭세포(daugher cell)라 한다. 그리고 세포의 수 개의 부분에서 출아가 일어나는 경우 이것을 다극출아(multilateral budding)라 한다. 그리고 낭세포가 떨어진 다음의 출아 흔적(bud scar)으로부터 다시 출아하는 경우는 없다. 또한 출아한 세포가 모세포로부터 분리되지 않고 다수가 연결된 채로 있는 경우도 있으며, 세포의 양끝에서만 출아하는 양극출아(bipolar budding)도 있다(보기 *Kloeckera* 속).

출아한 세포가 길게 뻗은 채로 그대로 연결되어 그림 3-21과 같이 균사상으로 되는 경우가 있다. 이것을 위균사(pseudomycelium)라 한다(보기 *Candida* 속). 그리고 일부 효모는 곰팡이와 같이 격벽을 가진 진균사(true mycelium)를 만든다(보기 *Endomy-copsis* 속, *Trichosporon* 속).

출아법 이외에 세포의 중앙에 격벽이 생기면서 두 개의 세포로 분열하는 효모를 분열효모(fission yeast)라 한다.(*Schizosacchaomyces* 속) 그리고 출아한 다음 출아한 끝이 들어가지 않고 모세포 사이에 칸을 막고 분열하는 효모를 출아분열효모(bud fission yeast)라고 한다(*Saccharomycodes* 속).

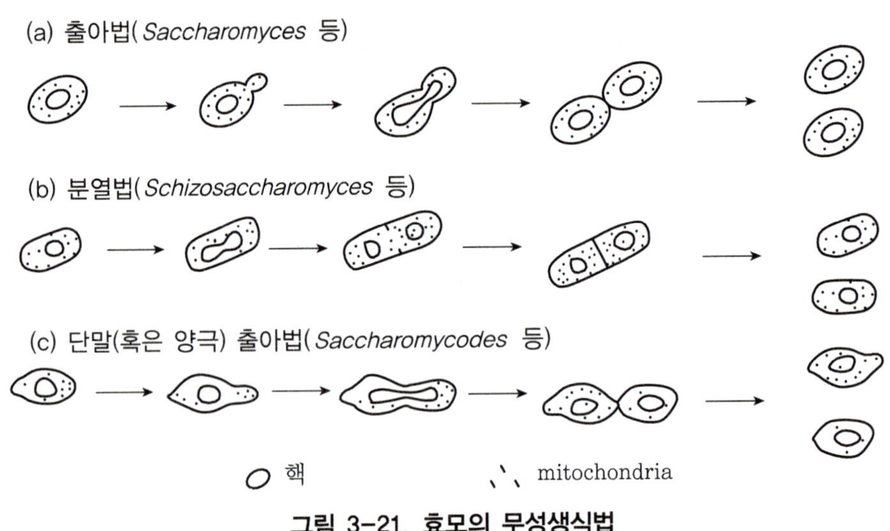

그림 3-21. 효모의 무성생식법

(2) 유성생식

유성적인 자낭포자의 형성은 다음과 같은 두 가지 방법이 있다(그림 3-22).

① **동태접합**(isogamic conjugation, isogamy)

같은 모양과 크기의 세포(배우자, gemate)간에 접합자(zygote)를 형성하고, 이것이 자라 자낭이 되고, 그 속에 자낭포자를 형성한다. *Schizosaccharomyces* 속이 대표적인 보기이다.

② **이태접합**(heterogamic conjugation, heterogamy)

크기가 다른 세포간의 접합(conjugation)으로 접합자를 형성하고, 이것이 자라 자낭이 되고, 그 속에 자낭포자를 형성한다.

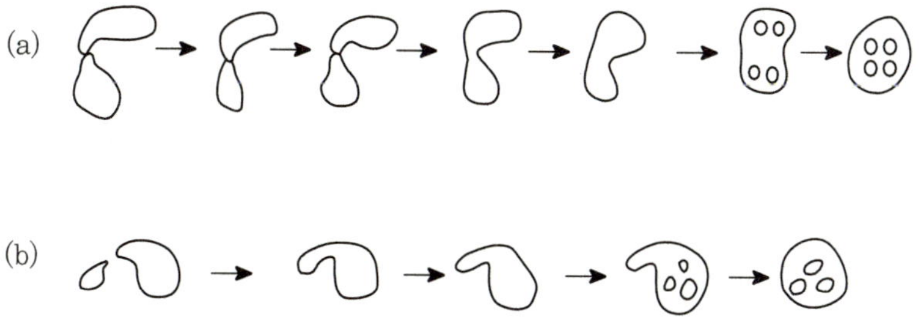

그림 3-22. 동태접합(a)과 이태접합(b)

③ 효모의 생활사

일반적으로 효모는 출아법에 의해서 영양증식을 하게 되나, 생존하기에 적합하지 않은 환경이 되면 생명의 존속과 보존을 위하여 자낭포자를 형성하는 효모가 많다. 이러한 효모를 유포자효모(sporogenous yeast) 또는 자낭포자효모(ascosporogenous yeast)라고 부르며, 이 효모 외에 포자를 형성하지 않은 무포자효모(asporogenous yeast), 담자균과 같이 사출포자를 형성하는 사출포자효모(ballistsporogenous yeast)로 크게 세 개로 나눈다.

자낭포자 효모는 배수체 기간이 길고 반수체 기간이 짧은 *Saccharomyces* 형, 포자가 발아와 동시에 자낭 내에서 접합하여서 배수체 세포가 되는 *Saccharomycodes* 형, 그와 반대로 배수체기는 접합자를 형성할 때뿐이고 대부분이 반수기인 *Schizosaccharomyces*형의 생활사가 있다(그림 3-23).

자낭 속의 포자수는 4개 또는 2개가 보통이며 홀수일 때도 있고 8개 또는 16개의 많은 포자를 만드는 효모도 있다. 그리고 자낭포자의 형태는 구형, 계란형, 타원형의 것이 많으며 신장형, 모자형, 토성형, 방추형, 구형 등이 있고, 이들 포자의 표면에 가시가 있는 것도 있다. 무포자효모에서는 세포의 접합과 핵의 융합을 볼 수 없으며 포자를 만들지 않고 1배체의 세포만이 출아를 반복하여 증식하는 효모이다.

유포자효모인 *Sacchromyces cerevisae*는 영양증식하는 세포가 1배체(반수체, haploid)의 것과 2배체(배수체, diploid)의 것이 있으며, 2배체의 영양세포인 효모가 포자를 형성할 때에는 감수분열(meiosis)에 의해서 세포 내에 보통 네 개의 1배체의 포자가 생기고, 세포는 그대로 자낭이 된다. 이들 포자는 자낭에서 나와 포자끼리 접합하여 2배체의 세포가 되는 경우가 있다(그림 3-24).

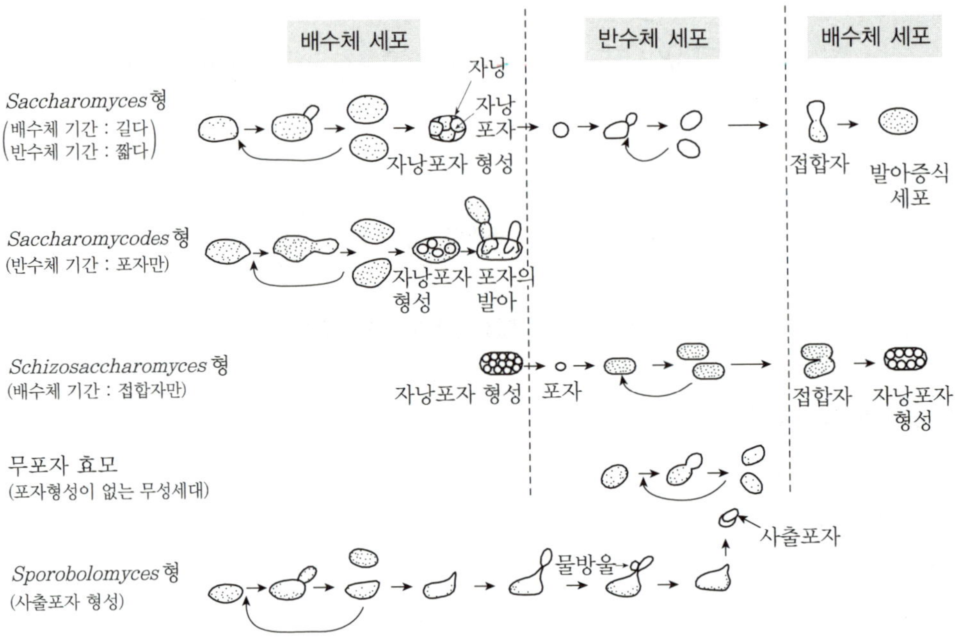

그림 3-23. 각종 효모의 생활사 비교

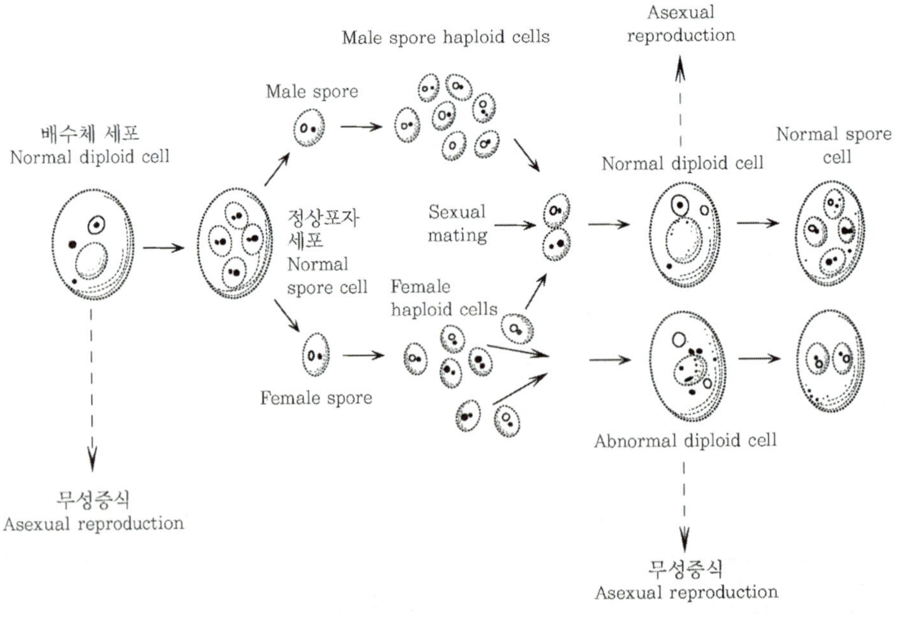

그림 3-24. *Saccharomyces cerevisiae* 의 생활사

4) 효모의 출아초기의 세포의 미세구조와 출아 메커니즘

Saccharomyces 속의 세포의 미세구조는 그림 3-25와 같다.

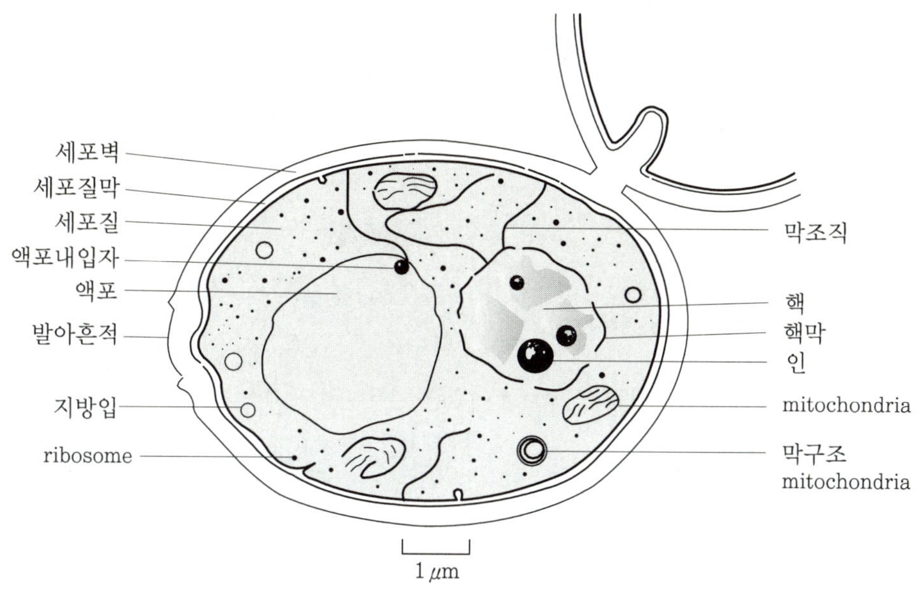

그림 3-25. 효모의 미세구조와 모형도

세포벽(cell wall)은 0.1 ~ 0.4 μ 정도로 비교적 두껍고, 주로 glucan, mannan으로 되어 있다. 이러한 다당류를 주성분으로 되어 있다는 것은 원시핵미생물과는 다른 균의 특징이다. 세포막(cell membrane)은 주로 물질의 투과를 조절하는 역할을 하고, 세균의 세포질막(cytoplasmic membrane)과 같은 다양한 기능은 없다. Mitochondria(단수는 mitochondrion)는 호흡계 또는 관련되어 있는 에너지생성계의 효소가 포함되어 있고, 원시핵의 진화로 형성된 막계소기관이다. 호기적인 조건에서 생육할 때 그 형성이 촉진된다. 핵(nucleus)은 핵막으로 둘러싸여 있고, 그 속에 DNA의 염색체를 가지고 있다. DNA는 거의 대부분 2배체이고, 1배체는 돌연변이로 분리하는 것과 유전적 해석이 쉽다. 액포(vacuole)은 세포가 노화되면 액포가 커지면서 세포질막 내의 내압을 조절한다.

효모가 출아하기 시작하면 먼저 세포 안에 분산되어 있는 막조직(endoplasmic reticulum)이 연결되어 자루를 만들고 그 안에 핵 또는 액포를 함유한다. 자루 입구부분의 막조직은 작은 조각으로 분할되어 증식하고 동시에 소낭(vesicles)을 형성한다. 이 소낭은 자루 입구 쪽에 있는 세포막에 결합하고, 그 소낭 속에 있는 protein-sulfide reductase를 방출한다. 이 효소는 효모세포벽의 구조와 관련성 있는 중요한 성분인 mannan protein의 (-S-S-)의 결합을 (-SH)로 환원한다. 이러한 반응을 받은 부분의 세포벽은 유연하게 되고 세포 내의 팽압으로 인하여 바깥쪽으로 출아한다(그림 3-26).

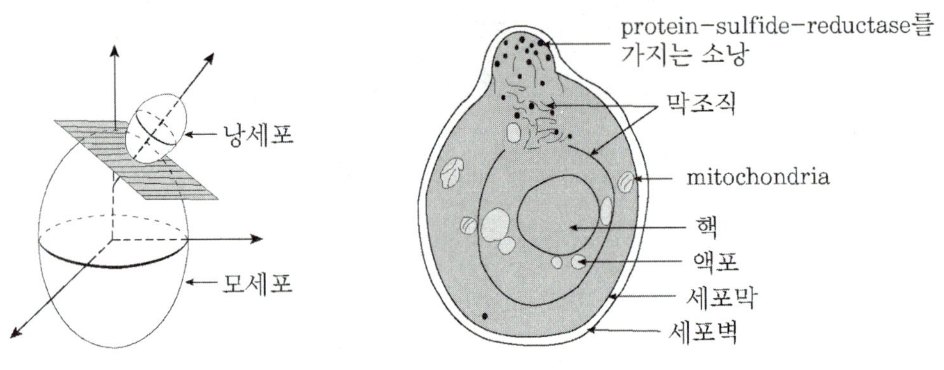

그림 3-26. 효모의 출아 초기의 미세구조와 출아 메커니즘

5) 주가 되는 효모

(1) 자낭균류

① *Saccharomyces* 속

이 속의 효모는 식품공업과 발효공업에 관계가 깊은 효모로, 세포의 모양은 계란형, 구형, 원형 등이고, 때로는 위균사를 만드는 경우도 있다. 생식은 출아법으로 하거나, 세포가 접합하여 자낭포자를 형성한다. 자낭포자는 자낭 안에 1~4개가 생기고 이들 포자는 계란형 또는 구형이다.

- *Saccharomyces cerevisiae* 알코올의 발효력이 강하고, 맥주, 포도주, 알코올 빵 등의 제조에 이용되는 유용한 효모이다. 맥주의 발효에 사용되는 상면발효효모(top fermentation yeast)인 *S. cerevisiae*, 청주효모의 *S. sake*, 포도주 효모인 *S. ellipsoideus*(현재는 *S. cerevisiae var. ellipsoideus*) 등이 있고, 당밀을 원료로 하여

주정을 발효하는 *S. formosensis* 등도 Lodder는 *S. cerevisiae*로 분류하였다.

- *Saccharomyces carlsbergensis* 덴마크의 Carlsberg 맥주공장에서 사용하고 있는 하면 발효(bottom fermentation)효모이다. 이 효모를 Lodder의 제2판에서는 *S. uvarium*에 통합하고 있다.

- *Saccharomyces rouxii* 내염성이 강하고 높은 식염의 농도에서도 생육되는 호염성효모 (halophilic yeast)로 간장양조에 사용되는 효모이다. 이들 효모는 과거에는 *Zygosa- ccharomyces major*와 *Z. soya*라 불렀으나 현재는 *S. rouxii*에 포함시키고 있다. 간장의 액면에 피막을 만드는 '간장곰팡이'라는 유해한 효모 *Z. salsus*와 *Z. japa- nicus*도 현재는 *S. rouxii*에 포함시키고 있다.

② *Pichia membranaefaciens*

에탄올을 이용하고, 당의 발효성이 없고 있더라도 glucose를 약간 발효시킬 뿐이다. 절임액의 표면에 피막을 만들고 메주와 포도주의 유해균이다. 그러나 fumaric acid로부터 L-malic acid를 만드는 fumarase 활성이 강한 것도 있다.

③ *Hansenula* 속

Pichia 속과 같은 산막효모로 포자의 형태도 비슷하나, 전자는 질산염을 자화할 수 없는 반면에 *Hansenula* 속은 자화할 수 있다. 일반적으로 알코올로부터 ester 생성능력이 강하다. *Hansenula anomola*는 모자형의 포자를 만들고, 청주의 향을 생성하며 청주의 후숙효모라고 한다. 그리고 양조물의 표면에 균막을 만들어 알코올을 소비하는 유해한 균이다. 이와 같이 균막을 형성하는 효모를 산막효모라고도 부른다.

(2) 담자균류

사출포자효모류, 원생담자균류가 있고, 종은 적으나 여러 형태가 있다. 사출포자효모는 포자의 밑에 붙어 있는 물방울이 튀는 힘으로 포자를 사출한다. 그리고 위균사를 만든다.

(3) 불완전균류

불완전균류를 포자효모류(asporogenous yeast)라 부르고 출아법으로 증식한다.

① *Candida* 속

세포는 구형, 계란형, 원통형 등이다. 위균사를 만들고, 알코올발효를 하는 것이 많다. *Candida utilis*(과거에는 *Torula utilis*라고 하였음)는 xylose를 자화하므로 아황산
필프패액 등에 균제를 배양하여 사료효모로, 그리고 핵산조미료원료인 RNA의 제조
에 이용된다. *C. tropicalis*도 사료용 효모이나, *C. lipolytica*와 같이 탄화수소의 자화성
이 강하므로 균체단백질을 만드는 석유효모로서 주목되고 있다.

*C. lipolytica*에는 n-paraffin으로부터 다량의 α-ketoglutaric acid 또는 citric acid를
생산하는 것이 있다. *C. guilliermondii*, *C. rubusta*에는 riboflavin 생성능이 높은 것이
알려져 있고, 후자에는 acetic acid를 단일 탄소원으로 하여 riboflavin을 다량 만드는
특징이 있다. 한편 *C. albicans*는 사람의 피부, 점막 등에 감염되어 Candida 증을 일으
키는 병원성균이며 각종 동물에도 기생한다.

② **Rhodotorula 속**

Carotenoid 색소를 만들고, 적 내지 황색을 나타내는 특징이 있어, 적색효모라 한다.
발효능력은 없고, 자연계에 널리 분포하고, 식품의 오염균으로 작용한다. 대표적인 종
은 *Rhodotorula glutinis*로 균체 내에 건조중량당 60%에 달하는 많은 양의 지방을 축
적시키는 경우가 있다. *Lypomyces* 속과 같이 유망한 유지생산균이다. 또한 이 속 이
외에도 carotenoid 색소를 만드는 적색효모에는 사출포자효모인 *Sporobolomyces* 속,
담자균류효모인 *Rhodosporidium* 속이 있다.

4. 세 균

세균(bacteria)은 원시핵세포를 한 하등미생물의 분열균류에 해당하는 것으로, 폭이
1 μm 정도 이하로 작은 단세포생물이고, 대부분 세포가 분열(fission)하면서 증식한다.
이 중에는 단순한 일반세균의 모양과 다른 점액세균(slime bacteria)과 spirochaetes도
포함된다.

1) 세균의 형태와 영양세포의 증식

세균의 크기는 0.3~1.0 μm 정도이고, 그 모양은 그림 3-27에 나타낸 것과 같이 구균
(coccus), 간균(bacillus, rod), 콤마상균(vibrio), 나선균(spirillium)과 같은 모양을 하고 있다.

이들 중에 일부의 세균은 세포의 바깥쪽에 협막(capsule) 또는 점질층(slime layer)을 가지고 있으며, 점질물질로 둘러싼 세균의 덩어리를 Zoogloea라 부른다. 세균 중에는 내성포자를 형성하는 것이 있고 내성포자를 형성할 때 세포의 모양이 변하는 수가 있다. 세포의 모양이 변하지 않는 것을 bacillus형, 세포의 중앙이 부풀어 있는 것을 방추형(clostridium 형) 또는 세포의 한쪽만이 부풀어 있는 것을 주걱형(plectridium형)이라 한다(그림 3-27).

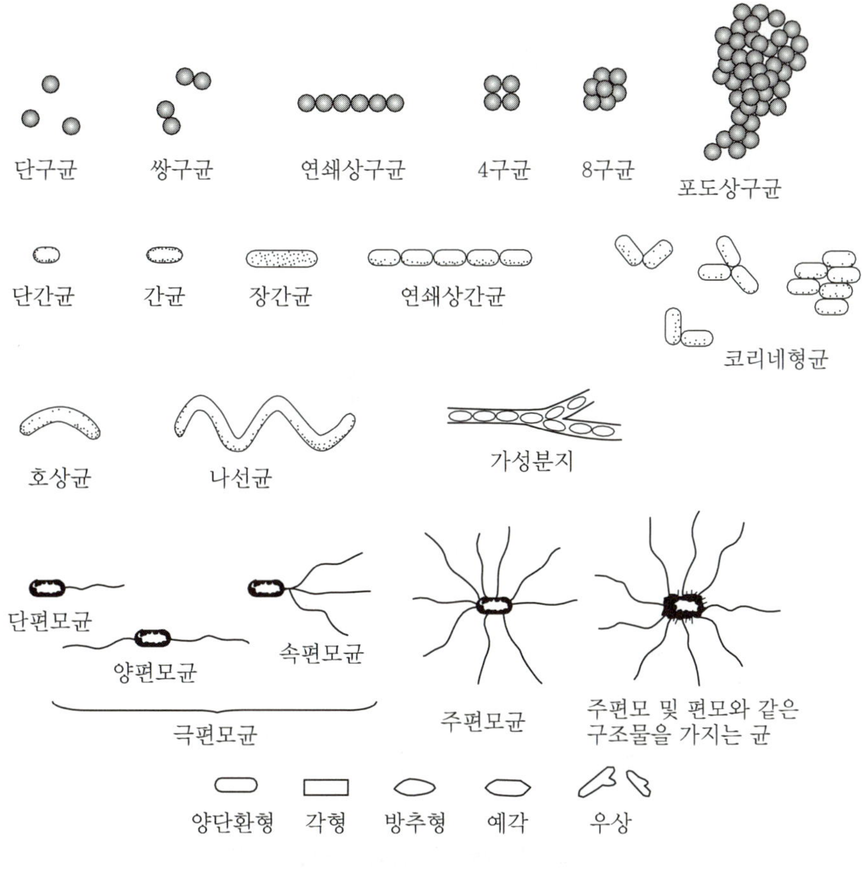

그림 3-27. 일반세균의 모양

운동성이 있는 세균인 편모(flagellum, flagella)는 그의 착생부분에 따라 극모(polar flagellum) 또는 주모(peritrichous flagellum)라 부른다. 이들은 세균의 분류에 이용된다. 그리고 어떠한 세균은 편모 외에 비슷한 구조물인 fimbriae가 있으나 이것은 운동하는 기관이 아니고 세포가 서로 부착하는 데 중요한 역할을 한다고 생각된다.

구균은 분열한 다음 세포가 분리되어 단구균(monococcus)으로서 존재하는 균 외에 종류에 따라 분열세포가 분리하지 않고 분열방향의 차이로 특색이 있는 분열성장 형태를 나타내는 경우가 있다. 보기를 들면 세포가 짝이 되어 쌍구균(diplococcus), 한쪽 방향으로만 분열하여 길게 연결된 연구균(streptococcus), 2방향으로 분열하는 4구균(tetracoccus 또는 pediococcus), 3방향으로 분열하는 8연구균(sarcina), 분열방향이 불규칙하게 분열되어 포도 모양으로 되는 staphylococcus 등이 있다. 이러한 세포는 대부분이 구균이나, 타원형인 것도 있다(그림 3-27).

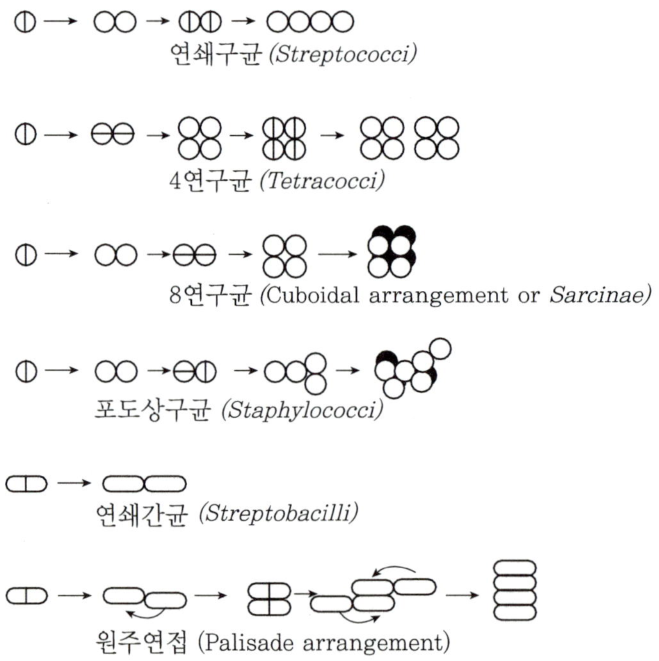

연쇄구균 (*Streptococci*)

4연구균 (*Tetracocci*)

8연구균 (Cuboidal arrangement or *Sarcinae*)

포도상구균 (*Staphylococci*)

연쇄간균 (*Streptobacilli*)

원주연접 (Palisade arrangement)

그림 3-28. 세균의 형태와 분열 방법

간균(rod)에는 *Escherichia coli*, *Brevibacterium* 속 균과 같은 것은 단간균(short rod)으로 되어 있고, *Lactobacillus bulgaricus* 등은 장간균(long rod)으로 되어 있고, 세포의 양끝이 둥근 것이 보통이다. 그러나 양끝이 각형 또는 예각 등으로 된 것도 있다.

간균은 장축의 방향으로 분열하면서 세포가 분리되지 않는 경우는 일반적으로 연쇄
상으로 되나, *Corynebacterium* 속과 같이 세포가 V, Y, L 글자 모양으로 연결되는 경
우와 *Sphaerotilus* 속과 같이 세포가 균초(sheath)에 싸여 가지가 잘라진 것처럼 가성
분지(pseudoramification)를 나타내는 균도 있다.

2) 일반세균의 생활사

분열세균(Schizomycetes)이라 부르는 것과 같이 대부분의 세균은 분열법(fission)에
의하여 세포가 분열하면서 증식한다. 일부의 세균은 생육환경이 나빠지면 세포 안에
내생포자(endospore)를 형성한다.

세균세포를 새로운 배지에 접종하면 영양분을 흡수하여 세포의 크기가 커지면서 세포
안에서는 DNA가 복제되고, 세포의 중간에 격벽이 형성된 다음 분열하여 두 개의 세포
가 된다. 격벽형성은 (b)와 같이 중앙에 세포벽이 구심적(centripetally)으로 생장하여 일
어나는 경우와 (a)와 같이 세포벽이 들어간 상태(constriction)로 일어나는 경우가 있다.

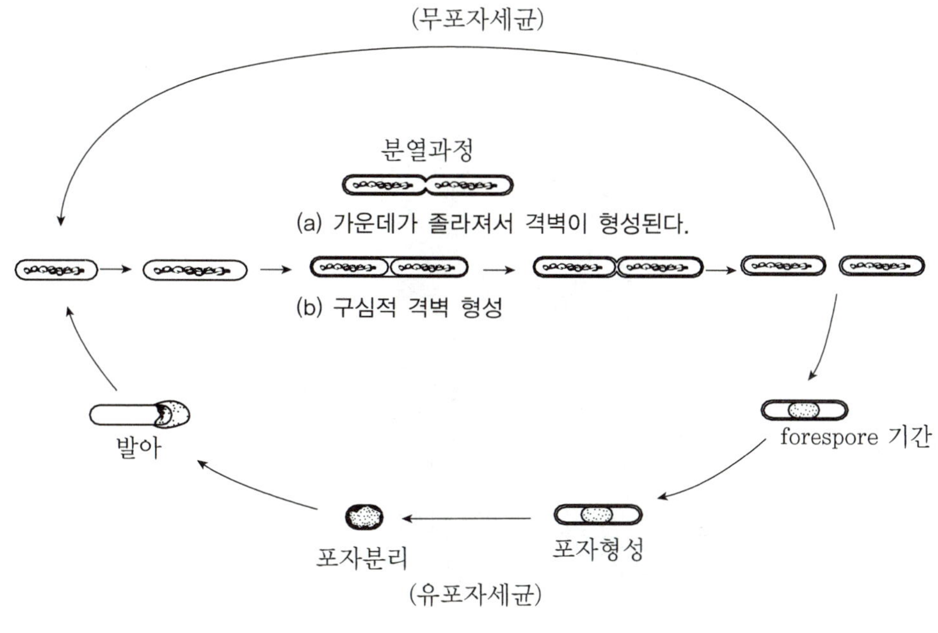

그림 3-29. 일반세균의 생활사

Bacillus 속과 *Clostridium* 속은 생육환경이 악화되면 영양세포 안에 내생포자를 형성하는 경우가 있다. 포자는 자기소화 등으로 가끔 유리된 상태로 존재하기도 한다. 포자는 생육환경이 좋아지면 발아하여 영양세포를 형성하고 다시 분열증식을 한다. 포자는 내열성이 있고, 약품, 방사선에 대한 저항성이 높다(그림 3-29).

3) 하등미생물의 미세구조와 기능

(1) 원시핵세포와 진핵세포의 다른 점

세균은 원시핵세포를 한 하등미생물이다. 원시핵세포는 진핵세포와는 달리 단순한 구조를 하고 있다. 이들 사이에 가장 큰 차이점으로 원시핵세포는 원시핵세포의 세포질 속에 있는 핵막으로 둘러싸인 핵과 mitochondria가 없다는 점이다(그림 3-30).

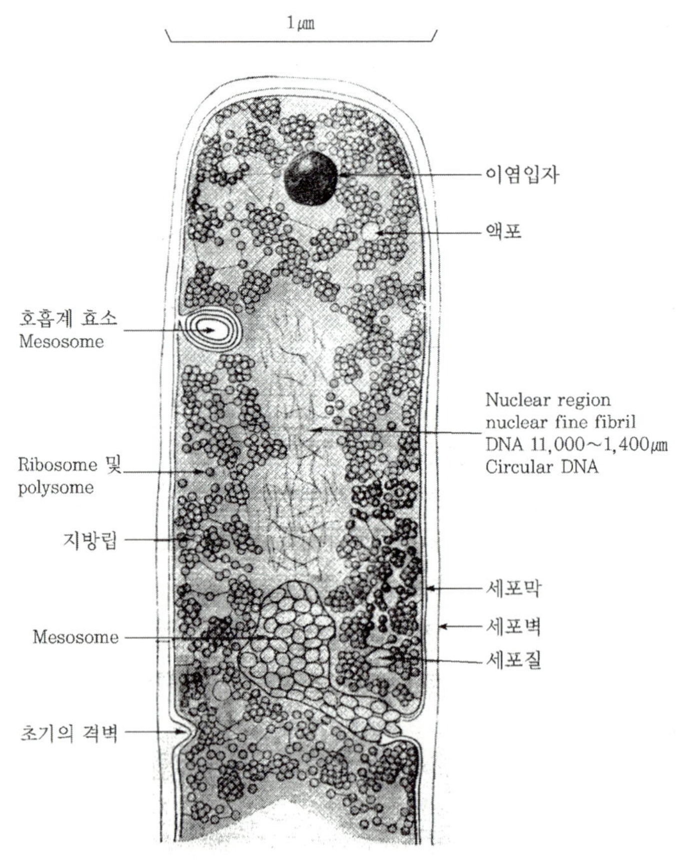

그림 3-30. 격벽형성 중인 Gram 양성세균의 미세구조

첫 번째, 원시핵세포는 진핵세포가 갖고 있는 핵막과 인이 없는데 대신 핵부위(nuclear region)가 있고 그 속에 가느다란 핵미세섬유(nuclear fine fibril)가 있다. 진핵세포에서 mitochondria에 있었던 호흡효소계는 원시핵세포의 세포막과 mesosome에 있다.

두 번째, 원시핵세포는 핵 DNA 분자가 2중나선의 긴 환상(circular) DNA로 되어 있고, 이 DNA는 길이 1.0 μm, 직경 0.5 μm 이하의 핵부위 안에 겹겹으로 겹쳐 있고, 세포가 분열할 때에 정확하게 두 배로 된 다음 두 개의 낭세포(daughter cell)로 분열한다. 그리고 세포의 분열과 유전자재조합(genetic recombination) 방법도 진핵세포의 경우와 전혀 다르다.

세 번째, 하등미생물의 편모는 고등미생물의 편모에 있는 11줄의 단백질섬유 구조 중에서 한 줄에 상당하는 단순한 구조를 하고 있다. 이 한 줄의 단백질섬유 구조는 fla-gellin이라는 편모단백질이 나선을 그리면서 연결되어 몇 줄의 긴 섬유상태로 되어 있고, 막으로 둘러싸여 있다. 세균의 편모는 매우 가늘어 전자현미경 또는 특수한 염색법으로 염색해야 관찰할 수 있다.

네 번째, 원시핵세포는 진핵세포에 비교하여 크기가 작으며, 전자는 대부분 직경과 폭이 0.5~1.0 μm이나 후자는 3~4 μm 이상이다.

다섯 번째, 세포벽의 기본구조에 차이가 있다.

(2) 원시핵세포의 미세구조

원시핵세포의 세포질은 진핵세포와 같이 세포벽(cell wall), 세포질막(cytoplasmic membrane)으로 둘러싸여 있고, 세포 안에는 앞에서 설명한 것과 같이 핵섬유를 가지고 있는 핵 부위, mesosome, 액포, 이염입자, 지방입, ribosome 등이 있다.

하등미생물 중에서 방선균을 포함한 Gram 양성균에서 가끔 볼 수 있는 특징적인 구조물로서 mesosome(chondrisome, lamellar bodies라고도 한다)이 있다. 이것은 세포막 부근이나 세포질, 핵부위와 접하여 있다. Mesosome은 이들 미생물이 분열할 때 격벽형성과 핵분열에 밀접한 관계가 있다고 추측되고 있다. 동시에 호흡효소계를 가지고 있으므로 mesosome은 진핵세포의 mitochondria와 유사한 기능을 하고 있다고 생각된다.

그리고 세포질은 ribosome으로 가득 차 있다. 모든 생물의 ribosome은 70S로부터 80S 크기의 입자이다. 이들은 60~65%의 rRNA과 35~40%의 단백질을 함유하고 있다. 그리고 ribosome은 한 분자의 mRNA(messenger RNA)에 수 개~수십 개가 결합한 polysome을 형성한나. 이들 polysome상에서 긴 polypeptide 사슬인 고분자단백질이 합성된다. 진핵세포의 경우는 ribosome nuclear cap과 인(nucleolus)에 polysome 형태로 모여서 고분자단백질을 합성한다. 그러나 진핵세포에는 이러한 부위가 없다.

4) 세균세포의 표층구조

세균은 염기성색소를 사용하여 Gram 염색을 하면 세균의 표층구조가 다르기 때문에 염색의 차이가 있다. 이로부터 Gram 양성균과 Gram 음성균의 두 가지로 나누게 된다. 이 두 세균의 표층구조의 모형은 그림 3-31와 같다.

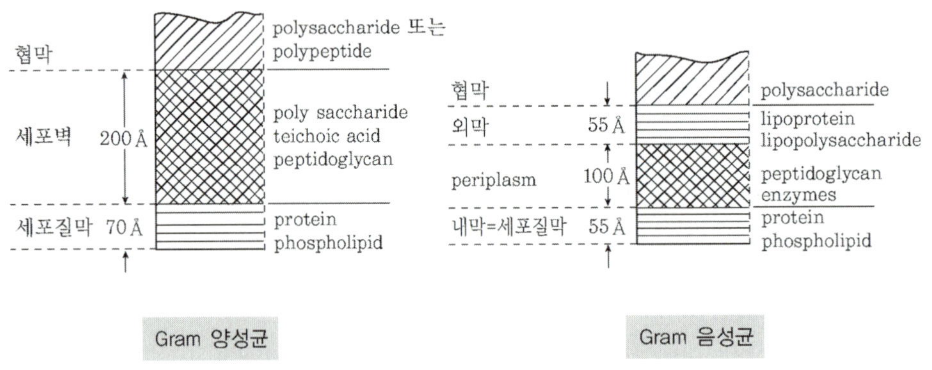

그림 3-31. 세균의 표층구조의 모형도

세균의 세포벽은 미생물의 형태를 형성하고, osmotic barrier로서 삼투압에 대한 내성이 있으며 외부로부터 세포를 보호하는 역할을 한다. 그리고 물질의 운반과 항원성, 면역원성에 관여하는 경우도 있다.

Gram 양성세균에서는 200~300Å 정도의 두께를 한 세포벽이 있고, 그 양쪽에 79Å 정도의 세포질막이 있으며, 세포질의 일부분은 세포질 양쪽으로 들어가 mesosome을 형성하고 있다. 한편 Gram 음성세균의 표층은 이것보다 복잡하고 55Å의 세포질막(내막) 이외에 바깥쪽에 또 하나의 같은 두께의 55Å 정도의 막(외막)이 있고, 양쪽의 세포질막(내막)과 외막과의 사이 100Å 정도의 부분을 periplasm이라 부르고 있다. periplasm에는 muco peptide 이외에 균체 외에 생산되는 효소류(alkaline phosphatase와 ribonuclease 등)가 있다.

Halobacteria를 제외하고 모든 세균이 공통적인 세포벽의 기본구조는 peptidoglycan (murein 주머니)으로 되어 있고, petidoglycan은 *N*-acetyl-glucosamine과 *N*-acetylmuramic acid로 된 2당 단위가 연속적으로 연결된 DL-alanine, D-glutamic acid, lysine(또는 diamino pimeric acid) 등으로 된 peptide가 muramic acid의 lactic acid 잔기와 peptide 결합을 하고, 그 petide 사슬 사이에 peptide가 가교가 되어 있어, 매우 강한 결합을 하고 있다.

Peptide 사슬과 peptide 가교의 아미노산 배열은 균에 따라 약간씩 다르다. Gram 양성균에서는 peptidoglycan이 세포벽의 중요한 성분이고, 그의 함량은 건조균체량의 40~90%를 함유하고 있으며, 세포벽은 구조적으로 균일하다. Gram 음성균에서는 5~10% 정도이다.

그리고 Gram 양성균의 peptidoglycan층의 두께는 Gram 음성세균보다 훨씬 두껍다. 이미 설명한 바와 같이 Gram 양성세균의 peptidoglycan의 구조와 조성은 매우 다양하다. 세포벽 중의 peptidoglycan층은 다양한 polysaccharide와 teichoic acid라 부르는 polyolphosphate로 된 고분자물질과 공유결합을 하고 있다. teichoic acid는 수용성 polymer로 ribitol 또는 glycerine이 phosphodiester의 결합으로 연결된 것이다.

한편 Gram 음성세균의 세포는 peptidoglycan의 함량이 적고, lipopolysaccharide, phospholipid, lipoprotein 등이 있다.

Gram 양성세균을 lysozyme으로 처리하면 세포벽이 분해되어 녹아 구상의 protoplast가 된다.

Gram 음성세균은 EDTA가 있는 곳에서 lysozyme으로 처리하면 불완전하게 용해된 spheroplast가 된다.

어느 것이든 저장액 중에서는 다시 세포질막이 파괴되어 용균하게 된다. Gram 양성세균과 음성세균의 세포벽 화학성분의 차이는 표 3-1과 같다

세균의 세포질막(cytoplasmic membrane)은 고도의 특이성을 가지고 여러 물질의 능동적 투과 메커니즘에 관계하고 있을 뿐만 아니라, 산화적인산화(phosphorylation), 단백질, 핵산, 지질, 세포벽 등의 생합성계를 함유하고 있다. 세포질막의 장해가 일어나면 세포 안의 염류, 이온, 아미노산, nucleotide, 단백질 등이 세포 밖으로 나오게 된다 (leakage).

성 분	Gram 양성세균	Gram 음성세균	
		단단한 세포벽층	외 벽 층
peptidoglycan	+	+	−
teichoic acid	+	−	−
polysaccharide	+	−	−
protein	+ 혹은 −	−	+
lipopolysaccharide	−	−	+
lipoprotein	−	+ 혹은 −	+

5) 주가 되는 세균 종류

(1) Gram 음성호기성세균

① *Pseudomonas aeruginosa*

편모를 갖고 있는 간균이고, 녹농균이라고 한다. 이 속의 균의 대부분은 형광색소를 만든다. 일반적으로 산화능력을 갖고 있어, 여러 종류의 산화발효에 이용되고, 당질이 아닌 물질에서도 생육하여 산화 분해한다.

② *Acetobacter chroococcum*

비공생적으로 질소를 고정하는 간균이다. *Rhizobium* 속은 콩과식물의 뿌리에 기생한다.

③ *Methylophilus methylotrophus*

메탄올에서만 생육하는 간균이고, 영국에서 미생물의 단백질생산에 사용되고 있다. *Methylococcus* 속, *Methylomonas* 속도 비슷한 편성 methylotroph이다.

④ *Acetobacter* 속

Gram 음성 절대호기성(obligate aerobe)의 무포자 간균이고, 운동성이 있는 것과 없는 것이 있다. 액체배지에서 정치배양하면 피막을 만들어 생육하고, 메탄올을 초산(acetic acid)으로 만드는 것과 glucose로부터 gluconic acid를 만드는 것도 있다. 메탄올을 산화하여 초산을 만드는 균을 모두 초산균(*Acetobacter*)이라 부른다. 초산생산력이 강한 주편모가 있는 것을 *Acetobacter*라 하고, 극편모로 초산의 생산능력이 약하나 glucose를 산화하여 gluconic acid를 만드는 작용이 강한 것을 *Gluconobacter*라 한다.

*Acetobacter aceti*는 메탄올을 산화하여 acetic acid를 생성한다. 이 속의 균을 초산균이라 부르고, 식초의 양조 또는 sorbose 등의 산화공정에 이용되고 있다.

(2) Gram 음성 통성혐기성간균

① *Escherichia coli*

동물의 변에서 분리한 대장균이며, 생화학, 유전공학을 비롯하여 많은 미생물분야의 연구재료로 사용하고 있다. 식품위생에서는 음식물, 하수, 분변의 오염의 지표로 삼는다. 식품의 부패의 작용은 *Proteus* 속 균에 비하면 약하나 decarboxylase의 활성이 있는 균주가 상당히 있어서 알레르기성 식중독과 관련이 있다. *Klebsiella*(*Aerobacter*) 속, *Enterobacter* 속도 대장균군에 속한다.

② *Serratia marcescens*

단백질의 분해력이 강하고 적색의 색소를 생산하고, 어육, 연제품의 부패에 관여한다. 아미노산의 발효에 이용되고 있다.

③ *Zymomonas mobilis*

알코올 발효력이 강하고, 효모에 비교하여 생육은 빠르나 당 대사경로가 다르다.

(3) Gram 양성구균

① *Staphylococcus aureus*

황색포도상구균이라고 부른다. 통성혐기성의 화농균이고, 독소를 만들어 병원성을 나타내는 것도 있다. 이 균의 생육을 저지하기 위해 penicillin이 발견되었다.

② *Streptococcus lactis*

유산균의 한 종류이고, 미호기성의 연쇄상구균이다. 치즈를 발효할 때 starter가 된다. *Streptococcus* 속에는 용혈성의 병원균인 *Str. pyogenes*와 충치를 형성하는 균, 장내세균이 있다.

③ *Leuconostoc mesenteroides*

통성혐기성의 유산균이고, 혈청의 대용으로 사용하는 dextran을 생산한다.

④ *Bifidobacterium bifidum*

모유영양아의 대변에서 분리한 혐기성균이고, 장내세균으로 중요한 역할을 한다.

(4) Gram 양성간균

① *Bacillus* 속

중온 또는 고온성 유포자간균이며, 호기성, 통성호기성이며 catalase 양성이다. 이 속 중에 대표적인 균인 *Bacillus subtilis*(고초균)는 밥 또는 빵 등을 부패시키고, 강력한 amylase, protease를 분비하므로 이들 효소를 생산하는 데 그리고 청국장을 제조하는 데 이용한다. 그 외에 subtilin, subtenolin, bacillomycin 등의 항생물질을 생산하는 균도 있다. *B. mestericus*는 *B. subtilis*에 통합되었다. 그리고 일본의 발효식품인 납두의 제조에 이용되는 *B. natto*도 *B. subtilis*와 같은 종으로 통합되었다.

B. megaterium, *B. cereus*는 토양에 많이 분포되어 있는 균이고, 전자는 비타민 B_{12}를 만드는 것이 있다. *B. polymyxa*는 항생물질인 polymyxin을 생산하는 균주이다. *B. coagulans*는 산패식품과 silage에 분포하며, 유산생산능력이 크므로 의약용으로 사용하나, 반면 통조림의 변패의 일종인 flat sour를 일으키는 세균이다. *B. stearother-philus*는 50~65℃의 호열성 부패균이다. 이 균도 통조림의 flat sour를 일으키는 원인균이다. *B. anthracis*는 가축과 사람의 탄저병을 일으키는 균으로 알려져 있다. *B. thuringiensis*는 포자형성 시에 곤충에 대하여 독성이 있는 단백질을 만드는 특성이 있다.

② *Lactobacillus* 속

유산균이고 미호기성인 간균이며, 대부분 catalase 음성으로 산소를 이용하지 못하고 산소분압이 낮은 곳에서 잘 증식한다. 일반배지에서는 생육이 잘되지 않으며, 비타민, 아미노산 또는 여러 종류의 peptide를 요구한다. *Lactobacillus* 생육의 최적온도는 40~50℃이고, lactose로부터 많은 lactic acid를 만들고, 발효유(fermented milk)의 제조에 이용한다. *L. acidophilus*도 이와 비슷한 균으로 장내에서 살기 쉽고 정장작용이 강하므로 유산균 제제와 발효유의 일종인 acidophilus milk의 제조에 이용한다. *L. bifidus*는 모유유아의 장속에 특히 많은 유산균이다. 한편 *L. delbrueckii*는 곡류, 발효 야채 등에 분포되고, 최적온도가 45~50℃이며, lactose를 발효하지 않으나, 전분당화액과 낭밀로부터 유산세조에 이용한다. *L. plantarum*과 *L. brevis*는 치즈, silage 등에 많고 전자는 특히 silage의 중요한 유산균이다. *L. sake*는 청주양조에 사용하나, *L. homohiochii*, *L. heterohiochii*는 청주를 저장하는 동안에 백탁과 산패를 일으킨다.

③ *Corynebacterium* 속

비운동성 간균이고, 호기성 내지 미호기성이며, 병원원균, 식물병원균도 있다. *Corynebacterium glutamicum*은 glutamic acid 생산균으로 처음 분리되어 아미노산발효에 공업적으로 사용하고 있다. 이 균과 유사한 *Brevibacterium lactofermentum*, *Br. flavum*, *Br. ammoniagenes*도 아미노산 발효와 핵산발효에 중요한 공업미생물이다.

④ 광합성세균

Rhodopseudomonas palustris 종속영양성인 광합성을 하는 Gram 음성간균이다. 혐기조건에서 독립영양적인 생육도 할 수 있다. 이 균의 특성은 폐수처리에 이용할 수 있다.

(5) 화학합성세균

① *Nitrobacter winogradskyii*

아질산을 질산으로 산화함으로써 생육에 필요한 에너지를 얻는 Gram 음성 호기성 간균이다. 일명 질산균이라고도 한다.

② *Nitrosomonas europaea*

암모니아를 아질산으로 산화하여 에너지를 얻는 아질산균이다. 이 균은 질산균과 같이 토양 중에서 질소의 순환에 중요한 역할을 하고 있다.

③ *Thiobacillus thiooxidans*

유황을 황산으로 산화하여 에너지를 얻는 황산화세균이고, Gram 음성 호기성 간균이다. 철산화능력을 가지고 있는 *Thiobacillus ferrooxidans*와 같이 광산에서 bacteria riching, 폐수 처리에 사용한다.

(6) 고세균

Methanobacterium formicicum Gram 양성간균이고, methane을 생성한다. 폐기물 처리에 이용되고 있는 methane 발효는 여러 종류의 methane 세균과 유기물을 분해하는 미생물의 혼합배양계이다.

methane 세균은 methane 생성의 기질로서 탄산가수와 수소를 이용한다. 이것이 원시지구의 대기조성에 가깝다는 것으로 1977년도에 고세균이라는 이름이 붙여졌다.

고도호염균, 호열호산균을 포함한 고세균은 화학분류학적 성질이 다른 미생물과 크게 다르므로 세균으로부터 진핵생물로의 진화의 중간생물이라고도 생각되고 있다.

(7) 점액세균

영양세포는 활주운동을 한다. Gram 음성간균이고, 자실체를 만든다. 자연계에 널리 퍼져 있고 미생물의 균체 또는 cellulose를 영양원으로 한다.

5. 방선균

방선균(Actinomycetes, ray fungi)은 하등미생물 중에서도 형태적으로, 분화정도가 진보된 균사상의 세균이고, 세균과 같이 핵막이 없고, 세포벽의 화학조성이 Gram 양성세균과 비슷하다. 대부분의 방선균은 DNA의 평균 GC 함량이 68% 이상으로 높다.

균사가 자라 여러 형태의 포자, 포자낭, 균핵과 같은 것, 분포자기와 비슷한 것 등의 특수구조물을 형성하는 미생물이다. 동물병원균, 수생균, 식물병원균도 있고, 항생물질생산균으로도 유명하다.

1) 방사균의 형태적인 특징과 증식

균사에는 영양균사(vegetative mycelium)와 기균사(aerial mycelium)가 있다. 영양균사에는 그림 3-32와 같이 배양 후기에 균사가 단열(fragmentation)을 일으켜 구균이나 간균과 같은 세포로 변하는 *Nocardia*형과 단열하지 않고 균사형을 유지하는 생활사를 가진 *Streptomyces*형이 있다.

영양균사 또는 기균사는 속에 따라 특징적인 연쇄상, 또는 단독으로 착생한 포자 또는 포자낭 등을 형성한다. 그림 3-33에 포자의 형성방식을 나타냈다. 그 외에 균핵(sclerotium), 분포자기(pycnidium)와 같은 구조물과 점질포자융합체(actinosporang) 능을 형성하기노 한나.

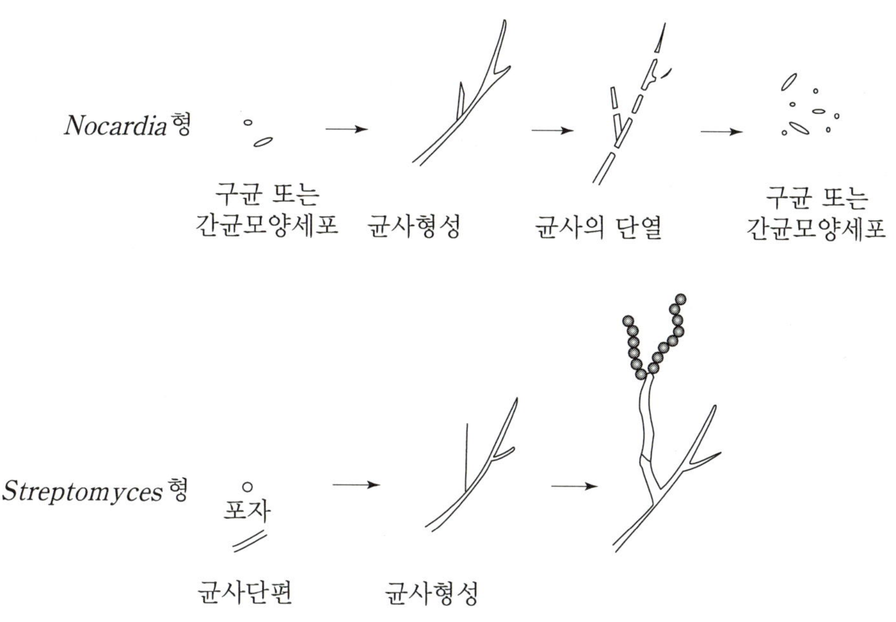

그림 3-32. *Nocardia*형과 *Streptomyces*형의 영양균사의 특징

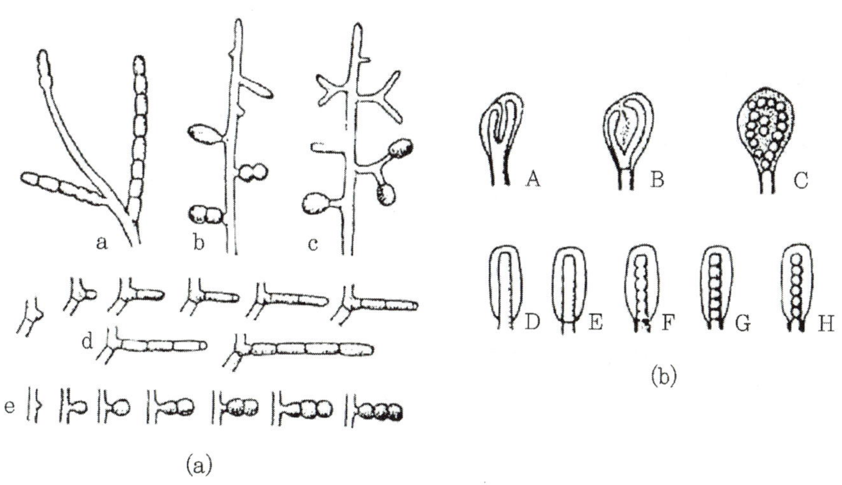

(a) 기균사의 포자형성방식   a : *Streptomyces*형   b : *Microbispora*형   c : *Thermomonospora*형
  d : *Pseudonocardia*형   e : *Thermopolyspora*형

(b) 포자낭포자의 형성순서 : A~C는 포자간 물질의 생성, D~H는 포자형성양식을 나타냄

그림 3-33. 방사선균에 있어서 포자형성방식

Streptomyces 속 기균사의 형태는 그림 3-34과 같이 직선상, 파상, 속상, 나선상, 유생지상 등이 있다. 포자는 일반적으로 구형, 난형, 원통형과 같은 것이 많고, 포자의 표면이 평평한 것, 가시가 돋은 것, 모발상 또는 돌기가 있는 것 등이 있으며, *Actinoplanes* 속의 포자는 극속편모를 하고 있다.

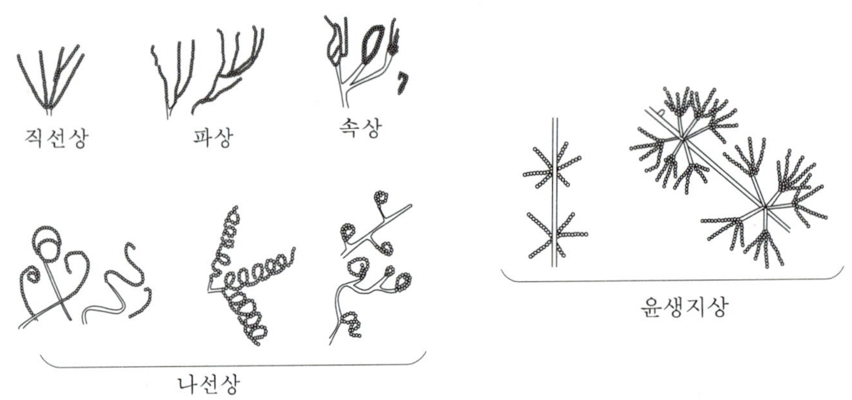

그림 3-34. *Streptomyces* 속의 기균사 형태

2) 주가 되는 방선균

(1) *Streptomyces griseus*

Waksman에 의하여 발견된 streptomycin 생산균이다. *S. griseus*로 동정된 것은 그 후 여러 개가 분리되었으나 *S. anulatus*로 부르게 되었다.

(2) *Septomyces aureofaciens*

aureomycin을 생산하고, aureo-는 균사에 생산되는 색소가 황금색이라는 것을 의미한다.

(3) *Streptomyces aureus*

핵산 RNA를 가수분해하여 조미료 nucleotide를 생산하는 5′-phosphdiesterase 생산균으로 공업적으로 이용되고 있다.

(4) *Steptomyces olivaceus*

비타민 B$_{12}$를 생산한다. 이외에 *Nocardia* 속, *Actinomyces* 속, *Micromonospora* 속 세균 등을 방선균이라 부른다.

6. 바이러스(virus)

1) 바이러스의 일반성질

바이러스는 일반미생물과 전혀 다른 구조로 되어 있고, 미생물은 DNA와 RNA의 양쪽의 핵산을 다 가지고 있으나, 비리온(virion)은 그중 한 종류의 핵산과 이를 보호하는 단백질만을 갖고 있다. 이 밖에 소량의 지질과 탄수화물 등을 함유하고 있다. 그리고 바이러스는 독자적인 대사기능이 거의 없고, 동식물, 미생물의 생세포(숙주세포, host cell)에 감염 기생하여, 세포 내의 ribosome을 이용하여 증식한다. 그 모양은 10~300 ㎚의 봉상, 구상, 간상 등 다양한 형태를 하고 있다. 그리고 세균과 방선균에 기생하는 바이러스를 각각 박테리오파아지(bacteriophage), 악티노파아지(actinophage)라 부른다.

2) 박테리오파아지

(1) 박테리오파아지의 모양

Escherichia coli T2 박테리오파아지(bacteriophage)는 그림 3-35와 같이 올챙이 또는 정자와 비슷한 형태를 하고 있고, 머리(head), 꼬리(tail), 여섯 개의 spike와 그 끝의 꼬리섬유(tail fiber)로 되어 있다.

머리는 20면체의 단백질로 된 주머니이며, 그 속에 이중나선의 DNA를 가지고 있다. 꼬리의 수초(sheath)는 단백질이 나선상으로 연결되어 있으며, 그 내부의 중심추(central core)는 중간이 비어 있다.

파아지(phage)는 spike가 숙주세포의 세포벽에 먼저 부착하고, 파아지가 분비하는 효소를 이용하여 세포벽에 작은 구멍을 뚫고, 파아지의 머리 안에 있는 DNA는 중심추를 통하여 숙주세포의 안으로 들어간다(그림 3-35).

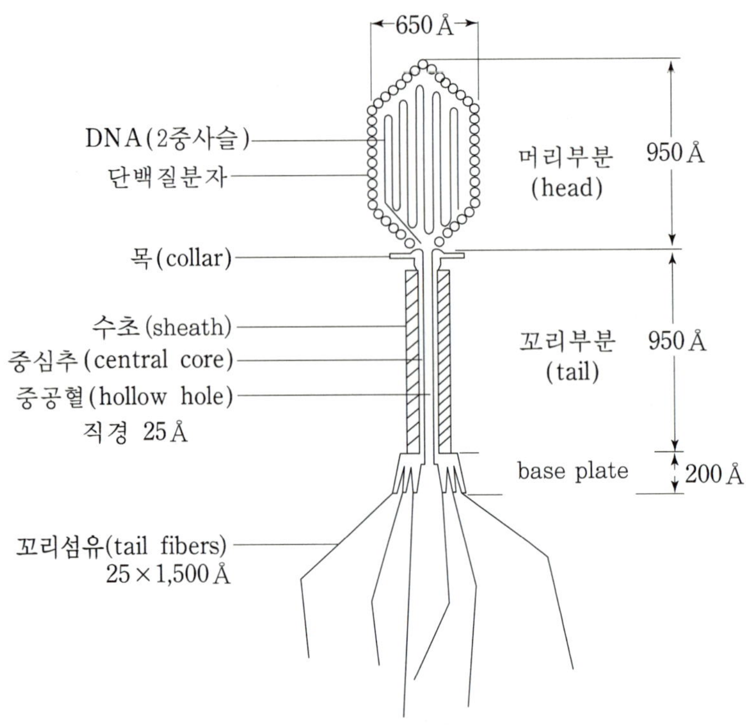

그림 3-35. 박테리오파아지의 미세구조

(2) 박테리오파아지의 생활사

박테리오파아지(bacteriophage)의 생활사와 감수성균(숙주세포, host cell)과의 관계를 그림 3-36에 나타냈다. 자유파아지(free phage)는 (A) 감수성 균의 세포벽의 receptor site에 흡착(adsorption)하여, (B) 머리에 있는 핵산 DNA를 방출한다. 이때 단백질로 된 파아지의 막은 균체의 밖에 남아 있다. 파아지에는 독성 파아지(virulant phage)와 약독성 파아지(temperate phage)가 있다. 독성 파아지에서는 (C) 균체 안으로 들어간 자유파아지 DNA는 숙주세포의 RNA polymerase에 의하여 전사(transcription)되어 파아지 mRNA를 생합성한다. (D) 그 다음에 숙주세포의 ribosome 상에서 aminoacyl tRNA가 파아지의 mRNA의 유전정보를 번역하여 새로운 효소를 생성한다. 생성된 효소들과 숙주세포가 원래 갖고 있는 대사계를 이용하여 파아지의 핵산과 단백질을 합성한다. (E) 배양 후기에는 이들 핵산 단백질 또는 효소들을 이용하여 여러 개의 파아지를 형성하고, (F) 이들 성숙한 파아지는 세포 밖으로 방출한다.

방출된 파아지는 다른 세포에 기생하여 그림과 같은 용균감염사이클(lytic infection cycle)을 되풀이한다.

 적당한 실험방법을 사용하여 이 사이클을 한 번만 하는 일단계 증식실험(one step growth experiment)을 하면 파아지가 감염된 다음 시간과 감염한 세균 한 개당 생긴 용균반점의 수(number of plaque)와의 관계를 얻을 수 있다. 이 한 사이클에 필요한 시간은 15~60분간에 불과하고, 이때 새로운 파아지의 방출량(burst size)은 100~300개 정도로, 짧은 시간에 숙주세포의 전부를 용해한다.

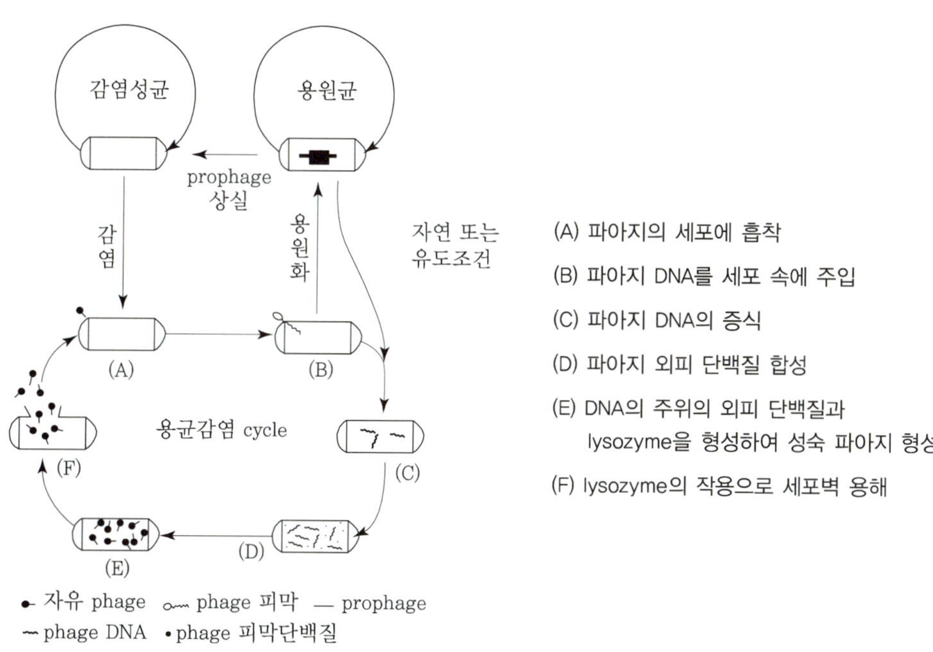

그림 3-36. 박테리오파아지의 생활사

 약독성 파아지에서는 숙주세포 안으로 들어간 prophage의 DNA을 이용하여 파아지의 핵산과 단백질을 형성하지 않고 숙주세포의 염색체 DNA에 삽입되어 염색체의 일부가 되어 세포가 증식할 때 염색체와 같이 복제(replication)되면서 낭세포(daughter cell)에 전달된다. 이와 같이 된 파아지를 prophage라하고, prophage를 갖고 있는 균을 용원균(lysogenic strain)이라 한다. 용원균은 일반 세균과 같이 증식을 계속하나 자연

조건하에서부터 자외선조사, mytomycin 처리, 또는 alkyl화제로 처리하여 인공적으로 유도하면 균과 파아지의 평형이 파괴되어 파아지는 독성 파아지가 되어 용균감염사이클을 시작한다.

Glutamic acid 생산균, 항생물질을 생산하는 방선균 등으로 발효할 경우 발효 도중에 파아지의 감염이 생겨 손해를 입게 되는 경우가 있다. 그러므로 세균과 방선균을 사용하는 경우는 파아지 감염과 그의 방지에 주의하여야 한다.

제 04 장

|산업용 미생물의 탐색과 산업화|

1. 응용미생물과 신물질 탐색
2. 액체배양 장치
3. 정 제

1. 응용미생물과 신물질 탐색

생물공학산업에 중요한 역할을 하는 미생물을 이용한 산업은 그 기원이 양조식품의 생산에서 비롯되었다. 미생물 응용기술은 제2차 세계대전 직후부터 비약적으로 발전하여 미생물의 지속적인 탐색(screening)에 의해 새로운 기능을 가진 미생물이 계속 발견되고 있고, 현재는 여러 가지 형태의 식품, 의약, 농약, 화학제품 등이 미생물을 이용하여 생산되고 있다.

미생물 응용산업은 유전공학과 생물과학산업 발전에 크게 공헌하고 있으며, 생명공학(biotechnology)에 중요한 역할을 하고 있다. 기존의 이론을 초월하면서 미생물의 효율적인 탐색방법을 개발함으로써 새로운 물질을 발견할 수 있었다.

미생물을 이용하는 면에서 세계적인 수준으로 향상시키기 위한 중요한 원동력은 독창적인 탐색연구에 묘미를 갖고 개성적으로 실행하는 것이다. 이러한 탐색이 있음으로써 새로운 미생물의 이용산업이 발전하고, 이에 따라 생명공학분야가 향상될 것이다.

1) 응용미생물과 신물질의 탐색과정

응용미생물과 신물질을 탐색할 경우 목적물질에 따라 탐색방법이 약간 다르나, 탐색과정과 제조공정은 큰 차이가 없다. 탐색과정은 목적에 따라 토양으로부터 분리한 미생물 또는 표준균주(type culture)를 배지에 접종하여 배양하고, 배양액을 사용하여 목적하는 활성물질을 생산하는 미생물을 표준균주와 비교하여 1차 선별한다.

선별한 미생물을 다시 배양하고 배양액으로부터 목적하는 물질을 정제하여 화학구조식을 결정하고, 기존물질인지를 확인한다. 신물질일 경우는 scale up 연구를 하면서 약리실험 또는 다른 활성실험과 용도실험을 한다(그림 4-1).

일반적으로 토양으로부터 분리한 미생물 100,000주로부터 5~50개 정도의 새로운 화합물을 찾을 수 있다. 이들 화합물로부터 실제로 사용할 수 있는 유용한 물질은 더 적은 숫자이다.

새로운 화합물임이 확인된 경우에는 특허를 출원하는데, 특허출원 시 특허를 신청하는 균주를 기탁기관에 기탁하고 균주특허와 물질특허를 출원한다.

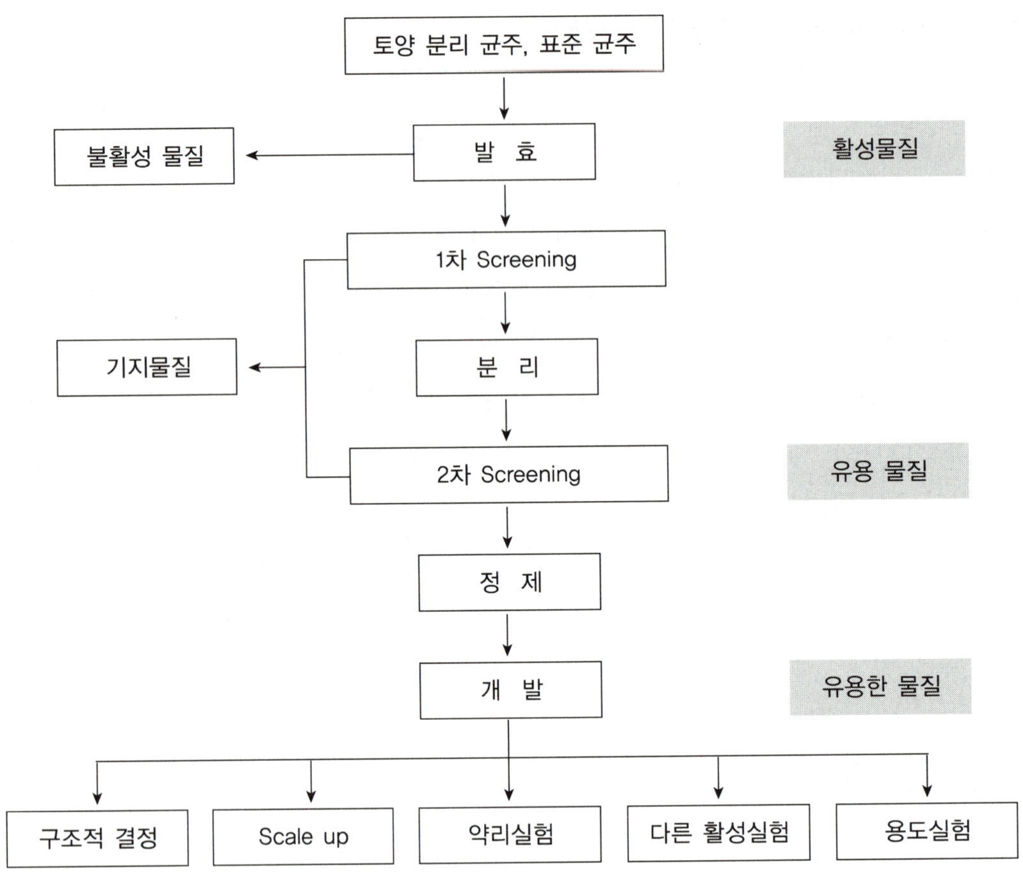

그림 4-1. 미생물에 의한 새로운 생리활성 물질의 탐색

탐색하여 얻은 신물질을 모핵으로 사용하여 화학반응을 하여 새로운 유도체를 합성하고, 생리활성을 측정하는 탐색을 한다. 화합물을 생산하는 미생물을 사용하여 배지 조성, 발효조건 등을 검토한다.

그 외에 미생물을 변이와 유전자 조작 등을 이용하여 균주를 개량하고, 생산성이 높은 미생물을 분리한다. 동시에 물질의 물리화학적인 성질과 안전성 연구 등을 통하여 scale up에 관한 기초연구 결과를 얻는다.

이러한 결과를 기초로 하여 품질관리, 생합성, 생물공학적인 다량 생산조건을 확립한다(그림 4-2).

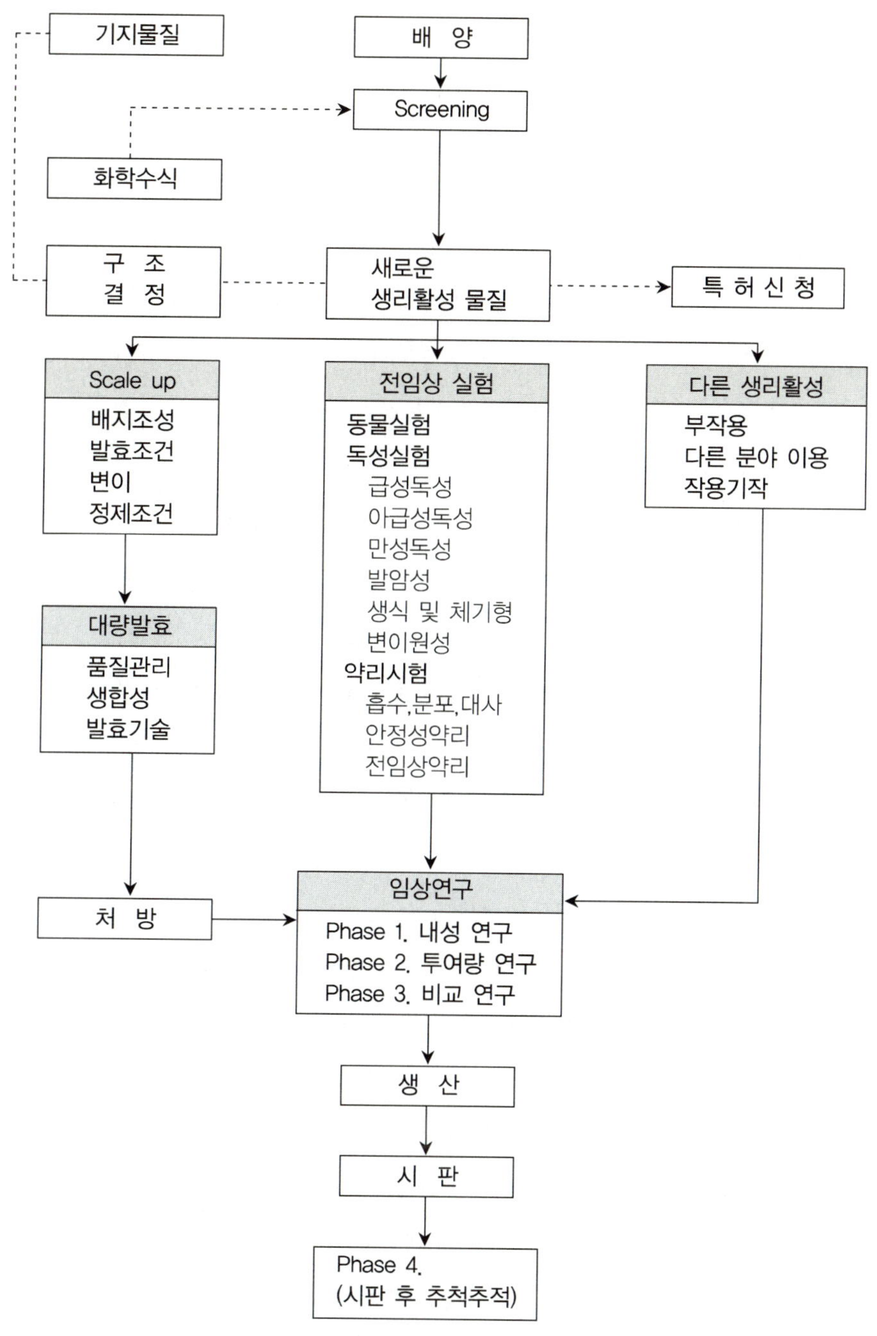

그림 4-2. 미생물에 의한 새로운 생리활성 물질의 개발과 사업화 과정

신물질을 의약품으로 개발할 경우는 신물질에 대한 급독성, 만성독성 실험과 흡수, 분산, 내성 등에 관한 약리실험 등의 동물실험을 한다. 그 외에 부작용, 다른 용도, 작용기작 등에 관하여도 연구한다.

이러한 연구결과로부터 좋은 결과가 얻어질 경우 경제성을 분석하여 전망이 좋다는 결과가 나오면, Phase 1(내성연구), Phase 2(투여량 연구), phase 3(비교연구) 등의 임상연구를 하고, 좋은 결과가 나오면 신물질을 생산하여 시판한다.

시판하면서 phase 4(시판 후 추적) 연구를 한다. 새로운 의약품 개발은 탐색을 시작할 때부터 상품화하여 시판할 때까지 일반적으로 약 6~10년이 소요되고, 한 품목당 연구개발비는 5,000억 원 이상이 소요된다.

탐색을 시작하기 전에 목적에 따라 창의력을 발휘하여 능률적이고 정확한 탐색법을 창출한 다음 탐색을 시작한다. 분리한 미생물을 배지조성과 배양조건을 바꾸면서 배양한 다음 배양액을 *in vitro* test, chromatography, 전독성실험 등으로 1차 탐색을 하고, 활성을 가진 물질을 분리하고, 그 물질이 기존의 물질인지를 검토한다.

때로는 발효액을 여과한 여액과 균체를 추출한 액을 직접 1차 탐색에 사용하는 경우도 있다. 이와 같이 하여 선정된 물질을 추출 또는 chromatography 등을 이용하여 정제한다.

정제물질의 물리화학적 성질을 UV(ultraviolet spectroscopy), IR(infrared spectroscopy), MS(mass spectrum), TLC(thin layer chromatography), HPLC(high pressure liquid chromatography) 등의 분석, *in vitro* test, 독성실험 등으로 2차 선별을 한다.

때로는 부분 정제한 생산물(순도 10~50%)을 2차 선정에 사용하는 경우가 있다. 여기서 선정한 것이 기존 물질인지 확인하고, 신물질인지 확인을 못할 경우는 침전, 분리, chromatography, 농축 등으로 정제하고, 결정화시켜 결정을 얻어 이 결정이 신물질인지를 확인한다.

신물질일 경우는 물질특허를 신청하고, 기존물질이 새로운 활성기능에 효과가 있을 경우에는 용도특허를 신청한다. 그리고 scale up, 전임상실험, 임상연구, 다른 생리작용실험을 한다(그림 4-3).

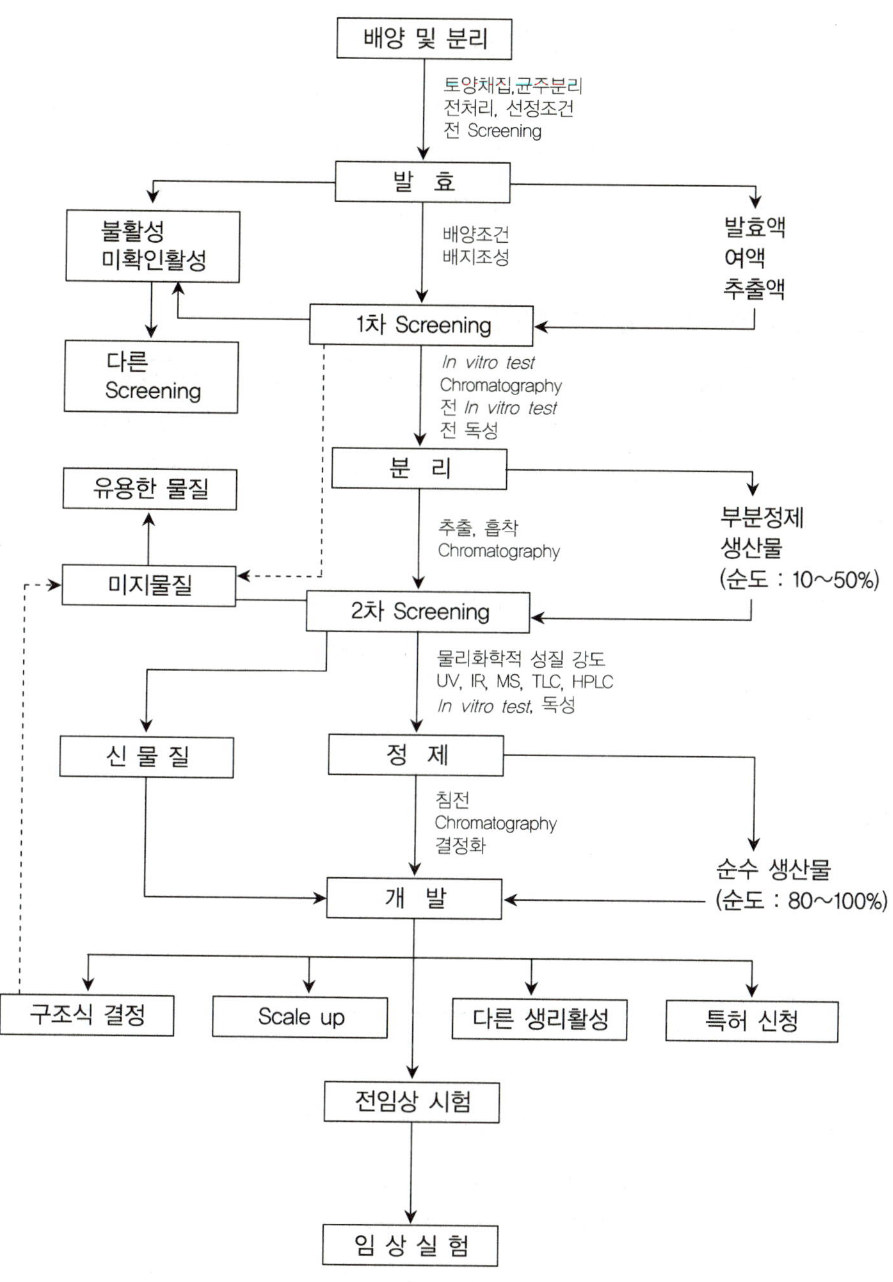

그림 4-3. 미생물에 의한 신물질의 개발공정

2) 생리활성 2차 대사산물의 탐색

생리활성 2차 대사산물의 탐색방법에는 표 4-1에 나타낸 것과 같이 항생물질·항종양 검정방법, 다른 생리활성측정 확인법, 무세포(cell free) 시스템을 이용하는 방법이 있다. 그 외에 약리작용 또는 화학적인 시스템을 이용하는 탐색방법이 있다.

표 4-1. 생리활성 2차 대사산물의 탐색방법

항생물질 및 항종양의 검정방법	무세포 시스템을 이용하는 방법
내성미생물, 혐기성 또는 호기성 병원미생물	저해제(세포벽합성, 단백질합성, RNA 또는
특수 검정생물(*Clostridium* sp.) 검정	DNA 생합성, 지방산합성)
Hypersensitive 변이주	세포막투과실험
대사저해물질 검사	효소저해(lactase, protease, amylase 등)
세포독성(KB, p-388, L-1210, 세포조직배양)	
Prophage 유도, Antiphage 활성	**약리작용**
여러 종류의 변이주(호흡결실)	
용원성 유도	
in vivo model	**화학적인 시스템**
다른 생리활성	특징적인 화학반응
발아, 포자 또는 spheroplast 합성의 저해	Chromatography(TLC, PC, HPLC 등)
곰팡이 균사의 이상생육	동위원소의 결합
유사분열 저해제	
면역활성 상승 화합물	

항생물질 또는 항종양 검정법에는 내성미생물, 혐기성 또는 호기성 병원미생물, 고감수성(hypersensitive) 변이주, *Clostridium*과 같은 변이주 등을 검정균으로 사용하는 탐색방법이 있다. 그리고 대사저해물질을 검색하는 방법, KB, p-388, L-1210 등의 세포를 조직 배양하여 세포증식의 저해를 확인하는 방법, prophage를 유도하거나 antiphage 활성을 저해하는 물질을 찾는 경우도 있다.

그 외에 호흡결실 등의 여러 종류의 변이주 등을 이용하는 방법, 용원성 유도를 이용하는 방법, *in vivo* model을 사용하는 탐색방법이 있다.

다른 생리활성으로 검정하는 방법 중에는 발아 포자 또는 spheroplast 형성의 저해 작용과 곰팡이 균사가 이상한 형태로 변화되어 생육하는지를 탐색하는 경우도 있다. 그리고 유사분열을 저해하는 작용과 면역을 상승시키는 작용을 이용하는 경우도 있다. 무세포(cell free) 시스템을 이용하는 방법에는 세포벽합성 과정, 단백질합성 과정, RNA 또는 DNA 생합성 과정, 지방생합성 과정을 저해하는 물질과 lactase, protease, amylase 등과 같은 효소작용을 저해하는 물질을 탐색하는 경우가 있다. 때로는 세포벽을 투과막 실험으로 확인하는 경우도 있다.

화학적 시스템을 이용하는 방법에는 색의 변화, 발색 등을 일으키는 특이한 화학반응을 이용하여 분리하는 방법이 있고, TLC, PC(paper chromatography), HPLC와 같은 chromatography를 이용하는 방법이 있다. 또한 동위원소를 이용하는 방법도 있으며 그 외에 혈관 또는 근육의 신축작용 등의 약리실험을 통하여 확인하는 경우도 있다. 새로운 물질을 탐색하기 위해서는 앞에서 설명한 방법 등으로 탐색하여 얻을 수 있으며, 그 외에 창의력을 발휘하여 능률적이고 확실하게 확인되는 새로운 탐색방법을 개발하여 탐색한다면 새로운 유용물질과 새로운 용도의 물질을 계속 얻을 수 있다.

3) 대사산물의 확인방법

미생물의 대사산물을 확인하는 방법에는 표 4-2와 같이 생리적 성질, chromatography, 물리화학적 성질, 전산화한 database를 이용하는 방법이 있다.

생리적인 방법에는 생산균을 동정하여 분류하고, 생리활성의 spectrum을 확인하거나 교차 내성을 연구하여 확인하는 방법이 있다.

물리화학적 방법에는 UV(ultraviolet spectroscopy), IR(infrared spectroscopy), NMR spectroscopy, MS, HPLC, GC(gas chromatography), HPLC-MS, GC-MS, X-ray diffraction 등의 기기분석을 하여 대사산물을 확인하는 방법이 있다. 그 외에 대사산물을 화학반응으로 분해시켜 subunit를 확인하는 방법이 있다.

앞에서 설명한 방법으로 실험한 결과를 전산화된 database에 입력하여 확인하는 방법이 있다. 항생물질의 database 중에 포함된 내용에 대하여 보기를 들면, 항생물질의 이름, 일반명칭, 화학식, 원소분석, 기기분석의 결과, 생리화학적 성질, 물리화학적 성질, 분리방법 등이 입력되어 있다.

약리적 방법	물리화학적 방법
생산균의 동정	Ultraviolet spectroscopy
생리활성의 spectrum	Infrared spectroscopy
교차내성 연구	NMR spectroscopy
Chramatography 방법	MS, HPLC, HPLC-MS, GC-MS
PC, TLC, HPLC, Electrophoresis	X-ray diffraction
Bioautography, 발색시약, UV light	화학적 분해 연구
Computerized database	
물리화학적 data	
조합 data(Berdy법)	

2. 액체배양 장치

미생물을 공업적으로 이용하기 위해서는 큰 용기에 배지를 넣고 미생물을 대량 배양시킬 필요가 있으며, 이 목적으로 사용되는 장치가 배양장치(bioreactor)·발효장치(fermentor)이다.

미생물의 배양장치는 크게 호기형과 형기형으로 나누어지며, 그의 배양 장치는 여러 형식이 고안되어 있으나 공업적으로는 몇 가지 형식만이 주로 사용되고 있다. 주요한 장치로는 주발효조와 종발효조가 있다. 전자는 목적생산물의 대량생산에, 그리고 후자는 사용될 미생물균체의 확보에 목적을 두고 있다. 이들 발효조에는 배지의 조제, 증자, 살균, 냉각 등의 설비와 통기용 공기의 조절·제균의 설비 및 교반기 등의 부속장치가 있다.

그 외에 pH 전극·자동소포전극·용존산소농도측정전극 등의 삽입구, 산, 알칼리, 소포제 등의 첨가구, 온도계 삽입구, 시료채취구, 배지 주입구, 배출구 등이 있다. 그리고 pH, 소포제 첨가, 온도 등의 자동조절장치가 연결되어 있다(그림 4-4).

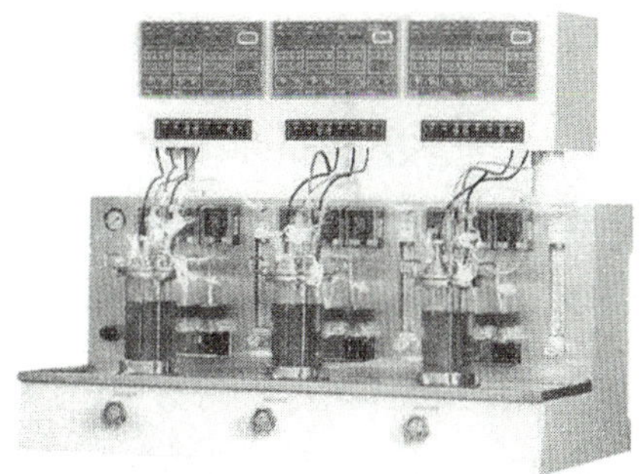

Jar fermentor(bottom driver)

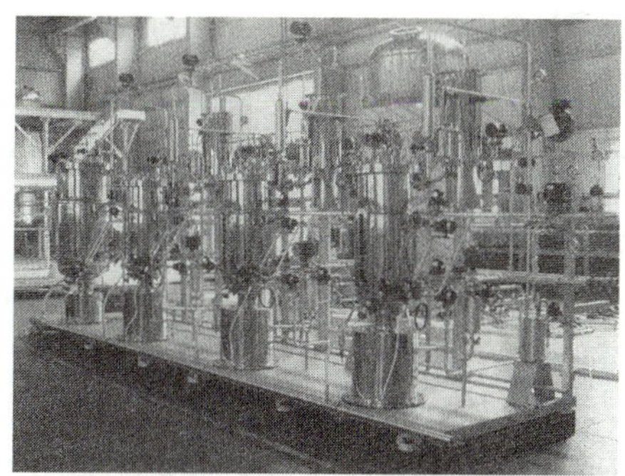

Fermentor(소형)

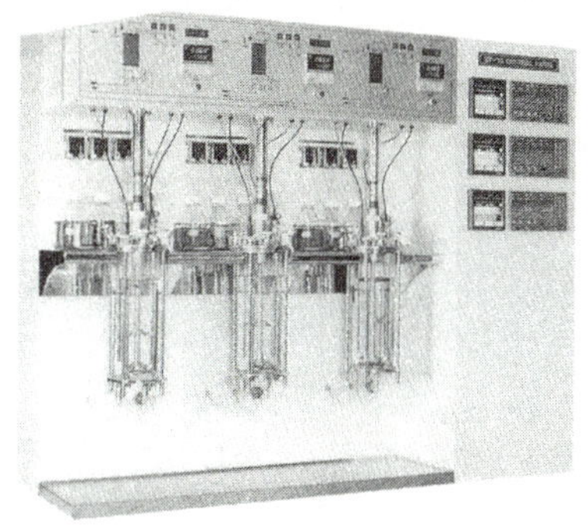

Jar fermentor(top driver)

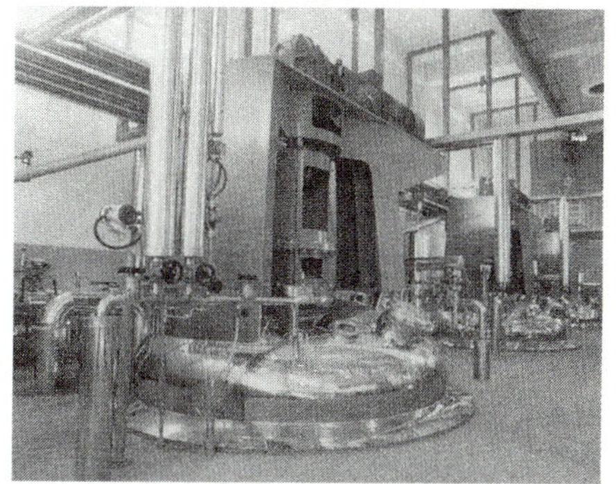

Fermentor(100톤)

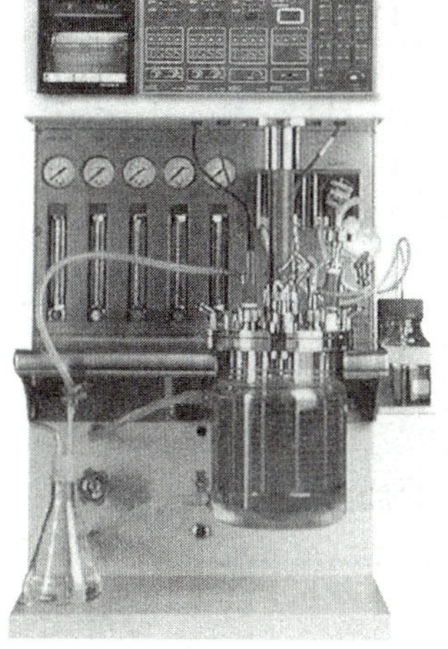

동물세포 배양기(5 ℓ)

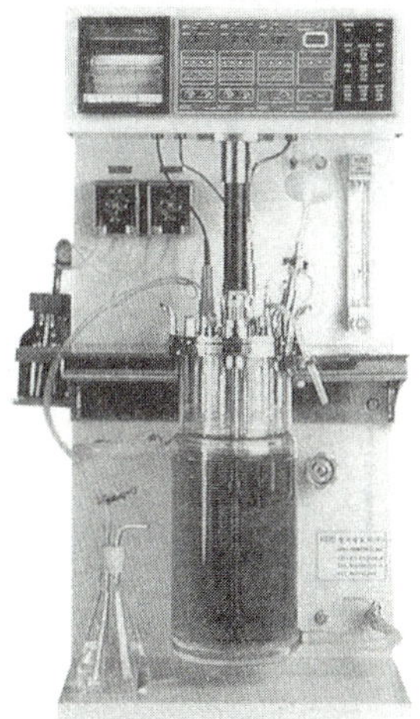

식물세포 배양기(5 ℓ)

(코바이텍(주) 제공)

그림 4-4. 액체배양 장치

3. 정 제

  생물공학에서는 발효액 또는 식물·동물체로부터 목적물질을 추출 또는 분리를 한 다음 정제하는 경우가 많다. 천연물의 분리와 정제는 목적하는 물질과 불순물의 화학적인 성질, 물리적인 성질, 전기적인 성질, 분자의 크기 등의 차이를 이용하여 행한다. 이들의 방법을 크게 나누면 침전법, 크로마토그래피법, 막분리법, 전기영동법, 활성탄 처리법 등이 있다. 여기에서는 기본적인 방법에 관해서 소개한다. 실제로는 이들의 방법 중 목적물에 따라 여러 방법을 택하여 정제한다. 그리고 침전법을 이용하여 물질을 결정화시키기도 한다.

  정제공정에 사용하는 장치는 그림 4-5(1), (2), (3)과 같이 원심분지, 여과, 막농축, 균질화, 추출, 건조 등의 장치가 필요하다.

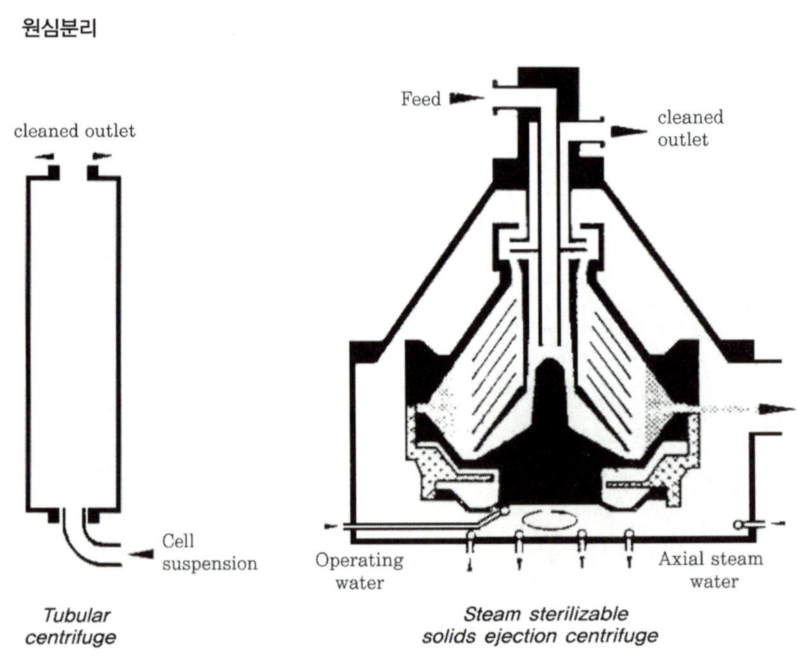

그림 4-5(1a). 정제 공정에 사용하는 장치

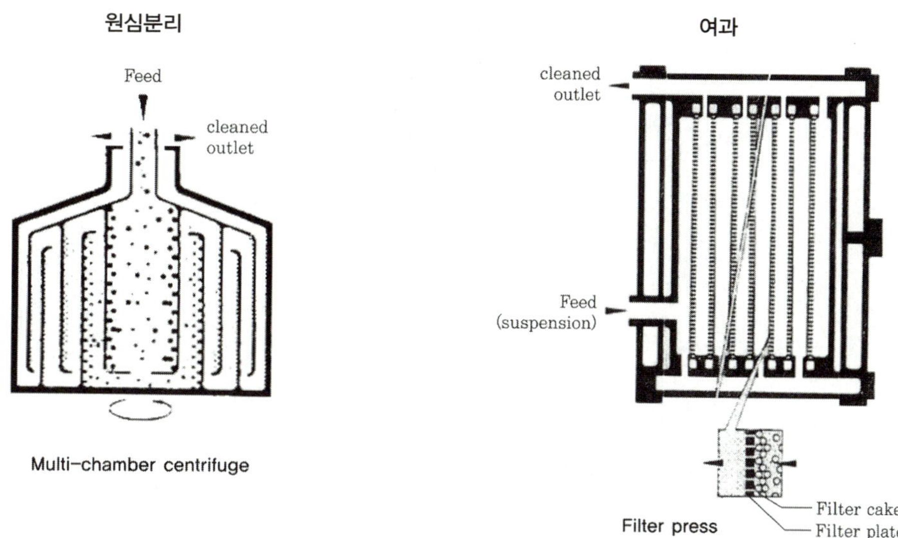

그림 4-5(1b). 정제 공정에 사용하는 장치

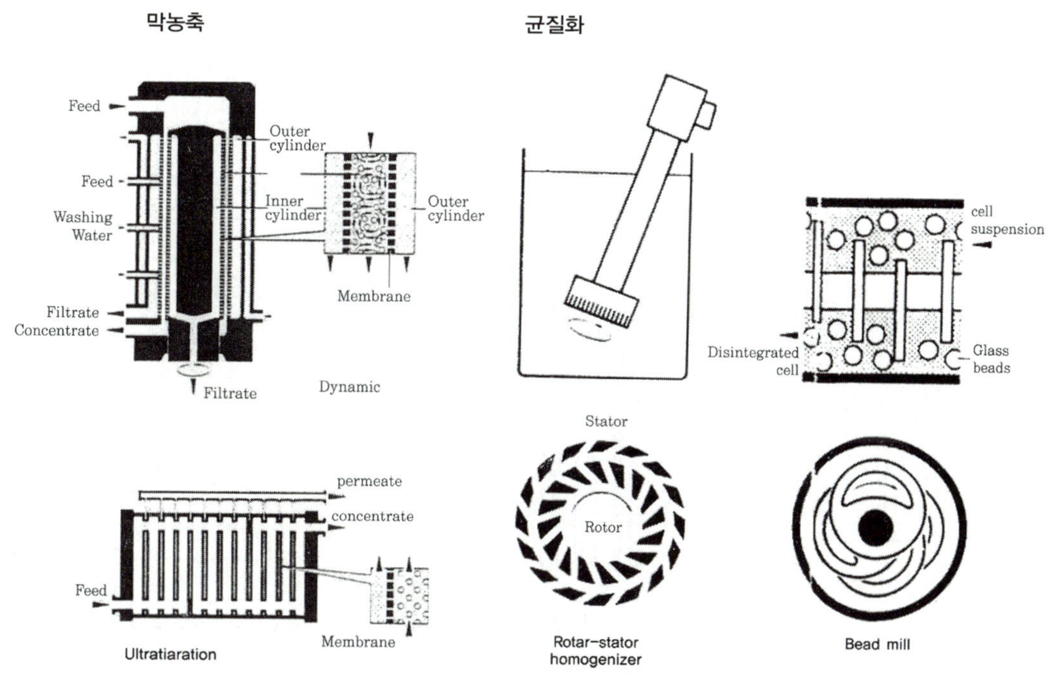

그림 4-5(2a). 정제공정에 사용하는 장치

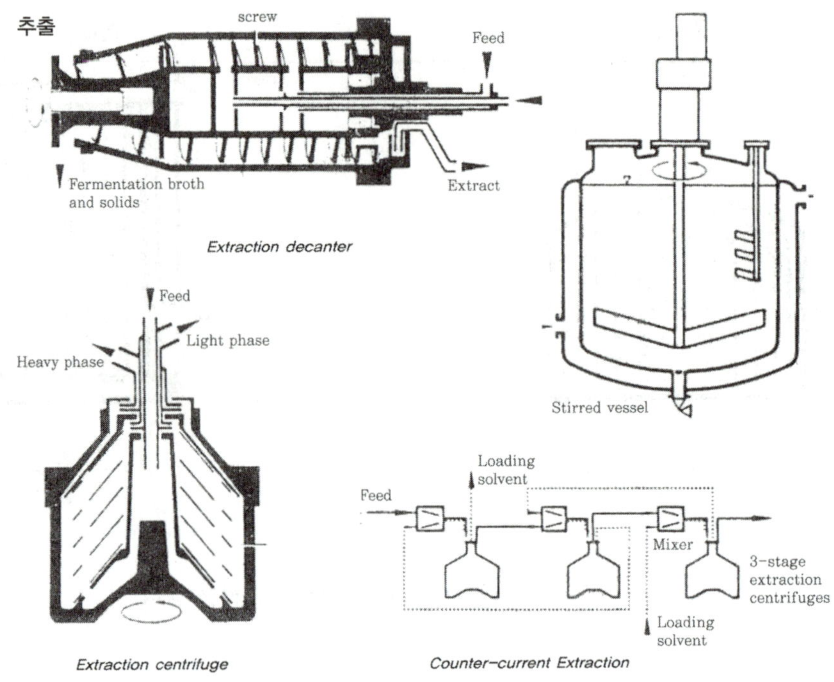

그림 4-5(2b). 정제공정에 사용하는 장치

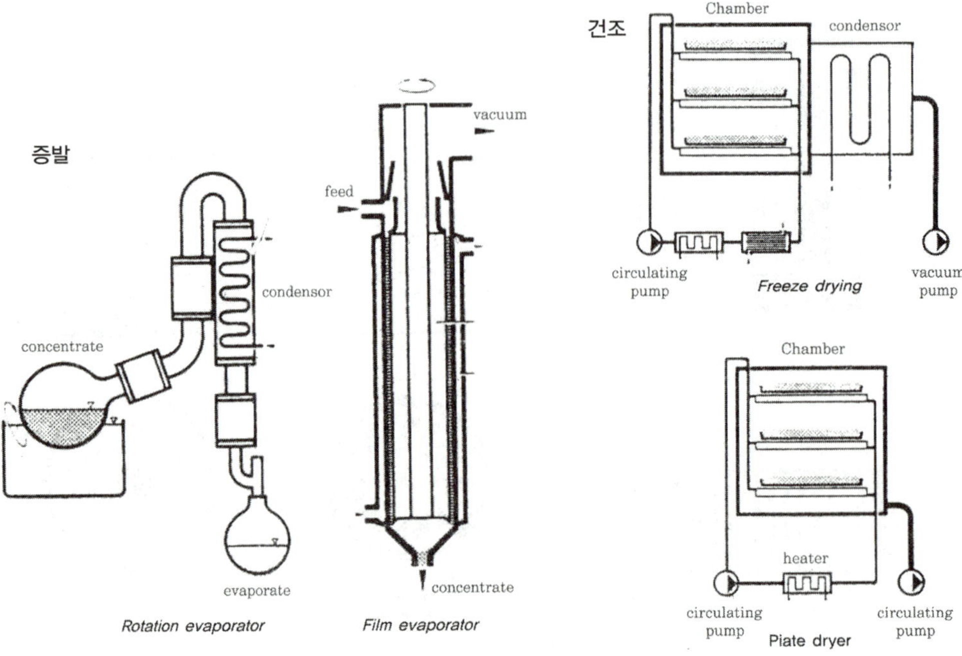

그림 4-5(3). 정제공정에 사용하는 장치

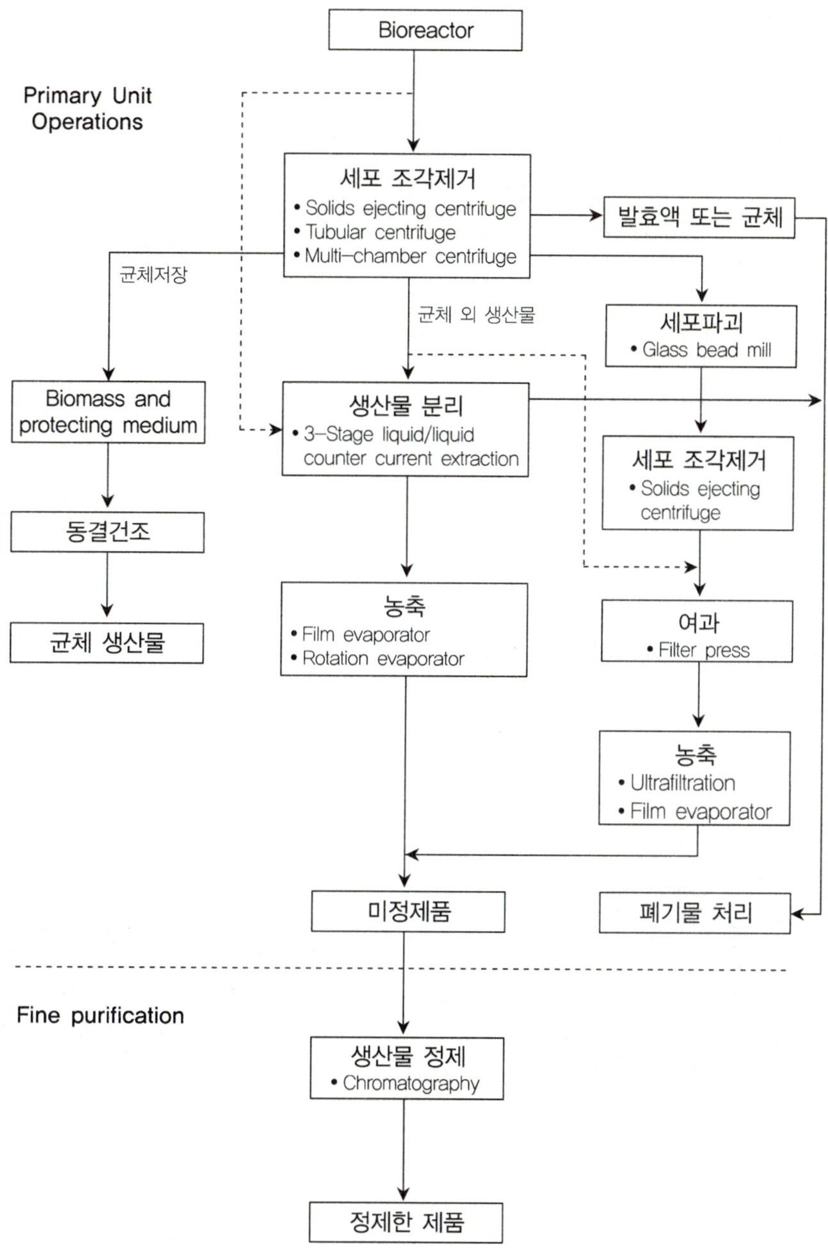

그림 4-6. 배양과 정제공정

1) 균체의 분리

 일반적으로 균체의 분리에는 원심분리와 여과에 의한 방법이 주로 이용되고 있으며 최근에는 막분리법을 사용하는 경우도 있다. 배양액의 특성, 즉 점도, 비중, 균체량, 균체의 침강성과 응집성, 균체의 종류에 따라 적합한 방법과 장치를 선정하여 사용한다. 이러한 목적을 위해서 사용하는 장치는 회분식에서 연속식으로, 그리고 수동식으로부터 자동식으로 개선되고 있다.

 곰팡이, 효모를 배양액으로부터 분리할 경우는 진공여과기(rotary vacuum filter, 그림 4-7), 압착여과기(filter press, plate frame filter press, 그림 4-8) 등이 사용된다. 일반적으로 미생물의 균체는 매우 미세하기 때문에 여과가 어려우나, 곰팡이는 여제층을 형성하고, 효모의 크기는 3~6 ㎛ 정도로 세균(간균의 경우 0.5×2.6 ㎛)에 비하여 크기 때문에 여과법으로 분리가 가능하다. 그러나 공업적으로 여과할 경우는 여과속도가 빨라야 하므로 규조토 등의 여과조제(filter aid)로 사전에 예비코팅(precoating)하거나 또는 발효액에 넣어 혼합하여 여과하기도 한다. 단, 빵효모 등과 같이 균체만을 분리할 경우는 여과조제를 사용할 수 없으므로 여과포만을 사용하는 여과를 해야 한다.

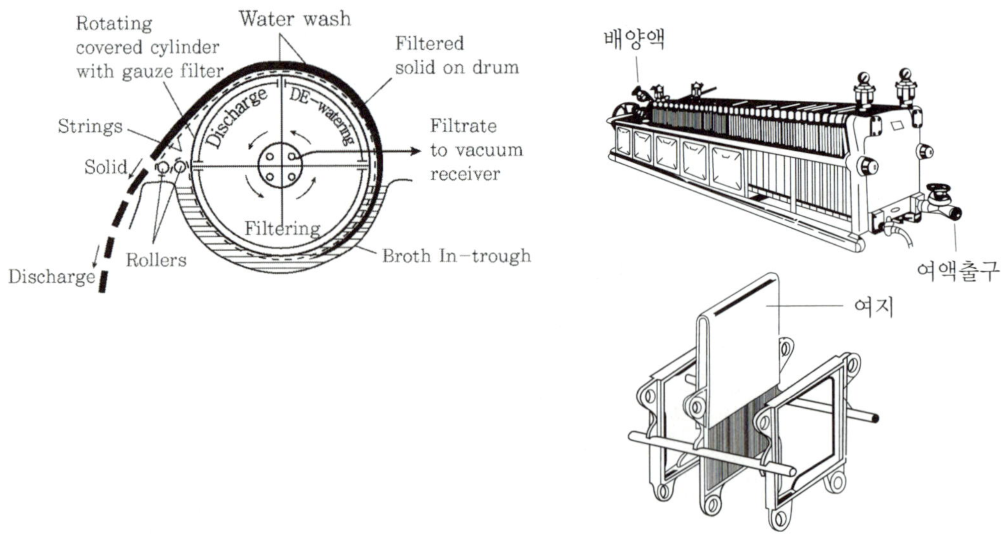

그림 4-7. 회전식 진공 여과기   그림 4-8. 평판형 압착 여과기

한편 세균과 방선균의 크기는 다른 미생물에 비하여 매우 미세하므로 여과조제를 사용하지 않고 분리하는 것은 불가능하다. 따라서 일반적으로 원심분리기로 분리하는 경우가 많다. 회전수가 10,000 rpm 정도로, 원심력이 13,000 g 정도의 관형(tubular bowl type)의 원심분리기(예를 들면 sharpless separater)나, 회전체 내부에 많은 삿갓 모양의 분리판을 장치하여 원심침강 면적을 크게 하고 4,000~10,000 rpm 정도로 회전하는 분리판형(disc plate type) 원심분리기(예를 들면 De Laval seperater, Westfaria separater) 등이 이용된다.

균체를 분리할 경우, 여과하여 얻은 균체 또는 원심분리하여 얻은 균체에는 배양액에 있는 성분이 소량 함유되어 있기 때문에 보다 깨끗한 균체를 분리하기 위하여 분리된 균체를 물로 현탁시킨 다음 다시 원심분리한다.

2) 추출법

목적하는 물질을 용매로 용해하여 분리하는 것을 추출이라고 한다. 용매는 물, 친수성 용매(hydrophilic solvent, acetone, methanol, ethanol, isopropanol 등)와 소수성 용매(hydrophobic solvent, ethyl acetate, butyl acetate, benzene, n-hexane 등)를 사용한다.

균체와 식물체로부터 목적물질을 추출할 경우, 목적물질이 용해되는 용매를 선정하여 직접 추출하려고 하는 물체와 혼합 여과하여 추출한다. 한편 목적하는 물질이 용해되는 용매로서, 서로 혼합되지 않는 두 종류의 용매를 혼합 진탕하여 접촉시켜, 분배평형법칙에 따라서 용질을 제1용매로부터 제2용매로 이동시켜 다른 혼합물로부터 분리하여 목적물을 정제 또는 농축할 수 있다. 이 방법을 분배크로마토그래피(partition chromatography)라 하고, 항생물질과 생리활성물질의 정제에 일반적으로 이용되고 있는 중요한 방법이다.

이 방법의 장점은 사용한 용매를 원액과의 비점의 차이를 이용하여 비교적 쉽게 회수할 수 있고, 다른 정제법에 비하여 비용이 저렴한 요소를 가지고 있다. 이를 위하여 용매는 증발잠열, 비열이 적은 것이 좋고 이로 인하여 소비열량이 절감되어 경제성이 높아진다. 또한 추출할 때 접촉시간이 짧고 불안정한 물질의 분리에 적당하다는 것과 높은 수율로 연속추출이 가능한 것 등을 이 방법의 장점으로 들 수 있다.

용매추출법의 장치에는 환류장치가 장착되어 있다. 접촉면적을 크게 한 추출탑으로서 회전식 디스크 콘택터(rotary disc contactor, RDC)와 혼합기(예 nozzle mixer)로 혼합 접촉시킨 다음 원심분리기로 비중이 가벼운 액과 비중이 높은 액으로 분리하는 방법 등이 있는데 어느 것이나 연속적으로 추출할 수 있다. 공업적으로는 향류추출법 (countercurrent extraction)을 사용하고 있다.

3) 침전법

물질의 종류에 따라 화학적인 환경과 물리적인 환경의 조건에 의하여 용해도의 차이가 있는데 이들의 차이를 이용하여 용해도가 낮은 조건에서 침전시키는 방법을 침전법이라 한다. 침전법에는 염석법, 유기용매 첨가법, 등전점 이용법 등이 있다.

(1) 염석법

용해도가 낮은 물질의 용액에 용해도가 높은 물질을 가하여 침전시키거나 또는 유기산을 Ca과 Ba 등과 같은 양이온으로 반응시켜 용해도가 낮은 염으로 만들어 침전시키는 염석법이 있다.

효소의 용액에 고체형태의 황산암모늄을 가하여 교반하면서 용해하면 일정한 황산암모늄의 농도가 될 때 효소가 석출하기 시작하면서 침전된다. 이러한 현상은 황산암모늄을 첨가함으로써 단백질의 전하밀도가 변화하고, 효소분자 간에 응집현상이 일어나 불용성의 덩어리를 형성하기 때문으로 이를 염석이라고 한다. 염석에 필요한 농도는 단백질의 종류와 농도에 따라 다르므로 이 방법을 사용하여 목적하는 효소만을 침전시켜 다른 불순물을 분리할 수 있다. 침전한 효소를 원심분리하여 모으고, 적은 양의 물 또는 완충용액에 녹여 셀로판튜브에 넣어 투석을 하면 순도가 높은 효소용액을 얻을 수 있다. 황산암모늄의 염석법은 효소의 변성이 적고 실온에서 실시할 수 있는 간단한 방법이다. 이 방법은 전에는 효소공업 생산에 많이 사용하고 있었으나 황산암모늄이 공장폐수의 환경오염을 발생시키므로 최근에는 연구실에서만 사용하고 있다.

한편 용해된 물질을 용해도가 낮은 염으로 만들어 정제하는 방법이 있다. 예를 들면 용해도가 높은 유기산의 용액에 Ca, Ba 등과 양이온을 가진 수산화염 또는 탄산염을 가하여 중화를 시키면 용해도가 낮은 유기산염을 만들어 석출이 시작되면서 침전이 생긴다. 이 염을 원심분리하여 분리하고 진한 황산용액으로 중화를 하면 유기산과 결합되어 있는 Ca 또는 Ba 등의 양이온이 황산과 결합하여 용해도가 낮은 황산염이 침전되고 용해도가 높은 유기산으로 반응한다. 이 반응액을 원심분리하여 침전물을 제거하면 순도가 높은 유기산을 분리할 수 있다.

(2) 유기용매 침전법

화학물질의 종류에 따라 물과 유기용매의 종류에 따른 용해도가 다르며, 이러한 차이를 이용하여 효소와 고분자 물질, 저분자 물질 등을 정제하고 있다.

효소 용액에 아세톤 또는 메탄올, 에탄올, 프로판올 등의 유기용매를 가하면 효소를 침전시킬 수 있다. 이러한 친수성 유기용매는 단백질 분자의 전하를 감소시켜 단백질 응집과 침전을 유발시킨다. 일반적으로 유기용매는 단백질을 변성시키는 경우가 있어 효소의 활성을 감소시키는 경우가 있기 때문에 유기용매를 사용하는 효소의 침전은 저온에서 유기용매를 천천히 첨가하는 것이 원칙으로 되어 있다.

효소의 침전에 필요한 유기용매의 농도는 효소의 종류 또는 농도에 따라 다르다. 따라서 유기용매의 첨가량을 선택함으로써 목적하는 효소를 분리 정제할 수 있다. 효소의 침전물을 원심분리하여 모으고 진공건조로 용매를 증발시키면 정제효소의 분말을 얻을 수 있다. 현재 공업용 효소생산에는 일반적으로 유기용매 침전법을 사용하고 있다. 아세톤 침전법은 인화성이 높기 때문에 방폭장치가 완비된 공장에서 사용할 수 있고, 알코올 침전법은 용매의 인화점이 높아 특별한 방폭장소를 필요로 하지 않는다. 프로판올은 보다 인화성이 약하고 미국에서 잘 사용하는 용매이다.

(3) 등전점을 이용한 침전법

화학물질의 종류에 따라 등전점(isoelectric point)이 다르며, 이러한 차이점을 이용하여 분리 정제를 할 수 있다. 예를 들면, 물에 대한 아미노산의 용해도는 아미노산의 종류에 따라 크게 다르고, pH의 변화에 의하여 크게 변한다. 특히 등전점에서 용해도가 제일 적으며 이를 이용하여 결정(crystallization) 분리에 이용한다. glutamic acid는 그림 4-9에 나타낸 것과 같이 등전점과 30% 이상의 진한 염산농도에서 용해도가 현저하게 감소하나, pH1 부근과 알칼리 쪽에서는 매우 높은 용해도를 나타내므로 glutamic acid를 등전점으로 침전 분리시키거나 glutamic acid 염산염으로 결정화하여 회수하고 있다. 또한 온도의 차에 따라 용해도의 차이가 생기는 경우가 있어(그림 4-10), 온도차를 이용해서 결정하는 방법이 있다. 그 외에 아미노산은 금속염의 종류에 따라 용해도가 변하기 때문에(그림 4-11) 난용성 금속염으로 만들어 아미노산을 분리 회수하는 것을 널리 이용하기도 한다. 이와 같이 목적물질을 등전점, 금속염, 온도 등의 차이를 이용하여 분리 회수할 수 있다.

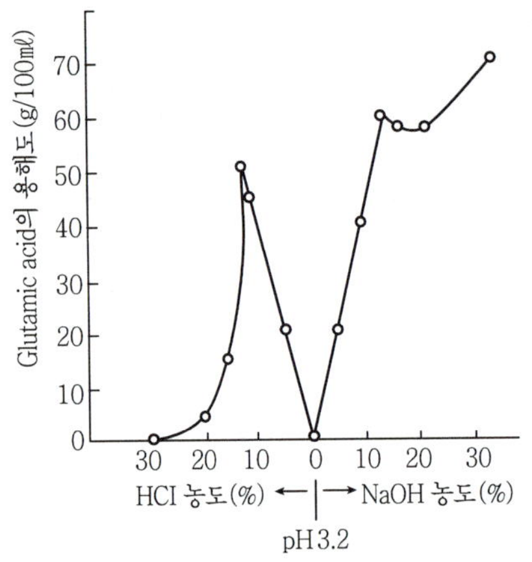

그림 4-9. Glutamic acid의 산 또는 알칼리에 대한 용해도(25℃)

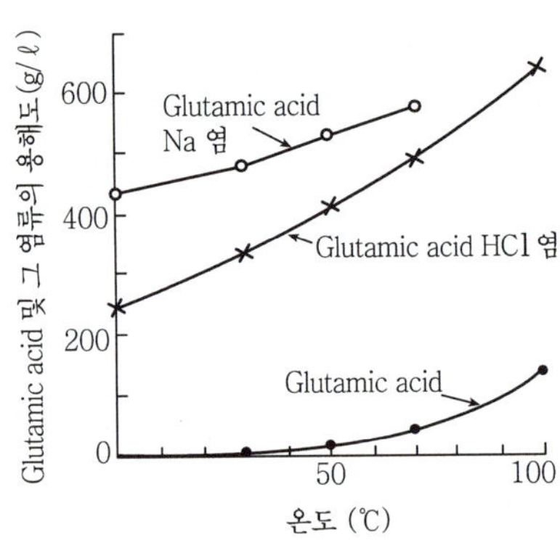

그림 4-10. Glutamic acid 및 그 염류의 물에 대한 용해도에 미치는 온도의 영향

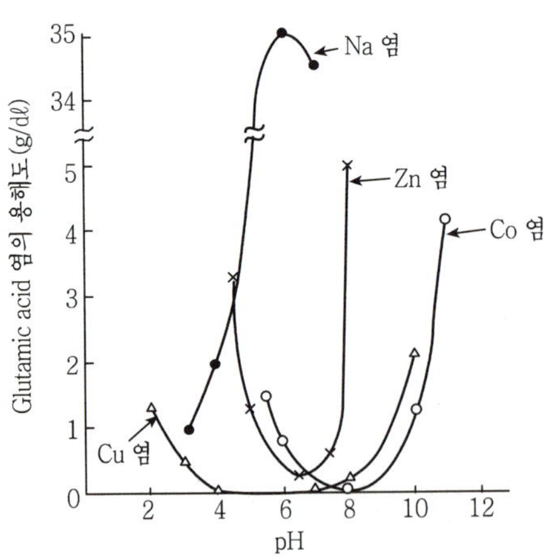

그림 4-11. Glutamic acid의 금속염 종류의 용해도

4) 크로마토그래피

크로마토그래피(chromatography)는 혼합물의 분리와 정제, 분자량 측정을 위한 방법이다. 크로마토그래피계는 고정상(stationary phase)과 이동상(mobile phase)으로 구성되어 있다. 고정상의 사이를 이동상이 통과하면서 움직일 때 혼합물의 각 성분은 고정상과 이동상에 다른 비율로 흡착 분배 이온교환이 일어나고 각 성분의 이동속도의 차이가 생겨 분리가 가능하다. 여기에서는 분석법은 생략하고 정제하는 방법에 한하여 설명한다.

크로마토그래피법을 나누면 액상과 액상으로 분리하는 (1) 분배크로마토그래피(partition chromatography)와 칼럼(column)에 고체의 고정상을 채우고 액체의 이동상을 이동시키는 (2) 흡착크로마토그래피(adsorption chromatography), (3) 이온교환크로마토그래피(ion exchange chromatography), (4) 겔크로마토그래피(gel chromatography), (5) 친화성 크로마토그래피(affinity chromatography)로 분류한다.

(1) 분배크로마토그래피

분배크로마토그래피(partition chromatography)는 물과 친화하지 않는 hexane 또는 ethyl acetate와 같은 소수성 용매(hydrophobic solvent)를 혼합 진탕한 다음 물층과 유기용매층으로 분리하여 정제하는 방법이다.

예를 들면 물질을 물에 녹여 pH 3으로 조절한 다음, 같은 용량의 소수성인 유기용매를 가하여 혼합 진탕 방치를 한 다음 유기용매층과 물층으로 분리한다. 얻어진 유기용매층에 pH 10의 $NaHCO_3$ 용액을 가하여 혼합 진탕 방치를 하여 유기용매층과 물층으로 분리한다.

유기용매층에 pH 13의 완충액을 가하여 추출하여 얻어진 유기용매층에는 중성물질이 분리된다. 그리고 pH 13에서 추출한 다음의 물층을 pH 6으로 조절한 후 유기용매로 추출한 유기용매층에는 약산성물질이 추출된다. 그리고 pH 10에서 추출한 다음 얻은 물층을 pH 3으로 조절하여 유기용매로 추출하면 유기용매층에 산성물질이 추출된다.

가장 앞 단계에서 pH 3에서 추출해서 얻어진 물층을 pH 12로 조절한 다음 유기용매로 추출하면 유기용매층에는 염기성물질이 추출된다. 그리고 물층에는 당류와 같이 극성이 강한 중성물질과 양성물질이 분리된다. 이와 같은 분배크로마토그래피를 이용하여 산성물질, 중성물질, 염기성물질 등인지를 구별하는 데 사용하고, 정제에도 이용한다(그림 4-12).

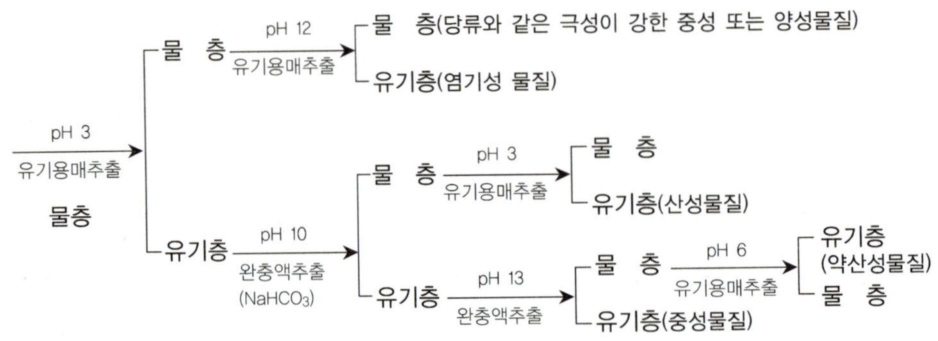

그림 4-12. 산성 물질과 염기성 물질, 중성 물질의 분리법

(2) 흡착크로마토그래피

흡착크로마토그래피에 사용하는 고정상은 알루미나 또는 실리카겔, HP20, HP20ss, C18 등의 흡착제이고 이것을 칼럼에 채워 정제에 사용한다.

이들의 흡착제는 물질의 종류와 유기용매의 종류, 유기용매의 농도, 또는 pH에 의하여 흡착력이 다르며 그 차이를 이용하여 정제를 한다. 목적물질을 흡착력이 강한 용액상태에서 통탑하여 목적물질을 흡착시킨 다음 흡착력이 약한 용매로 용리하는 방법과 불순물질만 흡착시키고 목적물질만을 통탑시키는 방법으로 정제할 수 있다.

일반적으로 알루미나와 실리카겔은 소수성 용매(hydrophobic solvent, hexane, ethyl acetate 등)에서 흡착력이 강하고, 친수성 용매(hydrophilic solvent, acetone, methanol, ethanol, isopropanol 등)와 물에서 흡착력이 약하므로 일반적으로 소수성인 용매에 녹인 용액상태로 통탑 흡착시킨 다음 친수성 용매의 농도를 높여 가면서 용리한다. 그러나 HP20과 HP20ss, C18 등의 흡착제는 물과 약산성 쪽에서 흡착력이 강하므로 수용액과 친수성 용매의 농도가 낮은 용액상태에서 흡착을 시킨 다음 친수성 용매의 농도를 높여가면서 정제한다. 물질에 따라 용리되는 친수성 용매의 농도가 다르므로 이 차이를 이용하여 성제한나.

(3) 이온교환크로마토그래피

스디렌(styrene)과 디비닐벤젠(divinyl benzene)으로 결합된 합성수지 또는 셀룰로오스(cellulose), 덱스트란(dextran) 등의 물에 녹지 않는 고분자 물질에 이온교환기를 결합시킨 화합물을 '이온교환체(ion exchanger)'라고 부른다. 합성수지에는 도우웩스(Dowex), 앰버라이트(Amberite)라는 제품이 있고, 셀룰로오스에는 왓트만, 셀루로하인 제품이 있다. 그리고 dextran에서는 Sephadex 등의 제품이 일반적으로 사용되고 있다.

이온교환체에는 교환기가 산성기로 되어 있어 음성전화를 갖고 있는 양이온교환체(cation exchanger)와 교환기가 염기성기로 되어 있어 양성전화를 갖고 있는 음이온교환체(anion exchanger)의 두 종류가 있다. 양이온교환체에는 교환기가 강산성기($-SO_3^-$)를 갖고 있는 강산성 양이온교환체와 교환기가 약산성기($-COO^-$)를 갖고 있는 약산성 양이온교환체의 두 종류가 있다. 음이온교환체에는 교환기가 강염기성기($-NR_3^+$)를 갖고 있는 강염기성 음이온교환체와 약염기성기($-NH_3^+$, $-NH_2R^+$, $-NHR_2^+$)를 갖고 있는 약염기성 음이온교환체의 두 종류가 있다. 정제하는 목적에 따라 이온교환체를 선택하는 것이 중요하다.

표 4-3. 이온교환수지의 종류

수 지 종 류	교 환 반 응
강산성 양이온 교환수지	$R-SO_3^-H^+ + M^+ \rightarrow R-SO_3-M^+ + H^+$
약산성 양이온 교환수지	$R-COO^-H^+ + M^+ \rightarrow R-COO^-M^+ + H^+$
강염기성 음이온 교환수지	$R-NR_3^+OH^- + X^- \rightarrow R-NR_3^+X^- + OH^-$
약염기성 음이온 교환수지	$R-NH_3^+OH^- + X^- \rightarrow R-NH_3^+X^- + OH^-$
	$R-NH_2R^+OH^- + X^- \rightarrow R-NH_2R^+X + OH^-$
	$R-NHR_2^+OH^- + X^- \rightarrow R-NHR_2^+X^- + OH^-$

이들의 이온교환체를 흡착이 잘되는 일정한 pH로 조절하여 칼럼에 채우고, 정제하려고 하는 용액을 통과하여 흡착시킨 다음 분리가 잘 되는 적당한 용리액으로 용리하면 각 성분들이 분리된다. 이 원리는 각 성분에 따라 그의 각 pH에 있어서 전하의 차

이가 있기 때문에 이온교환체에 대한 흡착성이 다르기 때문이다. 이러한 정제방법을 이온교환크로마토그래피(ion exchange chromatography)라고 한다.

이온교환크로마토그래피법은 물질에 따라 전기적 성질의 차이를 이용한 분리법이므로 발효액과 동식물체에 있는 물질을 효과적으로 정제하는 데 이용하는 방법이다. 실제로 사용할 경우, 이온교환체의 종류 또는 용리액 그리고 완충액의 pH와 염의 농도 등의 선택을 잘해야 한다. 천연물을 정제하는 동안에 변성이 일어나 활성이 없어지는 경우가 많으므로 가능한 저온에서 그리고 안정성이 높은 pH 등의 조건에서 정제하는 것이 바람직하다.

(4) 분자체를 이용한 겔크로마토그래피

분자체를 이용한 겔크로마토그래피(gel chromatography)는 망목구조를 하고 있는 겔입자를 칼럼에 넣고, 분자량이 다른 혼합액을 채운 다음 용리하면 분자량이 큰 것은 입자의 외부를 통과해 먼저 나오지만, 분자량이 적은 분자는 입자의 안을 거쳐서 통과하기 때문에 늦게 나오게 된다.

표 4-4. Sephadex의 종류

Type	Particle size (micron)	Fraction range* M_w	Water regain gater/g dry gel	Bed volume ml/g dry gel
G-10	40 ~ 120	~700	1.0 ± 0.1	2
G-15	40 ~ 120	~1,500	1.5 ± 0.1	3
G-25		100~5,000	2.5 ± 0.2	5
Fine	20 ~ 80			
Coarse	100 ~ 300			
G-75	40 ~ 120	1,000 ~ 50,000	7.5 ± 0.5	12 ~ 15
		3,000 ~ 70,000**		
G-100	40 ~ 120	1,000 ~ 100,000	10.0 ± 1.0	15 ~ 20
		4,000 ~ 150,000		
G-150	40 ~ 120	1,000 ~ 150,000	15.0 ± 1.5	20 ~ 30
G-200	40 ~ 120	1,000 ~ 200,000	20.0 ± 1.5	30 ~ 40
		5,000 ~ 800,000**		
Superfine	10 ~ 40	All types except G-10 and G-15 arc available in this grade for thin-layer gel filtration.		

* Determined for polysaccharides
** Determined for spherical proteins

이 방법을 사용하여 고분자의 분자량을 측정하는 데 사용하고 있으나, 현재 효소의 분자량을 SDS 폴리아크릴아미드겔 전기영동법(polyacrylamide gel electrophoresis)을 사용하여 주로 측정하고 있다.

칼럼에 충진하는 겔입자의 소재 중에는 덱스트란(Dextran, Sephadex), 아가로스(Sepharose), 셀룰로오스, 폴리아크릴겔(Bio gel) 등이 있으며 분자량의 크기에 따라 적당한 제품을 선택해야 한다.

(5) 친화성 크로마토그래피

이 방법은 목적하는 효소를 특이하게 흡착, 분리할 수 있는 매우 우수한 정제법이고, 최근에 많이 사용하고 있다. 이 방법은 기질과 유사한 구조를 하고 있는 아날로그(analogue) 물질을 물에 녹지 않은 합성수지에 결합시키면 특수한 효소만이 흡착되는 크로마토그래피의 소재를 만들 수가 있다. 아날로그 물질 대신에 목적하는 효소에 친화성이 있는 보효소 또는 항체를 사용할 수도 있다. 이와 같이 생물적인 상보성을 이용한 크로마토그래피를 친화성 크로마토그래피(affinity chromatography)라고 한다.

효소는 효소와 기질, 효소와 보효소, 효소와 항체, 효소와 아날로그 물질과 같이 생물적으로 상보성이 있는 물질이 있다. 이 상보성이 있는 물질을 합성수지와 같은 고분자의 담체에 결합한 입자를 만들고, 이것을 칼럼에 채운 다음, 목적하는 효소를 함유한 용액을 통과시키면 상보성이 있는 목적물질만이 특이하게 칼럼에 흡착하고, 그 외의 불순물은 흘러나오게 된다. 그 후에 물 또는 완충액으로 깨끗이 세척한 다음 적당한 용액으로 목적물질을 용출시키면 간단하게 순도가 매우 높은 정제물질을 회수할 수 있다.

같은 방법으로 효소를 고분자의 담체에 결합시킨 것이 고정화 효소이고, 이것을 칼럼에 채운 다음 항체용액을 통과시키면 고순도의 항체를 흡착 회수할 수 있다. 한편 고정화 효소가 채워진 칼럼에 기질을 통과시키면 생산물을 연속적으로 얻을 수 있다.

(6) 크로마토그래피의 조작

담체를 칼럼에 채운 다음 이동상인 용액으로 용리할 때, 사용하는 용액을 칼럼의 아래로부터 위로 이동시키는 방법을 상향법(up flow)이라 하고, 위로부터 아래쪽으로 흘러가게 하는 것을 하향법(down flow)이라고 한다. 용액 중에 부유물이 있을 경우는 상향법을 사용하나, 일반적으로 하향법을 사용한다.

용리하는 방법(elution technique)에는 단계적 용리(stepwise elution)와 경사형 용리(gradient elution)로 분류한다. 무기염 또는 용매의 농도를 단계적으로 높여가면서 용리하는 방법을 단계적 용리법이라 하고, 무기염 또는 용매의 농도를 경사적으로 높여가면서 용리하는 것을 경사형 용리법이라 한다. 일반적으로 경사형 용리법으로 용리한 결과를 참고하여 단계별 용리법으로 용리하면 정제하는 데에 효과적이다.

목적물질의 교환용량은 담체(수지 등)의 단위 용적당 또는 단위 중량당 몇 mg을 흡착하였는가(예, mg/ml, g/kg)로 표시한다. 일정한 양의 담체를 채운 칼럼에 목적하는 물질을 일정한 농도(A g/l)로 한 용액을 통과시키면 목적물질이 담체와 교환하고 있는 동안은 용리하지 않는다. 그러나 담체의 모두가 교환된 다음부터는 교환되지 않은 물질이 용리하기 시작하면서 흡착물질의 농도가 증가하면서 흡착할 때의 원액의 농도로 된다. 이때 흡착시키는 물질이 용리하기 시작하는 점을 한계점(break through point, BTP)이라 한다. 그리고 원액을 처음 통과시킨 점으로부터 이 한계점까지 통과한 총용량을 V ml라고 하면, 담체의 한계교환용량(break through capacity)은 처음 통과시킬 때의 원래의 농도(g/ml)를 총용량으로 곱해서 {A(mg/ml) × Vml}를 산출할 수 있다. 불순물의 함량이 많을수록 일부의 불순물이 교환되어 목적물질의 교환용량이 감소되는 경우가 있다(그림 4-13).

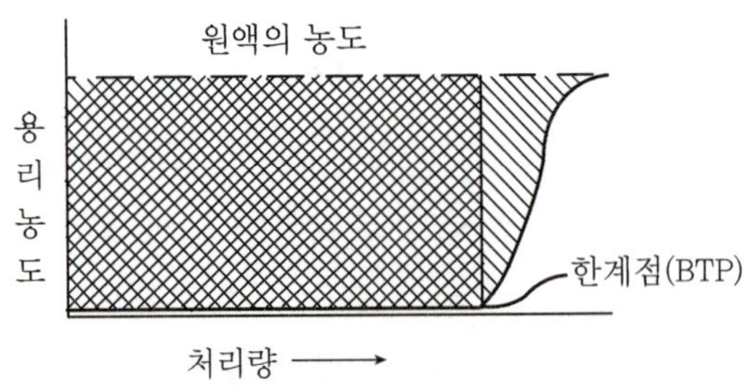

그림 4-13. 수지의 교환한계점과 교환용량

그리고 용리의 정도는 담체에 흡착시키는 농도에 따라 그림 4-14와 같이 다르다. 예를 들면 A, D, C의 세 종류를 함유한 용액을 소량을 흡착한 경우는 그림과 같이 용리된 피크의 폭이 좁게 잘 분리되나, 많은 양을 흡착시키면 그림 4-14과 같이 피크의 폭이 넓게 용리될 수 있다. 흡착량을 보다 많게 흡착시킨 경우는 피크의 폭이 넓게 용리되면서 두 종류의 물질이 혼합되어 나올 가능성이 많다. 그러므로 HPLC와 같은 분석과 소량 연구에서는 흡착량을 적게 하고, 공업적인 정제공정에서는 일반적으로 흡착량을 많이 한다. 그 외에 용리되는 피크의 모양은 용리속도와 담체의 입자의 크기에 영향을 받는다. 용리속도가 낮을수록 그리고 입자의 크기가 작을수록 용리되는 피크의 폭이 좁게 용리하므로 분리가 잘된다. 이러한 모든 특성을 고려하고 적당한 조건을 선정하여 정제하면 효과가 높다.

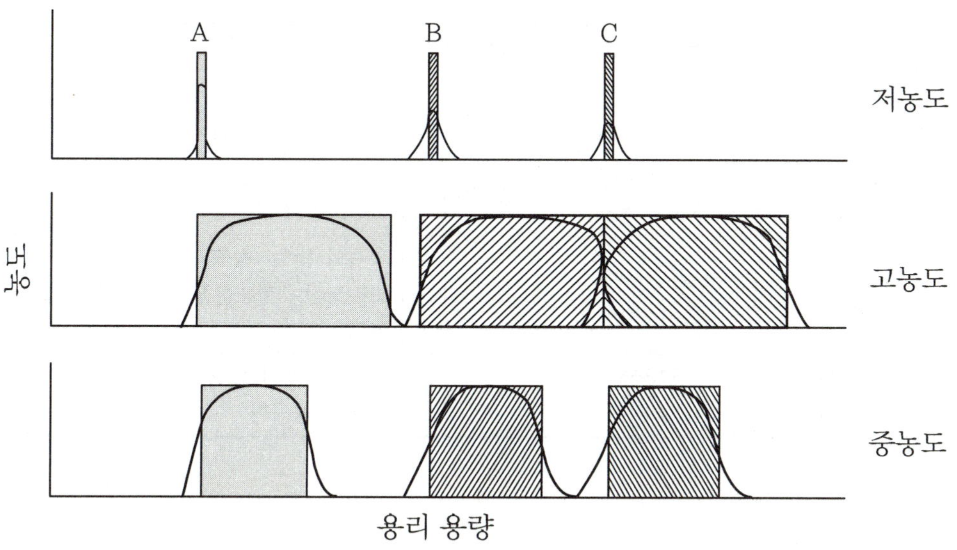

그림 4-14. 용리곡선에 미치는 흡착량의 영향

5) 막분리법(membrane filtration)

막분리에 사용하는 여과막(membrane filter)은 특정한 크기의 구멍을 갖고 있는 막상 또는 관상의 제품으로서 기능에 따라 네 종류로 크게 분류한다(표 4-5).

막분리법은 원료의 품질을 손상시키지 않고 장기간 연속적으로 자동적으로 분리작업이 가능하고 에너지의 소모가 적은 등, 앞으로 발전을 기대할 만한 혁신적인 기술이다. 이미 여러 종류의 막분리장치가 식품공업과 발효공업, 의약공업 등의 분야에서 사용되고 있으나 최근에는 바이오리액터의 용도에도 관심을 갖게 되었다. 그리고 효소용액의 탈염, 농축 등의 정제공정에 한외여과장치를 사용한다. 종래의 투석법을 사용하여 탈염조작을 하면 삼투압에 의한 액량의 증가를 피할 수 없었지만, 한외여과법을 사용함으로써 시료를 농축할 수 있다. 실제로 이용한 예를 들면 주스, 커피, 천연색소, 난백 등의 농축, 사과즙과 장유의 청징화, 조미료, 생맥주, 포도주 등의 제조, 효소의 정제, 대두단백질의 분리, 각종 공장폐수처리, 미생물과 바이러스의 제거, 항생물질, 아미노산, 유기산, 생리활성물질 등의 발효생산물의 회수 등에 이용되고 있다.

표 4-5. 막분리법과 그의 응용

막 분 리 법	막의 기능	원동력	응 용 분 야
정밀여과법(MF법) (Microfiltration)	미생물의 균체 배양액의 분리	압력차	맥주, 포도주의 무균여과 배양액으로부터 균체제거
한외여과법(UF법) (Ultrafiltration)	단백질과 저분자 물질의 분리	압력차	효소의 탈염, 농축과 정제 바이오리액터의 설계
역삼투법(RO법) (Reverse osmosis)	용질과 용매의 분리, 탈수	압력차	과즙의 탈수, 농축과 청등 아미노산, 항생물질, 생리활성물질 등의 농축
전기투석법(ED법) (Electrodialysis)	무기염의 연속제거	전위차	단백질용액의 탈염 해수의 음료화

제 05 장

|미생물의 대사조절|

1. 효소생합성의 조절

미생물도 다른 생물과 같이 여러 방법으로 환경에 적응하면서 생활하는 능력을 갖고 있다. 세포 안에는 필요한 성분이 모두가 과부족함이 없이 만들어지고, 규칙적으로 증가하고 증식할 수 있는 대사조절기구가 있다. 미생물은 고등동물에 비교하여 단순한 구조를 하고 있지만 여러 대사조절기구가 작용하고 있다. 그 제어조절기구에 주가 되는 것은, 효소의 생합성과정에 작용하는 유전자의 작용에 의한 조절, 다시 말해서 효소의 양에 의한 조절과, 생합성된 효소의 활성에 의한 조절로 두 개로 분류할 수 있다.

1. 효소생합성의 조절

효소의 생합성량은 특정한 물질을 배지에 가하면 효소의 생합성이 촉진되는 유도(induction)와 효소의 생합성을 억제(repression)하는 두 작용에 의하여 조절된다.

1) 효소생합성의 유도

세포가 만들 수 있는 수천 종류의 효소 중의 일부는 생육환경에 관계없이 생합성하여 항상 일정한 농도로 세포 안에 있다. 이러한 효소를 구성효소(constitute enzyme)라 하며, glycolysis에 관련된 효소들이 이에 속한다.

그러나 다른 효소들은 기질 또는 기질과 유사한 화합물이 배지 중에 존재할 때만 생합성하게 된다. 이와 같이 유도제(inducer)에 의하여 유도되어 생합성된 효소를 유도효소(inducible enzyme)라고 한다.

대장균은 어떠한 생육환경에서도 glucose의 대사에 필요한 모든 효소를 생합성하여 갖고 있으나, glucose가 있는 배지에서 생육한 세포에는 lactose의 대사에 필요한 효소들이 거의 검출되지 않을 정도로 들어 있다. 그러나 대장균을 lactose가 있는 배지에서 배양할 때는, lactose를 세포 안으로 투과시키는 galactoside permease, lactose를 glucose와 β-galactose로 가수분해하는 β-galactosidase와 같은 lactose의 대사에 필요한 효소들이 고농도로 생합성된다. 이들 효소는 lactose에 의하여 유도되어 생합성된 유도효소이다.

유도효소의 대사기구조절에 관해서는 Jacob와 Monod의 operon설이 많이 받아들여지고 있다. 그림 5-1과 같이 DNA의 유전정보를 이용하여 ribosome에게 효소계를 합성하도록 지시하는 유전자에는 조절유전자(R : regulatory gene), promoter 유전자(P : promoter gene), operator 유전자(O : operator gene), 구조유전자(S : structure gene)가 있다. 조절유전자는 다른 유전자의 형질발현의 조절기능을 갖고 있는 유전자이다. 이 유전자에 의해서 억제단백질(repressor)이라 부르는 allosteric 단백질을 합성한다. 이 promoter는 옆에 있는 구조유전자의 작용을 조절하는 operator 유전자에 결합할 수 있다. promoter 유전자는 DNA를 mRNA로 전사하는 RNA polymerase가 작용하기 시작하는 부위이다.

만일 억제단백질이 그림과 같이 operator 유전자에 결합하면 RNA polymerase는 더 이상 이동할 수 없고, 구조유전자에 서로 관련이 있는 mRNA를 만들 수 없게 되므로, 그와 관련된 효소도 생합성할 수 없게 된다.

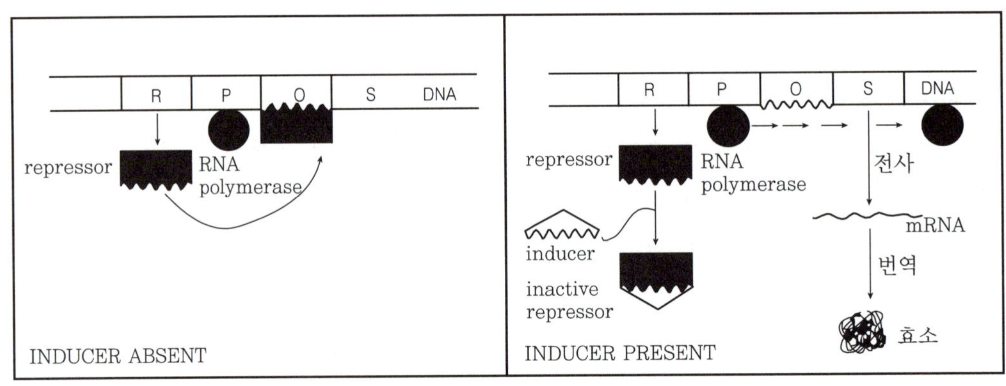

유도계(inducible system)

R : 조절유전자, P : promoter 유전자, O : operator 유전자, S : 구조유전자

그림 5-1. 유도효소에 있어서 Jacob와 Monod의 operon설

2) Catabolite regulation

일반적으로 손쉽게 자화할 수 있는 에너지원이 존재하면, 그것보다 천천히 자화되는 에너지원을 대사하는 효소계의 생합성이 억제된다. 이러한 현상을 이화대사산물억제(catabolite repression)라 한다. 이러한 전형적인 보기는 대장균의 β-galactosidase(실제석으로는 *lac* operon)에 관한 것나.

대장균을 glucose와 lactose를 같이 함유한 배지를 사용하여 배양하면, lactose의 대사에 관련된 효소는 배지 중에 있는 glucose가 없어질 때까지 생합성하지 않으나, 균이 생육하면서 glucose의 잔존량이 없어질 때, 배지 중에 남아 있는 lactose에 의하여 lactose에 관련된 유도효소들이 생합성되어 생육한다. 이때 경시적인 생육곡선을 보면 2단 생육곡선을 나타낸다. 이와 같이 lactose 대사경로의 효소의 합성은, lactose보다 빨리 대사하는 glucose가 존재하면 억제된다. 이러한 현상을 포도당효과(glucose effect)라 한다. 이와 같은 효소합성의 억제는 glucose뿐만 아니라 glycerol, glucuronic acid에서도 볼 수 있었다.

이화대사산물억제가 일어나는 배지에 cAMP(cyclic 3′,5′-adenosine monophosphate)를 첨가하면 효소의 생합성이 억제되지 않는다. cAMP는 세균의 세포 안에 항상 존재하고, 세포에 존재하는 농도는 ATP/ADP가 높아지면 감소한다. 그리고 cAMP와 cAMP의 수용단백질의 복합체는 유도효소에 대한 mRNA 생성을 촉진시키는 것이 확인되어 있다. 이러한 결과로부터 glucose를 비롯하여 그의 이화대사산물이 존재함으로써 세포 내의 cAMP의 양이 감소하여 효소의 합성이 억제된다.

3) 효소활성의 조절

효소는 생체 안에서 언제나 같은 활성을 갖고 있지 않고, 조건에 따라 높아지거나 낮아지기도 하면서 세포의 활동에 맞게 조절되고 있다. 다시 말해서 효소활성은 기질, 이온, 보효소, 공동인자, 반응생성물 등의 농도, 또는 pH, 온도와 같은 환경의 변화에 의하여 조절되고, 그 외에 allosteric 효소, 전구체효소 및 잠재효소 등의 특수한 기구로 활성화 또는 불활성화되어 대사를 조절하고 있다.

(1) 최종생산물조절(feedback regulation)

어떤 대사경로의 반응이 진행되면서 마지막 단계의 최종생산물이 너무 많이 생성축적되면, 생성된 최종생산물에 의하여 반응경로의 초기단계에 관여하는 효소의 생합성이 억제 또는 효소활성이 저해를 일으켜 반응이 정지하는 경우가 있다. 이러한 조절을 최종생산물조절(feedback regulation)이라 하고, 이 조절에는 앞에서 설명한 바와 같이 초기단계의 효소의 생합성을 억제하는 최종생산물억제(feedback repression)

와 초기단계의 효소의 활성을 저해하는 최종생산물저해(feedback inhibition)의 두 가
지가 있다.

　최종생산물저해를 받는 효소를 allosteric 효소라 부르고, 이 효소는 흔히 두 가지 형
태의 단백질부위(subunit)로 구성되어 있다. 이 중 하나는 촉매에 관여하는 활성부위
를 가지고 있는 기질결합단백질부위이고, 다른 하나는 feedback 저해물질과 결합하는
조절단백질부위(regulatory subunit)이다.

　최종생산물이 효소분자의 조절단백질부위에 결합하면, 기질이 결합단백질부위에 결
합하는 것을 방해한다. 이런 현상의 효과를 allosteric 효과라 하며, 기질과 저해물질
중 하나가 단백질부위에 결합하면 단백질의 입체구조가 변화하고, 동시에 다른 쪽의
물질의 결합에도 영향을 미친다.

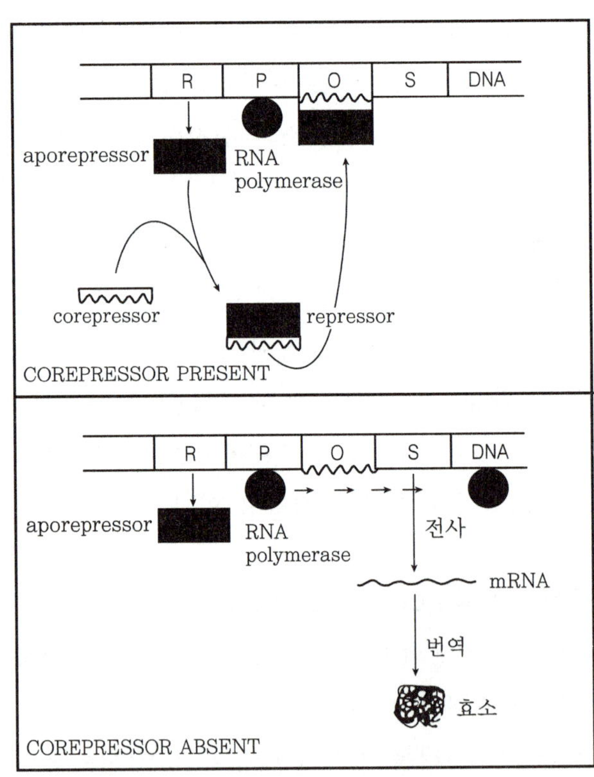

R : 조절유전자, P : promoter 유전자, O : operator 유전자, S : 구조유전자

그림 5-2. Feedback 제어에 관련된 효소

효소생합성의 조절에 관여하는 최종생산물조절에 의한 효소는 그림 5-2와 같이, 조절유전자(R: regulatory gene)에 의하여 억제물질 단백질(aporepressor)을 생합성하는 것으로 예측된다. 이 aporepressor 자체는 활성이 없지만 생합성경로의 최종생산물인 corepressor와 결합하여 활성화된 억제물질(repressor)이 된다. 활성화된 억제물질은 operator와 작용하면서 RNA polymerase에 의하여 구조유전자(S)에 관련되는 효소의 전사(transcription)를 방해하여 효소가 생합성되지 않는다고 생각된다. 그리고 최종생산물인 corepressor가 없을 경우는 활성형인 억제물질을 만들 수 없으므로 RNA polymerase에 의하여 구조유전자에 관련된 효소가 전사되어 생합성된다.

이와 같은 최종생산물에 의한 효소활성의 저해와 효소합성의 억제는 동시에 일어나는 경우가 많고, 이와 같이 생합성경로의 조절 기구는 세포에 있어서 필요 이상으로 과량 생산하지 않도록 작용하고 있으나, 미생물을 인공적으로 변이(mutation)시켜 이들이 조절을 하지 못하도록 하면 목적한 최종생성물질을 많은 양 생산할 수 있다. 이러한 원리를 이용하여 아미노산, 핵산 등을 미생물로 생산하는 방법이 공업적으로 활용되고 있다.

미생물의 일반 대사경로에는 하나 또는 두 개 이상의 대사경로(branched pathway)가 있다. 두 개 이상의 대사경로의 경우 최종생산물이 한 개만으로 또는 두 개 이상이 공존할 때 조절현상이 일어나는 등 여러 경우가 있으나, 여기서는 일반적인 세 가지에 관해서 설명한다 (그림 5-3). 조절효과는 feedback 억제와 제어에 모두 적용된다.

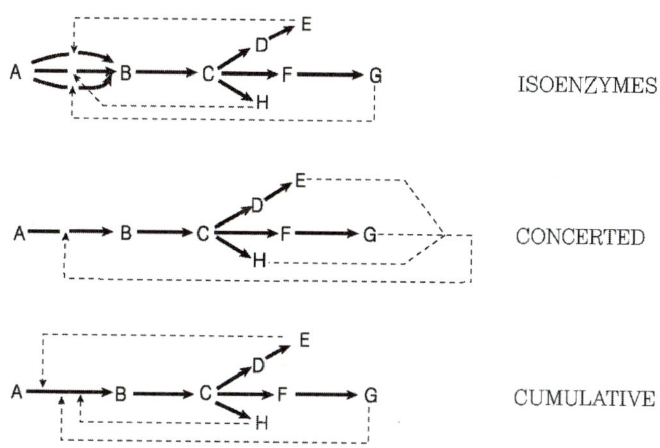

그림 5-3. 여러 가지로 갈라진 대사경로에서의 Feedback 조절

① Isoenzyme에 의한 특이한 조절작용

미생물은 촉매반응이 같은 효소를 여러 개를 생합성하고 있으나, 이들 반응을 조절하는 최종산물의 종류가 서로 다른 경우가 있다. 이러한 성질을 갖고 있는 효소를 isoenzyme이라 한다. 잘 알려진 보기로는 대장균을 사용하여 aspartic acid 계열의 아미노산을 생합성하는 경우, 합성경로의 초기단계에 관여하는 isoenzyme 세 가지의 aspartokinase를 생성한다. 그중 하나의 aspartokinase는 lysine에 의하여 조절되며, 다른 것은 threonine, 세 번째의 것은 methionine에 의하여 조절된다.

② Concerted feedback 조절과 cumulative feedback 조절

두 개 이상의 대사경로에서 오직 하나의 효소만이 관계하고 있는 최초단계의 효소의 생합성과 활성이 최종생산물에 의해 조절될 경우, 최종생산물이 단독으로 있을 때 또는 매우 적을 때는 거의 조절이 없거나 조절되지 않는다. 그러나 두 종류 이상이 과량 공존할 때 조절이 된다. 이러한 조절을 concerted feedback regulation이라 한다.

생합성경로의 초기단계의 효소의 활성을 최종생산물 단독으로도 저해하나 제어정도가 적다. 그러나 이러한 제어를 일으키는 다른 최종생산물이 합쳐지면 효소활성의 저해와 효소합성의 억제정도가 매우 높아지는 것을 cumulative feedback regulation이라 한다. 이와 같이 최종산물이 두 개 이상이 모여지면 저해효과가 누적되는 것을 cumulative effect라 한다.

제 06 장

|미생물의 개량|

1. 변이(mutation)
2. 유전자조작을 이용한 균주의 개량

공업적인 미생물의 육종방법에는 인공변이(artificial mutation), 형질전환(transforma-tion), 형질도입(transduction), 세포융합(cell fusion), 유전자 재조합(recombinant DNA technology) 등을 들 수 있으나, 그중에서도 일반적으로 많이 이용되는 방법은 인공변이이다. 최근에 고등동식물의 유전자를 미생물에 도입시키는 유전자조작, DNA 재조합(recombination) 기술이 발전되어 미생물이 생산할 수 없었던 생산물을 미생물을 통해 생산할 수 있는 기술이 개발되어 앞으로 발효공업이 새롭게 발전될 전망이다.

1. 변이(mutation)

1) 변이의 원리

변이(mutation)에는 자연변이(spontaneous mutation)와 인공변이(artificial mutation)가 있다. 생물의 유전적 형질을 지배하는 유전자는 DNA(deoxyribonucleic acid)로 구성되어 있다. 이 DNA는 염기(base), 데옥시리보스(deoxyribose), 인산(phosphate)의 세 성분으로 구성된 nucleotide로 되어 있고, 염기로서는 A(adenine), G(guanine), C(cytosine), T(thymine)의 네 종류가 있다.

Nucleotide가 서로 deoxyribose의 3′과 5′의 위치에서 인산결합(phosphodiester bond)을 하여, 인산 가교로 결합된 polynucleotide의 두 개의 사슬이 나선상으로 반대방향(antiparallel)으로 정렬한 이중나선구조(double helix)를 하고 있다. 그리고 adenine과 thymine, guanine과 cytosine 간에 수소결합(hydrogen bond)을 통한 염기쌍(base pair)을 통하여 서로 연결되어 있다.

DNA가 복제(replication)될 경우에는, 이중나선에 있는 염기의 짝이 되는 DNA 사슬이 합성되어, 원래의 DNA와 같은 DNA 이중사슬이 합성된다. 이 방법으로 유전정보(genetic information)가 모세포(parent cell)로부터 딸세포(daughter cell)에 전달된다.

변이를 유전적으로 생각하면 DNA 수준에서의 변화를 의미한다. 다시 말해서 DNA의 염기배열(base sequence)이 polypeptide의 아미노산배열을 결정하게 되므로, DNA의 염기배열이 변하면 polypeptide의 아미노산배열이 변하고, 동시에 단백질이 지닌 생리활성 등의 성질도 변한다. DNA의 염기배열의 변화는 그림 6-1에 나타낸 것과 같이 염기 또는 염기군의 삽입(insertion), 결실(deletion), 치환(substitution), 중복(duplication), 전좌(translocation), 역위(inversion)가 있다. 이들 중 삽입, 결실, 중복, 전좌에 의하여 염기의 배열이 변화하므로 그 뒤의 아미노산의 배열이 일부 혹은 전부 바뀌게 된다. 이러한 형태의 변이를 frameshift라 한다.

그러나 변이가 하나의 다른 아미노산으로 code하는 변이를 missense 변이라 한다. 그리고 아무런 아미노산도 code할 수 없는(UAA, UAG, UGA) 변이를 nonsense 변이라 한다. 또한 GC ⇌ AT와 같은 치환은 purine 염기가 purine 염기로, pyrimidine 염기가 pyrimidine 염기로 치환되는데 이것을 전이(transition)라 한다. 이와 다르게 AT ⇌ CG와 같이 purine 염기가 pyrimidine 염기로, pyrimidine 염기가 purine 염기로 치환되는 것을 transversion이라 한다(그림 6-2).

ABC DEF GHI ⟶	ABC XDE FGH I	삽입(insertion)
⟶	ABC EFG HI	결실(deletion)
⟶	ABC DXF GHI	치환(substitution)
⟶	ABC **ABC** DEF GHI	중복(duplication)
⟶	ABC **LMN** DEF GHI	전좌(translocation)
⟶	ABC EDF GHI	역위(inversion)

ABCDEFGHI : 염기 또는 염기서열

그림 6-1. DNA의 염기배열의 변화

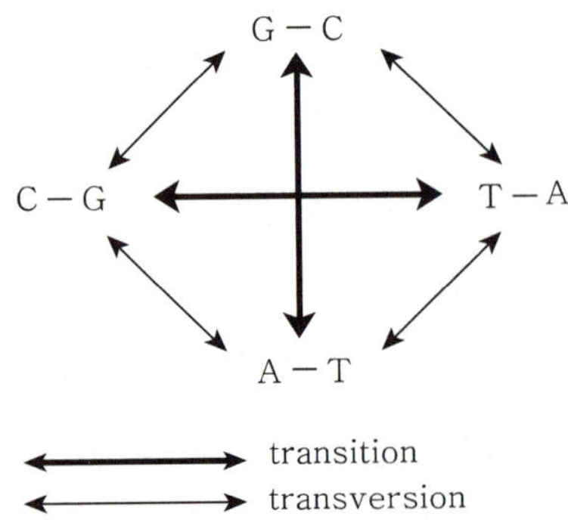

그림 6-2. 염기쌍(base pair)의 치환(substitution)

일반적으로 DNA 중의 염기는 가장 안전한 호변이성체 구조(tautomeric structure, keto형, lactam형)를 하고 있으므로 adenine과 thymine, guanine과 cytosine이 서로 수소결합의 쌍을 만들고 있으나, 이것과 다른 형태로 드물게 guanine과 thymine(enol형), adenine과 cytosine(imino형)과 같이 쌍을 이루는 호변이성체 구조가 되는 경우가 있으므로, 틀린 다른 쌍을 만들어 DNA의 복제(replication) 또는 RNA로의 전사(transcription)를 할 경우, 쌍의 잘못을 일으키는 경우가 있다. 실제로 나타나는 변이의 빈도는 호변이성체의 상대적인 안정성으로부터 예상되는 것보다 적다.

자연돌연변이는 영양조건이 좋을 경우에 DNA의 복제의 잘못이 주원인이 되어 일어나, 영양조건이 나쁠 경우 또는 DNA의 복제가 없는 상태에서는 시간에 비례하여 일정한 빈도로 DNA에 흠이 자연히 생기며, 그로 인하여 변이가 일어나는 것으로 생각되고 있다. 인공돌연변이는 DNA의 손상으로 복제가 잘못되고, DNA 염기에 약간의 흠이 생겨 쌍이 잘못되고, 또는 DNA 복제의 수복(repair)의 잘못을 증가시킬 수 있는 흠이 생겨 변이가 생기는 것으로 생각되고 있다.

2) 변이제(mutagen)

돌연변이를 유도하기 위해 DNA의 특정한 구조를 변화시키는 방법은 많다. 그중 작용기구가 확실히 밝혀진 방법과 일반적으로 많이 사용하고 있는 변이제(mutagen)에 관해 간단히 설명한다.

(1) DNA의 일정한 성분의 생합성을 저해하고 구조변화를 일으키는 것

Thymine 합성 저해제에는 8-amino uracil 또는 8-ethoxy caffeine이 있고, purine 합성저해제에는 azoserine, 6-mercapto caffein이 있다. 이들 변이제는 변이율이 낮고, 저해작용으로 인한 염기의 부족이 어떠한 과정에서 돌연변이를 일으키는지 아직 알지 못한 점이 많다.

(2) DNA 중에 다른 염기성분을 삽입하여 복제할 때 염기배열을 변화시키는 것

Pyrimidine 염기 대신에 DNA에 삽입할 수 있는 것은 5-bromouracil, 5-bromodeoxyuracil, 5-chlorouracil, 5-iodouracil 등이 있고, purine 염기 대신에 DNA 중에 삽입할 수 있는 것은 2-aminopurine, 2,6-diaminopurine 등이 있다. 이 물질들은 일반직인 염기에 비하여 호변이성화 또는 이온화 상태로 되는 확률이 높다. 그 결과 염기의 쌍이 잘못(mispairing)된다고 생각한다.

(3) DNA 성분으로 삽입되지 않으나, 그의 존재로 인하여 복제의 잘못을 일으키는 것

Acridine계 색소류(acridine orange, profravine 등)가 DNA의 이중나선의 오목한 곳에 삽입되고, 그 결과 DNA를 복제하는 과정에서 삽입, 결실이 일어나 frameshift형 변이가 일어난다고 생각된다.

(4) DNA 성분에 있는 특정된 구조를 약물로 처리하여 직접적으로 변화시키는 것

① **아질산**에 의한 deamination으로 DNA 중에 있는 adenine은 hypoxanthine으로 되어 cytosine과 염기쌍(base pair)을 만들고, cytosine은 uracil로 되어 guanine과 염기쌍을 만든다. guanine이 xanthine이 되는 경우는 원래대로 cytosine과 쌍을 만든다.

② **알킬화제(alkylating agent)**인 methyl methane sulfonate(MMS), ethyl methane sulfonate(EMS), *N*-methyl-*N′*-nitro-N-nitrosoguanine(NTG), nitrogen mustard 등은 DNA 중에 있는 guanine 7위치를 알킬화하여 4급 암모늄질소를 만들고, deoxyriboside 결합이 불안정한 상태가 되어 절단된다. 즉 탈guanine을 일으켜 인산-당-인산이 남고, 수복(repair)됨으로써 그곳에 원래의 다른 guanine 중 어느 것이나 들어갈 수 있다. 이로 인하여 변이가 일어나는 것으로 생각된다.

(5) 물리인자에 의한 것

물리인자에는 X선, γ선, 중성자선, 자외선, 고열처리 등이 있으나 그중에서도 간편하고 일반적으로 많이 사용하는 것은 자외선조사(UV irradiation)이다. DNA는 강한 자외선을 흡수한다. 그 최대 흡수는 260 nm 파장 부근에 있다. 세포는 자외선조사에 의하여 빨리 사멸하고, 살아남은 균 중에 DNA의 변이율이 높게 일어난다.

DNA 용액 중에 자외선을 쪼이면 두 종류의 화학적인 변화가 일어난다. 첫 번째는 같은 사슬상에서 서로 이웃하고 있는 pyrimidine 잔기 사이에 공유결합(covalent bond)이 형성되어 pyrimidine dimer가 된다. 이들의 dimer는 DNA 분자를 변형시켜 정상적인 염기쌍을 형성하지 못하게 한다(그림 6-3).

두 번째는 pyrimidine 잔기의 이중결합이 있는 3, 5 이중결합을 수화(hydrate)한다. 자외선조사에 의한 변이유기작용(ultraviolet light induced mutation)의 대부분은 pyrimidine dimer 형성의 결과로부터 이루어진다는 것이 분명하다. 이는 pyrimidine dimer를 제거하거나 또는 절단하는 처리를 하면, 자외선의 변이유기효과가 거의 없어지는 것으로도 dimer의 중요성을 알 수 있다.

보기를 들면 자외선으로 처리한 세균세포를 300~400 nm의 가시광선(visible light)으로 쪼이면 변이율이나 살균율이 현저하게 감소한다.

이 현상을 광회복(photoreactivation)이라고 한다. 이외에 일부의 발암제(carcinogen), 항생물질(antibiotics), MnCl₂ 등으로도 변이가 유도된다.

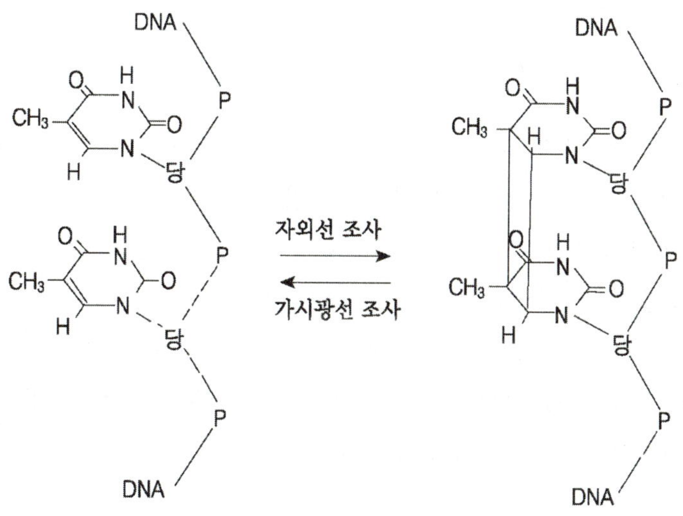

DNA 중에 2개의 thymine이 인접하고 있다.

그림 6-3. 자외선에 의한 thymine dimer의 생성

3) 변이주의 분리

(1) 균주

사용하는 미생물의 균체는 가능한 단세포로 단핵 또는 소수핵의 세포를 선별한다. 포자를 만드는 미생물인 경우는 포자를 사용하는 것이 분산하기 쉽고, 핵 수가 적은 점 등이 바람직하다.

(2) 변이제 처리

변이제의 효과는 미생물마다 다르므로 적당한 변이제를 선택하는 것이 중요하다. 일반적으로 치사율과 변이주가 나타나는 빈도는 서로 상관관계가 있다. 그러므로 변이처리를 하면서 생존율곡선(survival curve)을 구하여 변이율이 높은 조건을 선정한다.

(3) 변이제 처리균의 배양

세포에 핵을 여러 개 지니고 있는 균들은 대수증식기에 다핵상태로 된다. 한 개의 세포 안에 있는 핵이 모두 변이핵이 되려면 적어도 2회의 세포분열이 필요하다. 생긴 돌연변이가 나타날 때까지는 분리지연(실제로 돌연변이와 형질발현과의 세대차이)과 표현지연의 현상이 있으므로 변이유도처리를 한 세포현탁액을 영양배지에 접종하고, 적당한 시간 배양한 다음 변이주를 분리하는 것이 바람직하다.

(4) 변이주의 선택

변이주의 선택은 목적하는 변이의 성질 또는 균주의 성질을 잘 이해하고, 어떠한 방법으로 능률적으로 잘 선택하느냐 하는 점을 생각해야 한다. 영양요구주를 선택하는 것도 한 방법의 보기이다.

① 전체분리법

변이제로 처리한 세포를 한천배지에 도말하고, 배양하여 생긴 colony를 모두 분리하여 목적하는 변이주를 선별하는 방법이다. 이것은 직접적인 방법이나 비능률적이다. 이러한 경험을 보충한 replica법이 있다.

② 농축법

변이주와 야생주의 혼합액 중에서 야생주를 선택적으로 분리하는 방법으로 제거하여, 변이주의 비율을 높여 분리하는 방법이다.

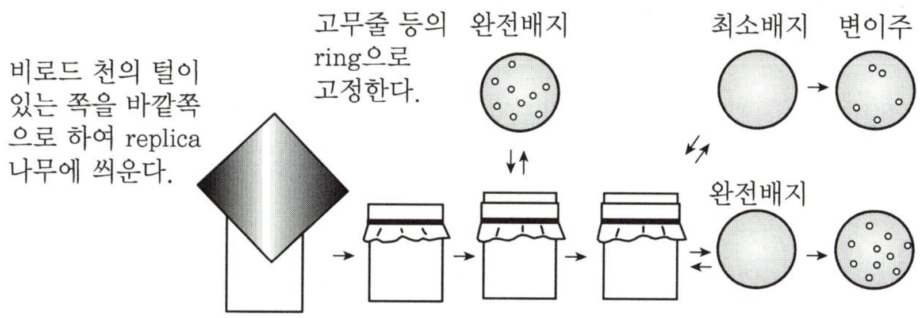

그림 6-4. Replica법에 의한 영양요구주의 분리

- **여과법** 곰팡이, 방선균 등과 같이 균사를 잘 형성하는 균에 이용된다. 최소배지 (minimal media)에서 배양하여 야생균주만을 발아 생육시킨 다음, 멸균한 여과지로 여과하면 생육한 균사를 제거할 수 있다. 변이되어 발아하지 못한 포자는 여액으로 여과된다. 이러한 조작을 여러 번 되풀이하면 10% 이상의 변이주를 얻을 수 있다. 내열성 포자가 갖고 있는 균주인 경우는 최소배지에서 야생균주를 발아시킨 다음 열처리함으로써 변이주를 농축할 수 있다.

- **Penicillin 농축법** Penicillin이 생육하는 세포만을 선택적으로 살균시키는 작용을 이용하는 특수한 방법이다. 그림 6-5에 농축방법을 나타냈다. 이 방법으로 잘 처리하면 생성된 colony의 과반수 정도의 변이주를 얻을 수 있다. Penicillin에 비감수성인 곰팡이 등은 곰팡이에 효과가 있는 nistatin, endomycin 등과 같은 항생물질을 사용하면 효과적이다.

[세균배양] → [생리식염수로 균체 세척] → [변이제 처리] → [세척한 다음 최소배지(목적으로 하는 변이주의 필수영양원을 제거한 배지)에서 배양] → [배양 1~2시간 뒤에 500 U/*ml*의 penicillin을 가한 배지에서 생육하는 비영양요구성 균주(prototrophic strain)를 용균시킨다.] → (여러 번 되풀이한다) → [균체 세척] → [한천 완전배지(변이주의 필수영양원을 첨가한 배지)에서 배양] → [Colony 형성] → [Replica법 등으로 영양요구성 균주(auxotrophic strain) 선별]

그림 6-5. Penicillin 농축법의 보기

2. 유전자조작을 이용한 균주의 개량

미생물을 개량하는 데 변이 이외에 세포융합법(cell fusion method)과 유전자 재조합법(DNA recombination)을 들 수 있다. 여기에서는 후자인 유전자 재조합법에 관해 설명한다.

지금까지 설명한 미생물의 개량법은 미생물이 원래부터 갖고 있는 유전정보에 의하여 물질생산능력을 발현시키는 데 변이를 이용하여 높이는 방법이고, 미생물을 아무리 변이시킬지라도 미생물이 원래부터 생산능력이 없는 고등동식물만이 생산하는 물질을 생산한다는 것은 불가능하였다. 그러나 분자생물학, 유전공학의 발전으로 인하여 유전자조작(genetic engineering), 재조합 DNA(recombinant DNA), 분자클로닝(molecular cloning) 등의 유전공학의 기술이 개발되어 미생물로 생산이 불가능하였던 물질을 생산할 수 있게 되었다.

유전자 재조합법을 이용하여 균주를 개량하는 과정은 (1) 다른 생물의 세포로부터 분리한 DNA 조각인 공여체 DNA를 plasmid 또는 용원 바이러스 등과 같이 자기 스스로 증식할 수 있는 성질을 갖고 있는 작은 크기의 DNA(일명 vector)와 시험관에서 재조합(recombination)시켜 재조합체 DNA를 만든다. (2) 재조합체 DNA를 수용세포(숙주세포, host cell)로 이동(transport)시키고 (3) 숙주세포 안에서 재조합 DNA을 복사시킨다. (4) 세포를 증식키고 (5) 한천배지에서 자라는 colony에서 목적하는 세포를 분리한다.

1) 공여체 DNA와 vector DNA의 조제

공여세포로부터 염색체 DNA(chromosomal DNA)를 분리한 다음, 분리한 DNA의 특정한 염기배열을 식별하면서 절단하는 제한효소(restriction enzyme), 혹은 물리적 힘에 의한 기계적인 절단으로 적당한 크기로 만든다. 절단하는 방법에는 두 사슬을 같은 위치에서 절단하여 평평한 평활말단(flush end, blunt end)으로 분해하는 효소와 2중 사슬의 위치가 다른 곳을 절단하여 서로 상보적인 nucleotide의 배열을 지니고, 한 개의 사슬이 튀어나와 있는 말단, 즉 접착말단(cohesive end)을 만드는 효소가 있다. 후자의 효소의 경우, 분해된 말단끼리 서로 상보적이고, 적당한 조건에서 처리하면 상보적인 양쪽 말단의 염기 간에 수소결합이 형성되어 연결할 수 있다. 공여체

DNA 조각을 vector DNA에 삽입하는 방법으로 후자의 제한효소를 사용하는 방법이 많이 이용되고 있다.

Plasmid DNA 또는 바이러스 DNA와 같이 자기증식능력을 지닌 DNA에 다른 생물로부터 얻은 DNA의 작은 조각을 인위적으로 결합시키면 숙주세포 안에서 그의 외래 DNA도 plasmid DNA와 같이 자기증식을 하고, 숙주세포에 있는 그의 유전자를 자손에 전달할 수 있게 된다.

Plasmid는 매우 적은 형태의 이중나선의 DNA 분자로 된 세포질성 유전인자로, 그 크기가 형질전환에 사용할 수 있을 정도로 작아 손상되지 않은 상태로 세포로부터 분리 정제되고, 다시 숙주세포가 되는 세포에 옮길 수 있다. 옮겨진 plasmid DNA는 자기증식을 하고 새로운 숙주세포의 자손에 전해진다.

이와 같이 plasmid 또는 바이러스의 DNA와 같이 자기증식을 함과 동시에 유전인자를 숙주세포에 운반할 수 있는 능력을 갖고 있는 유전자를 vector DNA라 한다.

2) 재조합 DNA의 조제

공여체 DNA와 vector DNA를 시험관 안에서 제한효소로 절단하여 결합시킨다. 이때 두 DNA 분자 간의 효율성이 좋게 결합시키기 위하여 DNA 분자의 말단을 노출시켜 결합시킨다. 결합시키는 방법에는 제한효소를 이용하는 방법과 terminal transferase를 이용하는 방법이 있다.

(1) 제한효소를 사용하는 방법

공여체 DNA와 vector DNA를 같은 제한효소를 사용하여 같은 부착말단을 만들어 ligase로 연결하는 방법이다. 제한효소로 절단하여 얻어진 두 개의 DNA 단편을 연결하는 데는 부착부분에 미리 염기 간의 수소결합을 형성시킨 다음, DNA ligase에 의하여 공유결합을 시켜 완전하게 연결된 DNA 분자인 재조합 DNA를 만든다(그림 6-6).

(2) Terminal transferase를 이용하는 방법

공여체 DNA와 vector DNA를 재조합 DNA로 만들 경우, 어떠한 절단을 할지라도 평활말단으로만 만든다면 결합효율은 떨어지지만 자유롭게 결합할 수 있다. 이 방법이 terminal transferase를 이용하는 방법이다.

공여체 DNA와 vector DNA를 평활말단으로 절단하는 제한효소로 절단하여 평활말단을 만든 다음, deoxynucleotide와 terminal transferase를 사용하여 두 DNA 중 하나의 DNA 3′-말단에는 dA 또는 dG, 다른 DNA의 3′-말단에 dT 또는 dC의 homo-polymer 말단으로 만든 다음, 이 두 개를 혼합하여 상보적 염기 간 수소결합의 쌍을 만들고, DNA ligase로 연결하는 방법이다. 이 방법은 공여체와 vector DNA 분자가 어떠한 DNA 염기배열을 가지고 있다 할지라도 결합시킬 수 있는 방법이다(그림 6-7).

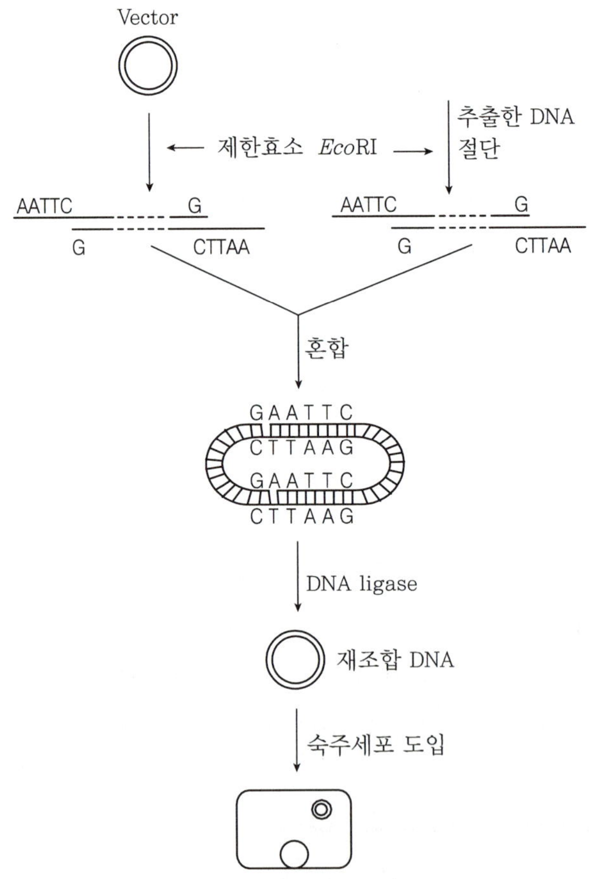

그림 6-6. 제한효소를 사용한 제조합 DNA

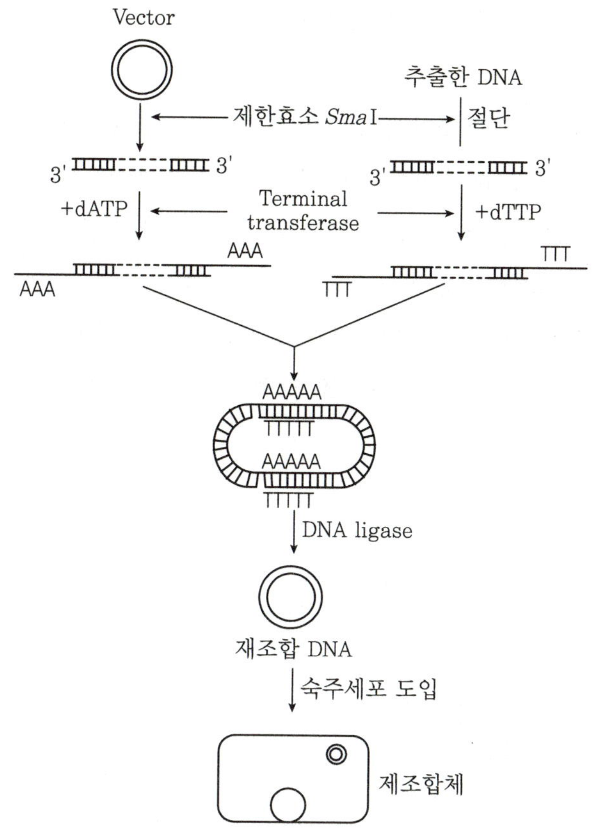

그림 6-7. Deoxyribose nucleotide와 terminal transferase를 이용한 재조합 DNA

(3) RNA에 의한 상보적 DNA의 합성과 재조합 DNA

RNA에 의한 상보적인 DNA 합성과 재조합 DNA 조제에 관한 것을 globulin mRNA로부터의 보기를 들면 그림 6-8에 나타낸 것과 같다. Globulin mRNA로부터 유전자 DNA를 합성하는 제1단계는 RNA를 주형(template)으로 하여 reverse transcriptase에 의해 단일 사슬의 상보적 DNA(complementary DNA, cDNA)를 합성하는 반응이다. 진핵세포의 mRNA의 대부분에는 그의 3′-말단에 poly dA의 부분을 갖고 있으므로, 이 반응에는 주형 RNA의 말단 일부분에 상보적인 oligo dT(dT$_{12-18}$ 등)를 가하면 poly dA 부분과 수소결합을 만들어 primer가 된다. 이 경우 RNA의 3′-말단 으로부터 DNA 합성이 시작되고, 5′-말단까지의 상보적인 염기쌍을 형성하는 전체적

인 cDNA가 합성된다. 이것을 단일사슬 DNA만을 특이하게 절단하는 제한효소로 절
단하고 알칼리로 처리하거나 RNA 분해효소를 이용하면 RNA가 분해되면서 단일사
슬의 cDNA를 얻는다. 단일사슬의 cDNA를 2중사슬 DNA로 만드는 데 필요한 효소
는 대장균의 DNA polymerase I이다. 이들의 효소도 주형 DNA뿐만 아니라 primer를
필요로 한다. 앞에서 설명한 globulin cDNA의 경우와 같이 cDNA가 높은 비율로 3′-
말단(주형 RNA의 5′-말단에 상당)에 hairpin 구조를 갖고 있으면 이것이 primer로서
작용하는 데 매우 좋은 환경이 된다. 만일 이 hairpin이 없으면 cDNA의 3′-말단에
terminal transferase로 dC 또는 dT 사슬을 가하여 oligo dG 또는 oligo dA를 primer로
서 사용할 수 있다.

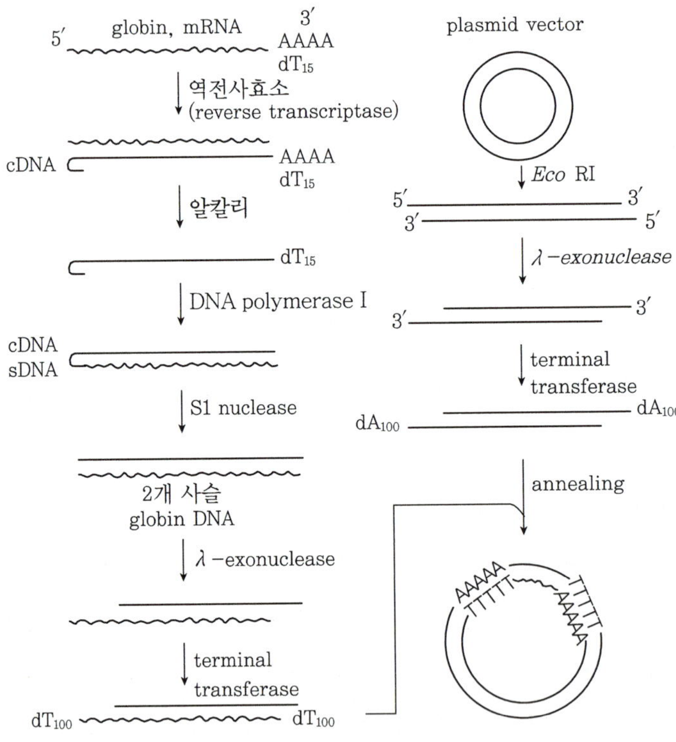

그림 6-8. Globin mRNA로부터의 2중사슬 DNA의 합성과 그의 cloning

여기서 만들어진 2중사슬 DNA와 vector DNA를 사용하여 재조합체 DNA를 조합
하는 방법은 앞에서 설명한 제한효소를 이용하는 방법 또는 terminal transferase를 이

용하는 방법을 이용하면 된다. 이렇게 RNA에 의한 상보적 DNA(cDNA)의 합성방법
은 인간을 비롯한 고등생물계 유전자에서 발견되는 non-coding 인트론(intron)을 제
거하여 완전한 coding DNA만을 만들어 대장균 등의 미생물에서 이들 유전자의 발현
을 가능케 하는 장점이 있다.

(4) PCR(polymerase chain reaction)에 의한 DNA 합성 및 변형

최근 들어 급격히 발달한 대용량 자동화 유전자서열분석기(automated DNA sequencer)
등을 비롯한 각종 생물공학기술의 발전으로 인해, 2000년에 처음 보고된 인간의 게놈
서열(genome sequence)을 비롯해 대장균, 곰팡이, 효모를 비롯한 각종 생물의 게놈서
열이 보고되어 있기 때문에 이들 정보를 이용한 유전자 재조합기술이 보편화하고 있
는 실정이다.

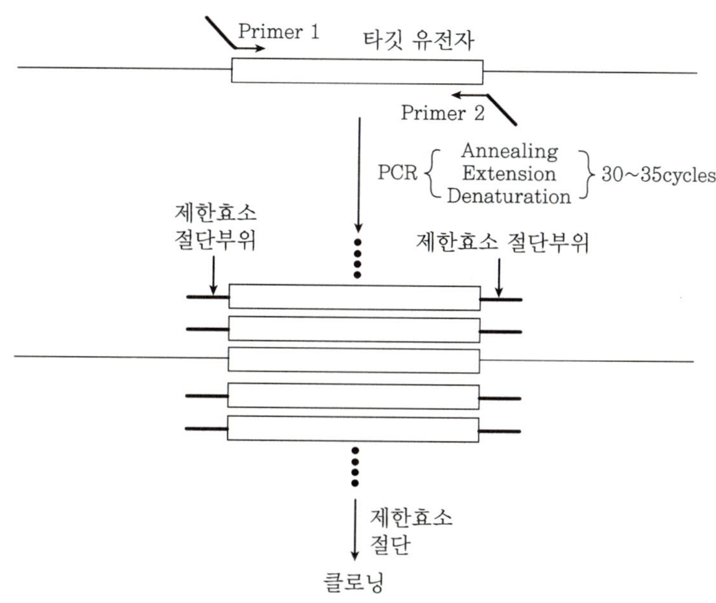

그림 6-9. PCR 증폭에 의한 DNA 합성

이 중에서도 유전자 서열정보를 가지고 있는 특정 유전자에 대한 PCR(polymerase
chain reaction)에 의한 증폭과 클로닝방법은 가장 보편화하여 있는 유전자 재조합기
술이라 할 수 있다. 이 방법은 타깃 유전자의 양끝 5′와 3′ 방향에 각각 상보적인 두

개의 primer를 이용하여 주형이 되는 염색체 DNA(chromosomal DNA)에 접합(annealing)시킨 후, 고온에서 안정한 *Taq* polymerase와 상용화되어 있는 thermocycler를 이용하여 대용량으로 증폭한다.

특히 PCR에 이용되는 primer의 제작 시, 특정 제한효소의 인식부위를 첨가함으로써 vector DNA로의 클로닝을 용이하게 만드는 것이 일반적이다. PCR에 의한 DNA의 증폭 및 합성방법은 여러 가지 효용성이 있으나, 그중 아주 소량의 샘플에서도 많은 양의 타깃 유전자를 증폭할 수 있는 것은 가장 대표적인 장점이라 할 수 있다. 또한 원하는 제한효소 절단부위를 임의로 선택할 수 있어, 클로닝이 훨씬 더 용이해진다는 장점이 있다. 하지만, PCR에 의한 DNA 증폭 중 변이가 유입될 수 있다는 사실을 주의해야 한다.

PCR을 이용한 다양한 응용방법은 유전자의 위치 특이적 변이(site-directed mutagenesis)에 의한 단백질의 기능적, 구조적 변화를 선택적으로 유도하는 데에도 이용된다.

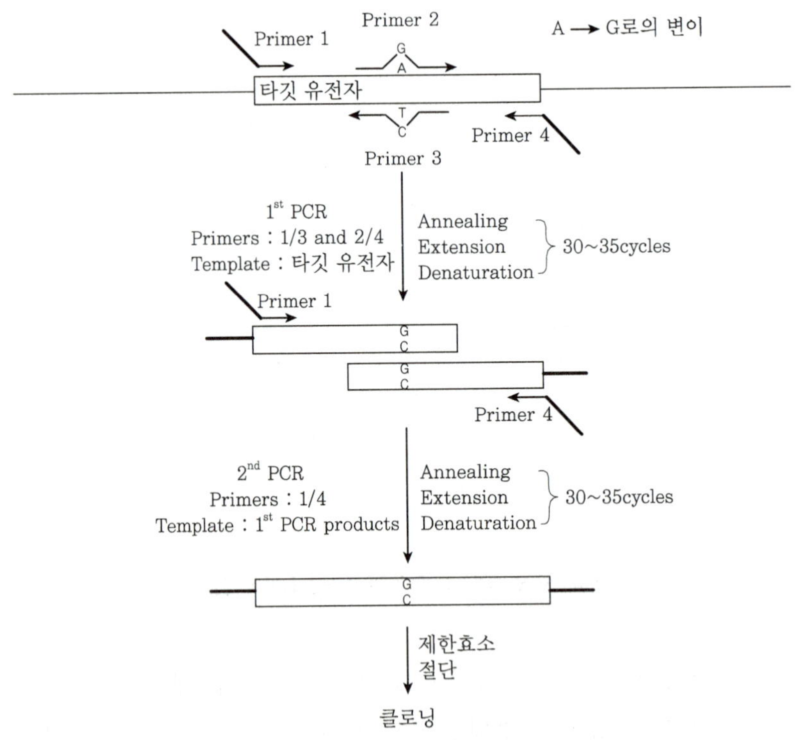

그림 6-10. Overlap PCR에 의한 DNA 변이

앞에서 언급된 화학적, 물리적 방법은 유전자의 비특이적 변이(random mutation)를 야기하는 데 반해, PCR을 이용한 특이적 변이는 연구자가 원하는 부분에만 선택적으로 변이를 줌으로써, 비특이적 변이에 의한 부작용을 최소화할 수 있는 장점이 있다. 예를 들어 효소의 활성을 높이도록 활성부위의 아미노산의 서열만을 바꾸기 위해, 그 부위에 해당하는 유전자의 서열을 위치특이적 변이에 의하여 바꿀 수 있다. 대표적인 방법으로는 중복(overlap) PCR에 의한 위치특이적 변이법이 있다. 이 방법은 변이(mutation)가 유입된 primer를 이용하여 각각의 DNA 조각을 첫 번째 PCR을 이용하여 증폭한 후, 두 번째 PCR을 이용하여 완전한 유전자를 증폭하는 방법으로 가장 일반적으로 많이 쓰이는 방법이다.

3) 생세포에 재조합 DNA의 주입증식

(1) 화학적 방법(chemical transformation)

재조합 DNA는 형질전환(transformation)의 방법을 이용하여 숙주세포에 도입시킨다. 대장균인 경우는 $CaCl_2$로 처리한 균에 일정시간(약 30분) 저온에서 DNA를 함께 배양 후, 짧은 시간(약 30~60초) 동안 고온처리(heat shock, 42℃)를 하므로써 쉽게 도입된다. 재조합 DNA로 처리한 세포의 집단으로부터 목적하는 유전자를 함유하고 있는 세포를 선별하는 데는, DNA의 분자잡종형성법과 같은 화학적인 방법을 사용할 수 있으나, 보다 효과적인 방법은 형질전환, 즉 유전자가 도입된 결과, 세포의 성질이 변화된 현상을 이용하는 방법이다.

(2) 전기적 방법(electroporation)

최근 들어 전기적 충격에 의한 외래유전자의 도입법이 그 고효율성 때문에 많이 이용되고 있다. 이 방법의 원리는 친수성과 소수성으로 되어 있는 인지질의 이중막을 짧은 시간 동안 전기충격(voltage shock)을 주어 잠정적으로 세포막의 구조를 파괴시켜 작은 구멍을 만들게 되고, 이를 통해 극성물질인 외래 DNA가 주입되는 방법이다. 이렇게 잠시 파괴된 세포막은 다시 일정시간 후에 자연적으로 결합을 다시 이루게 되어 정상적으로 돌아가게 된다. 이 방법의 가장 큰 장점은 대장균, 곰팡이 및 각종 고등생물 세포 등 다양한 종류의 세포로의 외래유전자 도입에 이용될 수 있고, 도입 효율이 대단히 높으며, 아주 미량의 외래 DNA만 이용된다는 장점이 있다. 단점으로는 전기적 충격에 의하여 세포의 성상기능에 영향을 미칠 수 있는 가능성이 있다.

(3) 물리적 방법(biolistic transformation)

화학적, 전기적 방법으로도 외래 유전자의 도입이 어려운 세포의 경우, biolistic transformation이라는 물리적 방법을 쓴다. 이 방법은 DNA가 코팅된 금(gold) 혹은 텅스텐(tungsten)으로 된 세포보다 작은 미세입자(일명 microcarrier)를 고압을 이용하여 세포에 빠른 속도로 발사하여, 그 입자가 순간적으로 세포막을 뚫고 세포 내로 주입되게 하는 방법이다. 이 고압을 형성하기 위해 비활성 기체인 헬륨(He)이 이용되고, 가속된 고속입자와 공기 사이의 마찰에 의한 저항을 없애기 위해, 특별히 제작된 진공 체임버(chamber)를 사용한다. 이 방법 역시 세균, 곰팡이 및 각종 동물세포에도 효과적으로 이용되는 방법이다.

제 07 장

|주 류|

1. 주류의 정의

주류란 사람이 음용할 수 있는 알코올분이 함유된 음료를 말하며, 우리나라 주세법에 의하면 주정과 알코올분 1도 이상의 음료를 말하며 약사법에 의한 의약품으로서 알코올분 6도 미만의 것은 제외한다고 규정하고 있다.

2. 음용 에틸알코올(ethyl alcohol)의 생성

곡류, 서류, 과실류 등에 들어 있는 전분이나 당분이 발효(fermentation)되어 알코올이 생성된다. 전분이나 당분이 효소에 의해 포도당이 되고 포도당은 효모에 의해 발효되어 알코올과 탄산가스로 된다. 이와 같은 과정을 '알코올 발효'라 한다. 이때의 반응식은 그림 7-1과 같다. 순수한 에탄올(ethanol)은 무색투명한 액체로서 특유의 방향과 자극성을 가지고 있다. 비점은 78℃이고 비중은 0.7947로서 메탄올과는 달리 독성이 없으며, 적당량은 입 안의 미각을 자극하여 체액의 분비를 촉진하고 위를 자극, 위액 분비를 촉진하여 음식물의 소화를 돕는다. 또한 체내에 흡수되어 에너지를 공급하는 일종의 식품으로서 열량(calorie)을 가지고 있다.

$$
\begin{array}{l}
\text{전분의 경우} \quad\quad\quad \overset{\text{효소}}{} \quad\quad\quad\quad\quad \overset{\text{효모}}{} \\
(C_6H_{10}O_5)_n + nH_2O \longrightarrow n(C_6H_{12}O_6) \longrightarrow 2n(C_2H_5OH) + 2n(CO_2) \\
\quad\text{전 분} \quad\quad \text{물} \quad\quad\quad\quad \text{포도당} \quad\quad\quad\quad\quad \text{에탄올} \quad\quad \text{탄산가스} \\[2mm]
\text{당분의 경우} \quad\quad\quad \overset{\text{효소}}{} \quad\quad\quad\quad \overset{\text{효모}}{} \\
C_{12}H_{22}O_{11} + H_2O \longrightarrow 2(C_6H_{12}O_6) \longrightarrow 4(C_2H_5OH) + 4CO_2 \\
\quad\text{설 탕} \quad\quad \text{물} \quad\quad\quad \text{포도당, 과당} \quad\quad\quad \text{에탄올} \quad\quad \text{탄산가스}
\end{array}
$$

그림 7-1. 알코올 발효과정

3. 주류의 분류

주류는 그 제조 과정의 차이에 따라 양조주, 증류주, 혼성주 등 세 가지로 구분하며, 이 중 양조주는 발효방법에 따라 단발효주와 복발효주로 나눈다. 단발효주는 원료에 들어 있는 당분을 직접 효모로 발효시켜 여과한 술들을 가리키며, 포도주와 과실주 등이 여기에 속한나. 복발효주는 원료 중에 있는 전분질을 당화효소로 당화시킨 당을 효모로 발효시켜 여과한 술들을 말한다. 복발효주는 다시 다음과 같이 두 가지로 나누어진다. 맥주와 같이 원료 중에 있는 전분질을 맥아의 효소(amylase)로 미리 당화시킨 후 그 당액을 효모로 발효시켜 여과한 술을 단행복발효주라 하고, 탁주 또는 약주, 청주와 같이 국균이 생산한 효소(amylase)에 의한 당화와 효모에 의한 알코올 발효가 동시에 병행되면서 발효된 술덧을 여과한 술을 병행복발효주라고 한다. 참고로 우리나라와 일본, 중국에서는 이와 같은 병행복발효주가 많다. 주류는 그 제조 과정의 차이에 따라 다음과 같이 세 가지로 구분한다(표 7-1).

표 7-1. 주류의 분류

명 칭	발효방법	주원료	알코올 함량(%)
< 양조주 >			
포도주	단 발 효	포도, 설탕	10 ~ 20
맥주	단행복발효	맥아, 전분, Hop	4 ~ 6
탁주		쌀, 밀, 밀가루, 입국, 옥수수가루, 곡자	4 ~ 6
약주	병행복발효	쌀, 밀, 밀가루, 입국, 옥수수가루, 곡자	10 ~ 14
청주		쌀, 입국	15 ~ 16
< 증류주 >			
Brandy	단 발 효	포도	40 ~ 44
Rum		설탕수수, 당밀, 수피	45
Whisky	단행복발효	맥아, 보리, 옥수수, 쌀보리, 전분	40 ~ 43
Gin		맥아, 보리, 옥수수, 쌀보리, 전분	37 ~ 47
재래식소주	병행복발효주	쌀, 보리, 옥수수, 밀, 입국	25 ~ 35
고량주		수수, 곡자	60전후

1) 양조주

과일, 곡류 등을 발효시켜 제성한 술을 말한다. 비교적 알코올 함량이 낮으며 보통 3~16% 정도 함유하고 있다.

양조주에는 맥주, 탁주, 약주, 청주, 과실주(wine) 등이 있다.

2) 증류주

발효가 끝난 발효액(술덧)을 증류하여 제성한 술을 말한다. 알코올 함량이 높은 것이 특색이나 보통 20~60% 정도이다.

증류주에는 소주(희석식 소주, 증류식 소주), 고량주, 위스키, 브랜디, 진, 보드카, 럼, 테킬라 등이 있다.

3) 혼성주

증류주에 과일, 약초, 향초류를 침출하거나, 증류 등의 방법으로 제조하며 당분 등을 첨가하여 제성한 혼입제 특유의 향과 맛을 갖는 술을 말한다.

혼성주에는 매실주, 인삼주, 오가피주, 죽엽청주 등 리큐르류 등이 있다.

우리가 음용하는 술들의 제조공정은 원료에 따라 그림 7-2, 그림 7-3과 같이 도식해 볼 수 있다.

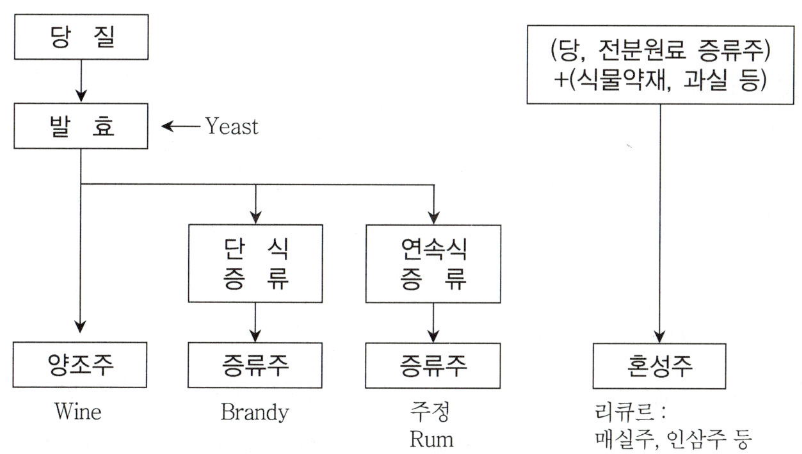

그림 7-2. 당질원료의 주류 제조 공정

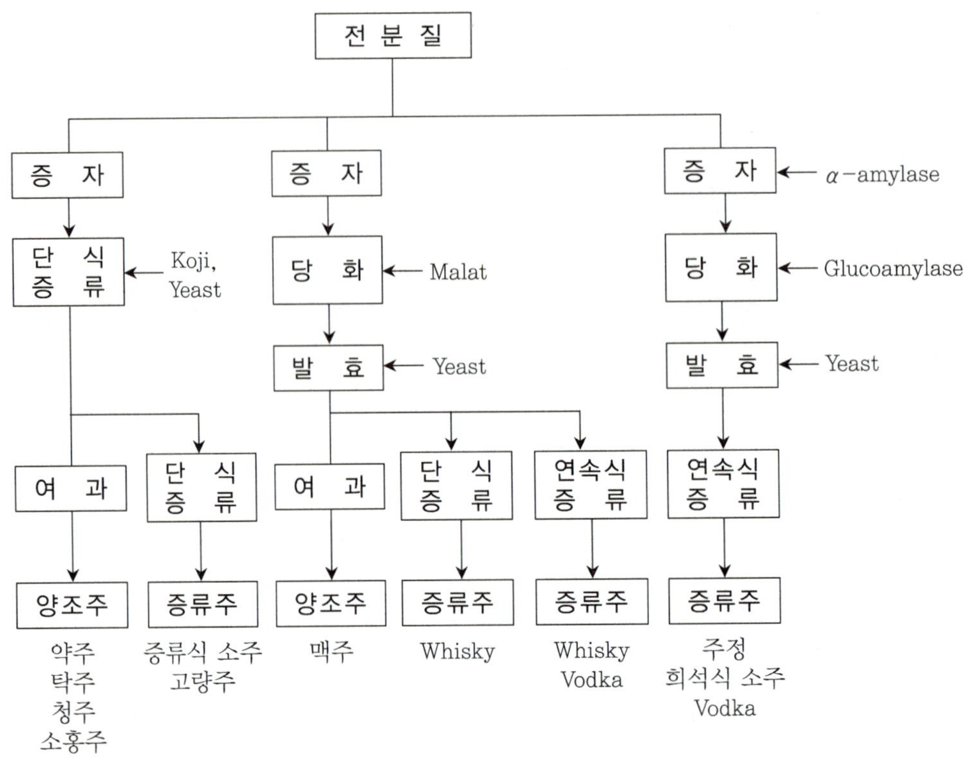

그림 7-3. 전분질 원료 주류 제조 공정

4. 탁주와 약주

탁주와 약주는 우리나라에서 옛날부터 전해 온 전통주이다. 이 술은 밀로 만든 누룩과 쌀을 사용하여 만들었으나, 한때 식량부족으로 인하여 쌀 대신 밀가루와 옥수수가루로 바꾸어 양조하였으나, 1977년도부터 다시 쌀로 제조하게 되었으며 지금은 쌀과 밀가루를 주로 사용하고 있다.

탁주와 약주의 원료는 쌀과 밀, 밀가루, 옥수수가루 등의 전분질 원료를 사용하며 이 전분원료의 형태에 따라 전처리 방법이 다르므로 여기에서는 주로 쌀을 주원료로 한 양조공정을 설명하고자 한다(그림 7-4).

1) 쌀의 전처리

쌀을 세척하고 물에 담근다. 이를 침미라고 하며 일반적으로 물기를 뺀 후 28% 내외의 수분 흡수율이 적당하다. 다음으로 증자를 한다. 증자의 목적은 전분을 호화시켜 각종 효소의 작용을 용이하게 하는 데 있다. 증자시간은 40~50분 정도로 한다.

2) 누룩(곡자)

밀을 정선하여 분쇄한 다음 물(20~25%)을 뿌려 혼합하고, 보에 싸서 틀에 넣고 원판모양으로 만든다. 이때 원료 중에 있는 *Rhizopus*, *Absidia*, *Aspergillus*, *Mucor* 속의 곰팡이와 효모가 자라게 된다. 담금을 할 때에는 곡자 중의 효소가 쉽게 녹아 나오도록 분쇄하여 사용한다. 곡자의 단면은 황회색 또는 회백색으로 균사가 충분히 파고 들어간 것이 좋고 갈색부분이 많은 것은 좋지 못하다.

※ 입국

누룩 대신 증자한 쌀에 국곰팡이(*Aspergillus*)만을 순수 배양한 것을 입국이라 하며, 입국을 제조하는 방법에는 국상자를 사용하는 방법과 자동제국장치를 이용하는 방법이 있다(밑술 제조 시에는 순수 배양 효모를 사용한다). 증자한 쌀을 30~40℃로 냉각한 다음, 쌀 100 kg에 대하여 *Aspergillus kawachii*를 배양한 배국(종국)을 100~150 g 비율로 파종한다. 보통 종국을 파종하여 입국을 만들 때까지 38시간 정도 걸린다.

3) 밑술(주모)

술덧의 알코올 발효를 활발히 진행시키기 위하여 효모(*Saccharomyces cerevisiae*)를 배양한 것을 밑술 또는 주모라고 한다. 입국과 물을 혼합한 곳에 효모를 배양한 종균을 접종하면 입국에 있는 amylase 등의 효소에 의해서 전분의 가수분해가 진행되면서 당이 생기고 그 당을 영양원으로 하여 효모가 증식하여 밑술이 된다. 이때 잡균의 오염을 방지하기 위해 술덧에 유산이나 구연산 등을 가하여 약산성으로 함으로써 세균의 생육을 억제하기도 한다.

4) 담금과 술덧, 제성

증자한 쌀과 입국, 분쇄곡자, 술밑, 물을 발효조에 넣어 발효시키는 것을 술덧이라 한다. 탁주와 약주의 담금은 일반적으로 2단 담금을 한다. 담글 때 곡류의 사용량에 대하여 1.2배 정도의 물(12수 담금)을 사용한다.

1단 담금은 입국과 술밑, 물을 발효조에 넣고 섞어서 담근다. 입국에 사용한 쌀의 양은 전체 사용한 쌀의 30% 내외 정도이고, 술밑의 사용량은 1단 담금을 한 양의 2% 이다. 술덧의 온도는 25℃ 부근으로 하고, 하루에 2~3회 교반하여 주면서 24~48시 간 배양시키면 효모증식이 왕성하게 된다. 이때 2단 담금을 한다.

2단 담금은 1단 담금을 한 술덧에 덮밥(증자한 쌀), 누룩, 약재와 물을 넣고 교반 혼합하여 담그고, 25℃ 부근에서 발효한다. 담근 후 10시간 정도 경과하면 사용한 원 료들이 수분을 흡수하여 부풀어 오르고 amylase에 의하여 전분이 액화와 당화가 진행 되면서 효모가 증식하고 동시에 알코올 발효가 진행되면서 부풀었던 술덧이 가라앉게 된다. 이때부터 가끔 가볍게 교반하면서 발효시킨다.

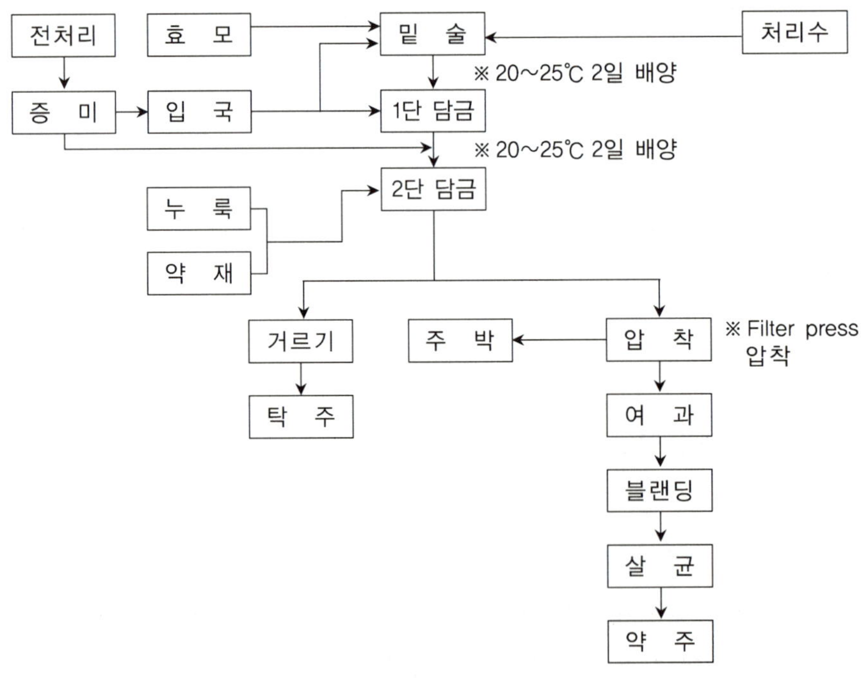

그림 7-4. 탁주와 약주의 제조 공정도

5. 청 주

청주는 쌀을 주원료로 사용하고, 황국균(*Aspergillus oryzae*)에 의한 당화와 효모(*Saccharomyces cerevisiae*)에 의한 알코올 발효가 동시에 진행되는 병행복발효로 제조된다. 청주의 양조 공정은 3단 담금을 함으로써 개방발효에서 올 수 있는 잡균의 오염 방지와 생육효모의 높은 밀도(확고한 우점종으로 역할) 유지를 가능하게 할 수 있으며, 효모의 발효 생리에 영향을 미치는 고농도의 당을 피하면서도 전체적으로는 고농도 담금을 가능케 하여 20%의 높은 농도의 알코올을 생성할 수 있다(그림 7-5).

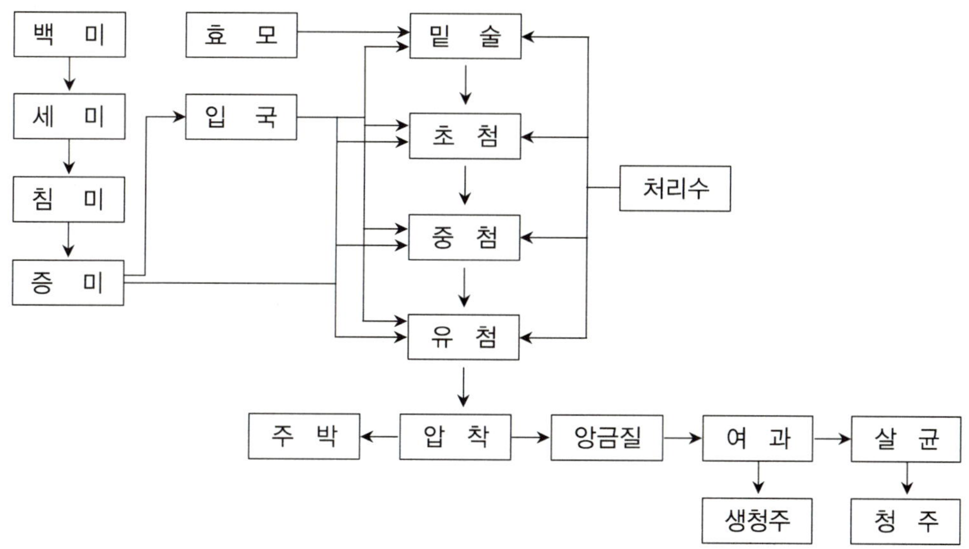

그림 7-5. 청주의 제조공정도

1) 입국 제조

국은 증자미의 액화(α-amylase)와 당화(glucoamylase)에 관여하는 효소의 생성과 각종 영양소를 공급하여 효모의 증식과 발효를 촉진하며 청주의 독특한 향미를 부여한다. 청주의 맛과 알코올 등은 쌀의 도정률과 질이 중요하다. 쌀은 흡수가 빠르고 증자하였을 때 탄력성이 있고 입자가 큰 것이 청주 주조용으로 적당하다.

도정률은 일반적으로 70~75%가 되게 한다. 도정비율을 높이는 것은 외층부에 함유되어 있는 지방, 단백질, 회분 등을 제거하기 위함이다. 도정한 쌀을 깨끗이 세척하여 침지하고 물을 뺀 다음 증자하여 냉각하여 증자한 쌀을 만든다. 증자한 쌀에 황국균의 종국을 혼합하여 국상자 배양법 또는 자동제국법으로 약 40시간 배양하여 입국을 만든다. 이 공정을 제국이라 하고 이때 당화에 필요한 amylase가 생산된다.

2) 밑술배양과 술덧발효

증자미와 물, 입국을 혼합하여 당화시키고, 효모(*Saccharomyces cerevisiae*)를 접종 배양하여 밑술(주모)을 만든다. 이 공정에서 유해세균의 오염을 방지하기 위해 술덧에 유산균을 접종하여 유산발효를 시키거나 또는 유산을 가하여 약산으로 조절하기도 한다. 술덧발효는 입국과 증자한 쌀, 물을 3회분으로 나누어 3단 담금을 한다. 1단 담금할 때는 주모를 혼합하여 발효한다.

그리고 2단 담금과 3단 담금부터는 입국과 증자한 쌀, 물만을 가한다. 입국에 있는 amylase에 의하여 전분질이 분해되면서 당이 생성되고 그 당이 효모에 의하여 알코올 발효되어 술이 된다. 그러므로 고농도의 당에 의한 알코올 발효가 저해되지 않고, 알코올 농도를 높게 발효할 수 있다. 알코올 농도는 20% 정도이다. 주정을 혼합할 경우는 술덧이 숙성될 때 첨가한다. 그리고 당 등의 조미성분도 가한다.

3) 여과와 살균

숙성한 술덧을 여과포에 담고 압착여과를 한다. 여액을 방치하여 현탁된 물질을 응집시켜 제거하고 60℃에서 살균한다. 숙성한 술덧을 여과한 술을 살균하지 않고 막분리로 균을 제거한 술을 생청주라 한다.

4) 화락

청주를 살균하는 것은 청주의 화락균의 살균에 주목적이 있다. 화락균은 *Lactobacillus*에 속하는 유산균으로 청주에 번식하면 백탁과 산미의 증가를 유발하고 이취(주로 니아세틸)를 생성하여 상품가치를 떨어뜨린다. 화락균은 진성화락균과 화락성 유산균으로 크게 구별한다. 청주의 화락은 주로 진성화락균에 의하며 그 특성을 보면 호산성(pH 5)이며 영양 요구성이 복잡하고 청주의 화락산(mevalonic acid)을 필수생육인자로 요구한다. 화락의 방지를 위해서는 양조장의 위생과 살균조건을 철저히 해 주어야만 최소화할 수 있다.

6. 맥 주

1) 맥주의 유래

이집트 신화에 태양의 신 Osiris가 그의 처 Isis의 도움을 얻어 맥주를 만든 것으로 되어 있다. 역사적인 고증으로는 고대 바빌로니아 민족(BC 4200)으로 알려져 있으며 이집트 4대 왕조 때부터 제조하였다는 기록이 남아 있다. BC 500년 전으로 추정되는 이집트의 'Book of Dead'에 기록되어 있다.

2) 맥주의 정의

국내 주세법 제3조에는 맥아와 호프 그리고 쌀, 보리, 옥수수, 수수, 감자, 전분, 당질, 캐러멜 중의 하나 또는 그 이상의 것과 물을 원료로 발효시켜 여과 제성한 것으로 규정하고, 맥주의 품질 규격으로서 그 제조원료 곡류 중 맥아 사용중량은 백미, 옥수수, 감자, 전분, 당분, 또는 캐러멜의 중량과 맥아의 합계 중량을 기준으로 하여 100분의 10 이상 첨가하는 것으로 규정하고 있다. 또한 나라에 따라 약간의 차이가 있으며 독일에서는 맥주의 원료로 순수 맥아만으로 맥주를 만들 수 있도록 법제화되어 있다. 뿐만 아니라, 맥주의 발달에 따라 일본에서는 발포주 등이 제3의 맥주라고 하여 시판되고 있는 실정이다. 일본에서의 이와 같은 맥주의 변화는 일본주세법과 밀접한 관계가 있어 나타나는 현상이다.

3) 맥주의 제조원료

(1) 맥 아

원맥(보리)을 적당한 수준으로 발아시킨 후 건조한 것으로 맥주제조에 필요한 각종 효소와 탄수화물, 단백질, 비타민 등을 함유하고 있다.

맥아의 원료로는 주로 2조 내맥이 이용되었지만 현재에는 6조 대맥도 북미 및 유럽 등에서 이용하고 있다.

(2) 양조 용수

맥주의 90%는 물로서 주질 결정에 중요한 요소이다. 따라서 물은 음료기준에 적합하고 알칼리도 50 ppm 이하가 적당한데 적당량의 염류를 함유하여야 발효 시에 효모의 성장에 좋다. 또한 무색, 무취이고 부유물이 없는 것이 좋다. 일반적으로 담색맥주에는 연수가, 농색 맥수에는 경수가 적합하다.

총 경도 = 일시경도 + 영구경도 = Mg 이온경도 + Ca 이온경도

(3) 호프(hop)

Hop는 맥주의 상쾌한 고미와 향미를 주는 역할을 하며 청징과 방부작용을 하며 맥주의 거품유지에 기여한다. Hop는 뽕나무과에 속하는 자웅이주의 다년생의 덩굴식물에서 수확된다. 맥주 양조용 hop는 암꽃으로 솔방울 모양을 가지며 주요 생산국으로는 독일, 미국, 체코 등으로 세계 여러 나라에서 생산되고 있다. Hop의 주요품종으로는 독일의 Hallertau, Spalt, Tettnang와 체코의 Saaz 등이 유명하며 주로 지명이 품종 이름으로 사용되고 있다.

맥주의 쓴맛은 hop에 존재하는 humulone이 이성화하여 isohumulone으로 나타난다. Hop는 건조하여 압착한 상태의 것, 분쇄하여 pallet화시킨 것, 에탄올이나 혹은 액화 탄산가스로 엑기스화시킨 것을 사용하고 있다.

(4) 효모(yeast)

효모는 포도당(glucose)을 발효시켜 에탄올과 CO_2를 만들어 준다. 맥주에 사용되는 효모는 두 종류로 상면발효효모(*Saccharomyces cerevisiae*)와 하면발효효모(*Saccharomyces carlsbergensis*)로 분류되어 있지만 요즘에는 보통 구분 없이 *Saccharomyces cerevisiae*로 통일하여 사용하고 있는 실정이다.

효모의 번식은 출하법이고 발효에 사용되는 당으로서는 대개 3당류까지만 발효시킨다(발효성당). 효모는 균주에 따라 flocculation(응집성)과 non-flocculation(비응집성) 등으로 분류할 수 있고 pH, 온도, 알코올 함량, 영양분(탄수화물, 단백질, 비타민, 무기질 등)에 따라 발효 및 성장에 영향을 받는다.

4) 맥주의 제조 공정

(1) 제맥(malting)

원맥(보리)을 적당한 수준으로 발아시킨 후 맥주 제조에 필요한 각종효소(α-amylase, β-amylase, β-glucanase, protease, phosphatase 등)와 탄수화물, 단백질, 비타민 등을 함유한다. 제맥 공정은 침맥공정, 발아공정, 건조공정의 세 가지 주된 공정으로 나눌 수 있다.

① 침맥(steeping)공정

발아하는 데 필요한 수분을 보리 내부로 공급해 주는 공정이다. 보리 내부로 수분이 침투 흡수되어 팽윤되고 부피가 증가하며 호흡량이 증가함에 따라 효소가 활성화되어 발아가 시작되는 단계이다. 침맥수의 온도는 보통 10~20℃가 적당하며 침맥도는 침맥이 완료된 대맥의 수분함량으로 약 40~46% 정도가 적당하다.

② 발아(germination)공정

발아는 배유의 영양소를 이용하여 잎과 뿌리가 자라는 것으로 제맥 중에 형성된 효소에 의해서 가수분해가 되도록 적당한 상태로 만들어 주는 데 있다.

발아 온도는 보통 14~18℃로 조절시킨다. 습도는 항상 충분한 수분을 유지시켜야한다. 신장도는 근아가 자란 정도로 담색맥아는 맥잎 크기의 1/2~3/4, 농색맥아는 3/4의 것이 좋으며 발아기간은 담색맥아는 보통 5~7일, 농색맥아는 보통 6~10일 정도이다. 발아가 끝난 보리를 녹맥아라 부른다.

③ 건조(kilning)

맥아를 저장하기 쉽게 하기 위해서 40% 이상인 수분함량을 5% 이하로 낮추어야 한다. 수분제거는 녹맥아 사이로 더운 공기를 통과시켜 한다. 건조는 녹맥아의 성장과 효소의 용해 작용을 중지시켜 저장성을 높이고 풋냄새를 제거하고 맥아의 색소 및 향미 성분을 부여하고 맥근의 이탈을 용이하게 한다. 보통 온도를 서서히 상승시켜 80~90℃까지 건조를 시키며 일반 농색맥아(pale malt)의 경우 18~48시간 정도 소요된다.

(2) 사입(담금, mashing)

맥아와 전분을 양조용수와 혼합하여 온도와 시간 조작을 통해 가용성 물질을 침출시킨 뒤 여과하고 호프를 첨가하여 자비하고 냉각시키는 과정이다. 맥주 양조의 1단계로 맥즙(wort)을 제조하는 공정으로 원료에 존재하는 가용성 물질의 침출과 불용성 물질의 효소에 의한 가용성화 및 가용물질의 침출을 의미한다. 사입에는 infusion mashing, decoction process mashing과 special mashing process가 있다. 이는 각각 원하는 맥즙의 품질과 맥주의 품질에 따라 양조장 별로 설비를 다르게 할 수 있다. 그리하여 맥아 속에 있는 α-amylase, β-amylase, β-glucanase, proteinase 등의 각종 효소를 이용하여 맥즙의 fermented sugar, starch, dextrin을 조절하고 free-amino-nitrogen, high-molecular-nitrogen 등 효모가 이용할 수 있는 성분과 비율 등을 조절하여 원하는 맥즙을 생산시킨다.

(3) 발효(fermentation)

효모를 통해 glucose를 에탄올과 CO_2로 전환하는 과정으로 그 이외에 ester 등 기타 향기성분이 생성된다. 발효 시 알코올 발효에 의해 온도가 자연적으로 상승한다. 맥주 양조장에서는 맥주의 타입과 효모의 특성에 따라 주발효 온도가 다르기 때문에 설정된 온도를 넘지 않도록 냉매를 이용하여 온도를 조절할 필요가 있다.

$$[\text{Gay-Lussac equation}]$$
$$C_6H_{12}O_6 \rightarrow 2C_2H_5OH + 2CO_2$$
$$\Delta G = -230 \, KJ(218 \, BTU)$$

전 발효가 종료되기 전에 발효 탱크의 바닥에 침전된 효모는 다음 발효를 위하여 회수하여 재사용한다. 보통 양조장에서 맥주 품질을 위하여 회수한 효모는 보통 5세대(generation)까지만 사용한다. 가장 활발한 효모를 사용하여야 양질의 맥주를 생산할 수 있다. 그래서 효모의 감염(infection), 변이와 damage에 세심한 주의가 필요하다. 주발효는 보통 6~10일이 걸린다. 발효에 사용되는 효모의 양은 $10\sim20\times10^6$ cells/$m\ell$

가 보통이다. 발효 동안 pH가 낮아지며 최종 맥주에서의 pH는 4.2~4.4 사이가 된다. 발효온도는 하면발효에서는 보통 8~15℃로, 상면발효에서는 20~25℃로 행하여지나 효모 균주의 특성, 세대의 특성, 맥주 특징에 따라 양조장별로 달리하고 있다.

(4) 저장(lagering) 및 여과(filteration)

① 저장(lagering)

주 발효가 끝난 young beer를 저온으로 장기간 저장을 하여 숙성시키는 과정이다. 후 발효(숙성)는 맥주의 효모 및 기타 부유물질을 침강시키고 탄산가스를 맥주 속에 용해 보존시키는 동시에 맥주의 맛과 향을 맥주에 부여한다. 또한 맥주에 존재하는 고분자 단백질이나 tannin 성분이 침전됨으로써 맥주의 안정성(shelf-life)을 향상시키고 침전도를 증가시킨다.

이 숙성기간 동안 휘발성 물질들과 diacetyl, acetaldehyde, hydrogen sulfide 등과 같은 좋지 않은 향(off-flavour)이 감소된다.

Lagering(저장, storage 혹은 aging이라고도 함)은 보통 -1℃~-2℃에서 10일 혹은 2주일 이상 저장하며 맥주의 특성이나 저장방법에 따라 다소 차이가 있다. 벨기에, 독일, 영국 등의 나라에서는 이 2차발효(secondary fermentation)가 병(bottle)에 일어나도록 제품을 생산 판매하기도 한다.

② 여과(filteration)

여과는 숙성이 끝난 맥주를 제품화하기 전에 완전하게 맑고 청징하게 하여 주는 공정이다. 맥주 여과 방법으로는 다음과 같은 것이 있다.

- 규조토 여과 : 규조토를 코팅시켜 맥주를 여과하는 방식
- Sheet 여과 : Sheet를 사용하여 맥주를 여과하는 방식
- Microfilter 여과 : Membraine filter나 ceramic filter를 사용하는 방식

맥주는 포장(packageing) 전에 여과공정(filteration process)을 거쳐 colloid 입자의 제거뿐만 아니라 밝기를 향상시킨다. 여과하는 동안 보통 온도는 -1~-2℃로 유지하고 최대한 용존산소(dissolved oxygen, DO)의 상승이 없도록 세심한 주의가 필요하다. 용존산소는 맥주의 shelf-life를 현저히 감소시키기 때문이다.

(5) 제 품

여과된 맥주를 병, can, pet, keg 등에 담아 상품화하는 공정이다.

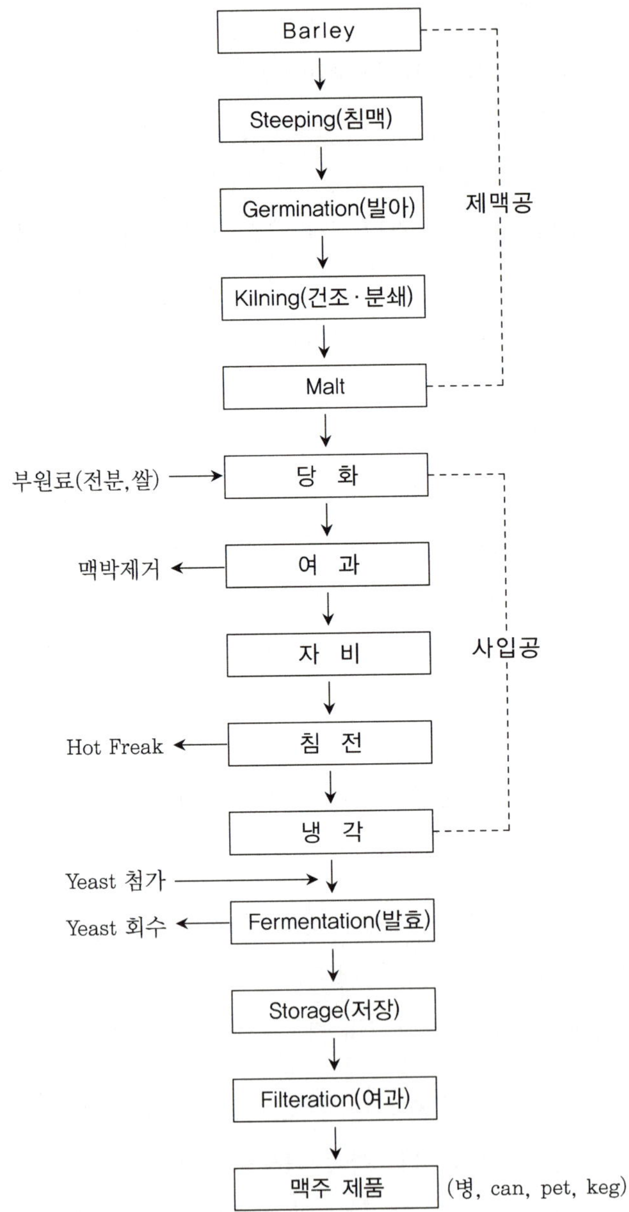

그림 7-6. 맥주 제조공정도

5) 맥주의 종류

(1) 사용된 효모(yeast)에 따른 분류

① **상면발효 맥주**(top fermentation beer type)

② **하면발효 맥주**(bottom fermentation beer type)

(2) 독일에서 생산되는 상면발효 맥주

① **위트비어(wheat beer)** : 밀맥아(wheat malt)를 35~40% 정도 사용하고 보리맥아(barley malt)를 65~50% 사용한 맥주로 알코올은 보통 2.7~2.8% 정도이며 0.7% CO_2를 함유하고 pH는 3.2~3.4 정도이다. 색도가 낮기 때문에 화이트비어(white beer)라고도 한다.

② **알트비어(altbier)** : 보리맥아(barley malt)와 밀맥아(wheat malt)를 사용하며 색도는 짙은 호박색(dark amber)을 가지고 쓴맛(bitterness)이 강하고 알코올은 보통 4.6~5.2% 정도이다. 여기에는 색도를 위하여 다크맥아(dark malt), 캐러멜맥아(caramel malt), 무니히맥아(Munich malt) 등을 단독 또는 혼합하여 사용한다.

(3) 그 외의 맥주 종류

① **스타우트(stout)** : 보리맥아(barley malt)와 10~20%의 볶은 맥아(roasted malt)와 같은 매우 높은 색도를 가진 맥아(malt)를 사용한다. 기네스맥주(Guinness beer)가 여기에 속한다.

② **무알코올맥주(alcohol-free beer)** : 알코올(alcohol)분이 0.5% 정도로 맥주맛이 나게 만든 것이 여기에 해당한다.

③ **라이트맥주(light beer)** : 알코올 함량이 2.5~4.0%로서 칼로리 수치를 매우 낮춘 맥주로 보통 25~30 kcal/ml로 제조하여 판매하고 있다.

이외에도 세계 각국에서는 여러 가지 과일, 콜라, 향 등을 부여하거나 사탕수수, 설탕(sugar) 등을 사용한 맥주 등 소비자의 입맛에 맞춘 다양한 종류의 맥주가 생산되고 있다.

7. 포도주

와인(wine)은 포도의 과실을 으깬 것, 또는 주스를 효모의 작용에 의하여 발효시켜서 만드는 술이다. 원래는 포도의 과피에 부착한 천연의 효모에 의하여 발효되었다. 포도주를 만들 때 가열살균을 하면 포도주에 있는 향기 등의 성분에 영향을 주기 때문에 가열살균을 하지 않으므로 잡균의 오염이 문제가 된다. 잡균의 오염을 방지하기 위하여 아황산가스를 과즙에 대하여 약 0.01% 정도 사용한다.

그래서 아황산에 내성이 있는 효모 *Sacharomyces cerevisiae* var. *ellipsoideus*를 배양한 와인 효모를 많이 사용하고 있다. 와인의 발효란 과즙에 함유된 당분이 효모의 작용으로 알코올과 탄산가스로 변하는 것인데, 이 경우 배양 효모를 첨가하더라도 천연의 효모도 작용하고 있는 점이 와인 양조의 특색이라 할 수 있다. 와인의 알코올분은 포도 과실의 당분이 발효되어 생성되기 때문에, 포도의 당분이 낮으면 보당하여 발효시킨다. 그러나 보당을 하지 않고 당도가 높은 포도를 사용하는 것이 좋은 품질의 포도주를 얻을 수 있다.

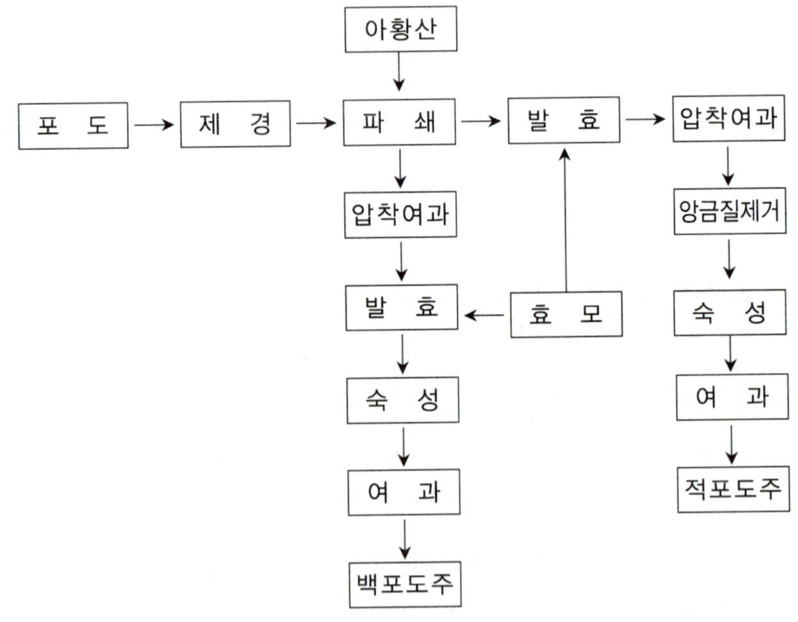

그림 7-7. 포도주 제조공정도

1) 백포도주와 적포도주

포도는 glucose와 fructose 등의 당을 주로 많이 함유하고 있고, 산으로는 주로 주석산이고, 그 외에 citric acid와 사과산을 소량 함유하고 있다. 포도주는 포도에 함유한 당을 포도주 효모에 의하여 발효한 술이다. 포도주에는 백포도주(white wine)와 적포도주(red wine)가 있다. 포도를 선별하여 파쇄기(crusher)로 파쇄한 머스터(muster)를 발효조로 옮긴다. 적포도주의 경우는 과피를 제거하지 않은 상태에서 발효를 한다. 이때 과피 중에 있는 색소가 용출된다. 그러나 백포도주를 만들 경우는 알코올발효가 진행하기 전에 과피를 제거하고 사용하거나 백포도를 사용한다.

주발효는 3~5일간이고 탄닌(tannin)과 과피의 색소가 생성된 알코올에 의하여 용출되어 보기 좋은 색으로 되고 고유의 향과 맛을 갖게 된다. 색소는 과피 중에 있는 안토시아닌(anthocyanins)류이다. 발효한 술덧에 당농도가 0~4도로 낮아졌을 때에 발효액을 압착여과하여 나무통에 넣어 10℃ 정도에서 저장하여 숙성시킨다.

로제와인은 과즙이 분리되기 전에 몇 시간 동안 발효하여 약간의 핑크 빛을 띠게 한 것이며 적포도주와 백포도주를 혼합하여 만들기도 한다.

2) 발포성 포도주

발포성 포도주(sparkling wine, champagne)는 포도주에 CO_2 가스를 포화시킨 술이며 CO_2를 포화시키는 방법은 다음과 같은 것이 있다.

① 알코올 발효에서 발생되는 CO_2 가스를 이용하는 병 속에서 발효시키는 방법
② 탱크발효방법 : malolactic acid 발효에서 생기는 CO_2 가스를 이용하는 방법

$$HOOC-CH_2-CHOH-COOH \rightarrow CH_2CHOH-COOH + CO_2$$
$$\text{malolactic acid} \qquad\qquad \text{lactic acid}$$

③ 인위적으로 CO_2 가스를 주입하는 방법

프랑스의 무스, 독일의 젝트, 이탈리아의 스프만테인데, 백색이 보통이지만 로제, 적색(red), 드물게는 보라색의 것도 있으며 맛도 드라이에서 스위트까지 여러 단계가

있다. 프랑스의 샹파뉘 지방에서 만드는 샴페인이 유명하다.

3) Port wine

포르투갈 북부를 흐르는 도우로 강의 상류지역에서 수확된 포도는 과즙에 효모를 첨가하여 발효를 시킨다. 도중에, 아직 당분이 적당히 남아 있을 때에 브랜디를 넣은 통으로 옮겨 발효를 멈추게 한다. 발효 중간에 발효가 멈추어 천연의 당분이 남아서 단맛이 있다. 즉시 저장고로 옮겨져서 1년간 저장한 다음, 큰 통에 넣어서 다시 몇 년의 숙성을 거친 다음 앙금을 제거하고 보틀링한다. 출하 전에 반드시 포트와인협회의 품질검사를 받고, 그 합격품에만 포트와인이라는 호칭이 허용된다.

4) Sherry

셰리는 스페인 남부의 안달루샤 지방 카디스 현의 헬레스 데 라 프론테라 시를 중심으로 한 법정지역의 포도로 만들어진 와인을 일컫는다. 신맛이 있고 약간 단맛이 있으며, 황색부터 갈색까지의 색을 띤다. 발효하는 도중에 알코올을 첨가하여 발효를 중단시키며 알코올 함량이 20% 정도 되는 포도주의 한 종류이다. 이 술의 냄새는 sherry 효모(*Saccharomyces oviformis*, *S. beticus*, *Torulopsis*)가 주 발효 후에 술덧표면에 균막을 형성하면서 생긴 것이다. 이를 프롤이라고 한다.

5) 그 외의 과실주

시드르란 사과로 만드는 사과과실주로 영국에서는 사이더, 독일어로는 찌더라고 한다. 천연의 사과 과즙을 와인과 같은 공정으로 발효시킨 것으로서, 발포주와 비발포주의 두 종류가 있다. 탄산가스는 2기압 정도이고 알코올분은 2~8도로 약하며, 영국과 프랑스에서는 매우 대중적인 음료로 되어 있다. 시드르의 역사는 오래되어서, 헤브라이인의 시대까지 거슬러 올라간다. 페르시아와 이디오피아에서도 시드르로 셔벗과 비슷한 것을 만들었다는 기록도 있다. 사과주효모는 *S. uvarium* 또는 *S. florentinus*를 사용하여 발효시킨다.

복분자, 배, 머루, 딸기 등과 같이 당을 많이 함유하고 있는 과실은 포도주와 같은 공정으로 발효시켜 과실주를 만든다.

8. 증류주

증류주(spirits)는 발효하여 제조한 술덧을 다시 단식 혹은 연속식으로 증류하여 얻은 술이다.

1) 소 주

소주는 우리나라를 대표하는 증류주로 소주를 아라키주라고 불러 왔는데 증류주의 발생과 관련되어 붙여진 것이다. 증류주는 페르시아에서 시작되었고 그 증류법이 십자군의 영향으로 유럽에 건너가 맥주를 증류하여 위스키를 낳고, 포도주를 증류하여 브랜디를 낳게 되었다. 증류주의 아랍어가 '아라키'이며 그것이 몽고어의 아라키(亞剌吉)가 되었고 만주어로 알키가 되었으며 우리나라에서는 아락주로 부르게 된 것이다. 개성지방에서는 소주를 아락주라고 불러 왔다. 소주는 증류법이 원(元)나라를 통해 우리나라에 전해진 이래 고려 때부터 성행하게 되었다.

소주에는 알코올 발효한 술덧을 단식 증류하여 만든 재래식(증류식) 소주와 일반적으로 음용되고 있는 곡류와 서류 등의 원료를 발효한 술덧을 연속식으로 증류하여 알코올분 95%로 만들어진 주정을 물로 희석한 다음 브랜딩한 희석식 소주가 있다. 소주의 원료는 쌀, 보리, 옥수수, 밀 등과 같이 전분질을 많이 함유한 곡류를 사용하며, 술덧을 만드는 공정은 탁주와 약주를 만드는 공정과 같으나, 다만 다른 점은 곡자를 사용하지 않고 주로 입국을 만들어 발효하여 만든 술덧을 증류한 술이다. 입국을 만드는 데 사용하는 국균은 흑국균(*Aspergillus usami*, *Aspergillus awamori* 등)과 백국균(*Aspergillus kawachi*) 등이 있다. 우리나라를 대표하는 희석식 소주가 곡물을 원료로 한 양질의 주정을 가지고 제조됨에도 합성화학주라고 소비자들의 오해를 받기도 했다. 이는 올바른 정보를 통해 바로잡아 주어야 한다. 우리나라를 대표하는 대중주인 희석식 소주의 제조공정을 설명하면 다음과 같다.

(1) 주정의 희석 및 탈취(정제)

알코올분 95%의 주정을 적당한 농도(40~50%)로 희석한 다음 정제하게 된다. 정제(탈취)라 함은 활성탄소로 처리하여 잔존해 있을 수 있는 유기불순물과 이미 이취의 자극성 물질을 제거하여 부드럽고 순수한 희석주정을 만드는 과정이다. 탈취목적으로 사용하는 활성탄소는 입상탄소와 분말탄소 등 두 가지 사용방법이 있다.

(2) 배 합

이상과 같이 정제된 주정에 법적으로 허용된 소량의 첨가물[당분(설탕, 포도당, 맥아당, 물엿, 올리고당류, 꿀, 단풍당시럽), 구연산, 아미노산류, 솔비톨, 무기염류, 스테비오사이드, 아스파탐] 또는 증류식 소주나 곡물주정(혼합소주 제조 시)과 별도로 잘 순화시킨 물을 첨가하여 혼합한다.

(3) 여과 및 제성

혼합조작을 끝낸 후, 불순물 및 미세한 탄소입자 등을 여과하고, 제품화하고자 하는 알코올분 규격으로 제성한다.

(4) 정밀여과 및 제품

소주의 알코올분은 통상 20%, 25%, 30% 등 여러 가지가 있으며, 20% 제품을 기준으로 할 때 80%는 희석수이다. 그러므로 희석할 때 얼마나 좋은 물을 사용하느냐가 소주의 품질에 영향을 미치게 된다. 병입하여 제품화하기 전에 최종 정밀여과를 실시하여 병입 · 제품화한다.

2) 브랜디(brandy)

포도 또는 다른 과실로 만든 술덧을 단식증류법으로 증류하여 숙성시킨 것을 브랜디(brandy)라 한다. 이 증류주는 알코올 함량이 약 40% 이상이고, 코냑(cognac)은 프랑스의 코냑지방에서 생산되는 포도를 원료로 한 브랜디이고 2회 단식증류로 만들며 limousin oak barrel에서 숙성한다. 칼바더스(carvadus)는 사과를 원료로 한 사과브랜디이다.

3) 위스키(whisky)

위스키의 원료는 맥아를 주로 사용하고 그 외에 옥수수, 호밀맥 등을 사용하기도 한다. 위스키를 제조할 때 보리를 발아시켜 맥아만으로 만든 것을 몰트위스키(malt whisky)라 하고, 맥아 외에 옥수수, 호밀맥 등을 사용하여 만든 것을 그레인위스키(grain whisky)라 한다. 그리고 생산지에 따라 제조공정과 맛이 조금씩 다른 영국의 스카치위스키(Scotch whisky), 캐나다의 캐나디안위스키(Canadian whisky), 아일랜드의 아이리쉬위스키(Irish whisky), 미국의 버번위스키(Bourbon whisky) 등이 있다.

위스키의 제조공정은 맥주양조공정과 같이 맥아를 사용하나, 스카치위스키의 경우 녹맥아(green malt)를 peat로 연소시켜 건조하여 위스키에 특유한 훈연취를 갖게 한 점이 다르다. 건조한 맥아에서 맥아근을 제거하고 분쇄한다. 분쇄한 맥아에 2~3배의 물을 가하여 당화시킨다. 당화가 끝난 당화액에 효모 *Saccharomyces cerevisiae*를 접종하여 30℃에서 3~7시간 알코올 발효를 시킨다.

발효가 끝난 술덧을 단식증류장치(pot still)로 증류한다. 처음 나온 증류액 속에는 불순 성분을 많이 함유하고 있기 때문에 이 증류액을 다시 증류한다. 증류의 초기에 나오는 부분을 '초류'라 하고 초류에는 aldehyde 등이 포함되어 있다. 이것을 제외하고, 다음으로 증류한 액을 '중류'라 한다. 중류가 끝날 무렵이 되면 유상(oil 상태)물질이 함유된 것이 유출되는데 이것을 '후류'라 한다. 이 중 중류 부분은 알코올 함량이 60~70%이나, 향기와 맛이 거칠고 부족하여 나무통에 넣어 보통 4년 이상 오랫동안 저장하여 숙성시켜 향과 맛을 부드럽게 한다. 제품은 숙성기간이 길수록 좋은 술이 되며 알코올의 함량은 40%이다.

4) 보드카(vodka)

호밀에 맥아 또는 호밀맥으로 만든 맥아로 당화한 액을 발효하고, 이 발효액을 증류기로 증류하여 백화(자작나무)의 활성탄층으로 여과 정제한 술이며, 러시아의 국민주이다. 알코올 함량은 40~60%이다.

5) 고량주

중국의 증류주이고 도정한 수수 이외에 옥수수도 원료로 사용하는 경우가 있다. 도정한 수수를 물에 담근 다음 물을 빼고, 증자 냉각하고, 분쇄한 곡자를 혼합하여 고체발효를 한다. 고체발효가 끝난 것을 증류하여 만든 증류주이다.

제 08 장

|발효 식품|

발효식품은 주류 이외에 간장, 된장, 식초, 김치, 발효유 등이 있는데 미생물의 작용을 이용하여 만든 식품이고, 이들 식품은 대부분이 전통식품에서 발전되어 공업적으로 생산되고 있다. 여기에서는 공업적으로 다량 생산되고 있는 발효식품의 제조법에 관하여 설명한다.

1. 간 장

간장은 콩과 밀, 대두박, 식염 등을 원료로 하여 제조하며 그 공정은 그림 8-1에 표시한다.
물에 불려 삶은 콩과 볶아서 분쇄한 밀을 같은 양의 비율로 혼합하고 단백질의 분해력이 강한 황국균(*Aspergillus sojae, Asp. oryze*)을 접종하여 입국을 만든다. 입국은 70~75시간 배양하여 만든다. 배양이 완료된 입국은 포자가 착생되면서 연한 황녹색이 된다.

▶ 원료전처리공정
[밀] → [정선] → [볶음] → [분쇄] → [분쇄밀]
[대두박] → [물 뿌림] → [증자] → [냉각] → [증자한 대두박]
▶ 입국제조공정
[분쇄밀]과 [증자한 대두박]을 섞음 → [황국균 접종] → [제국] → [입국]
▶ 발효와 후처리공정
[분쇄밀]과 [입국], [식염수] → [간장덧 담금] → [발효 숙성] → [간장덧]
→ [압착여과] → [생간장] → [저온살균] → [제품]

그림 8-1. 간장의 양조공정

제조한 입국에 약 20%의 식염수(12수 담금)를 잘 혼합하여 간장덧을 담근다. 발효하는 동안에 가끔 교반하여 CO_2 가스를 제거하고 새로운 공기를 공급하면 입국 속에 있는 효소에 의하여 단백질은 peptide와 아미노산으로, 전분은 당으로 분해된다. 발효의 초기에는 당분이 증가하고 이 분해된 당을 탄소원으로 이용하여 점점 효모가 증식하여 발효가 왕성해지면서 탄산가스의 발생이 왕성하여진다. 그리고 발효가 더 진행되면 간장덧에 있는 효모와 세균이 증식하면서 알코올, 유기산, 에스테르류를 생성한다. 발효와 숙성기간은 6개월 정도이다. 발효가 진행되면서 간장덧에 있는 미생물인 황국균 *Aspergillus sojae* 또는 *Aspergillus oryze*는 분해가 진행되면서 쇠퇴되고 간장덧에 있는 효모, 즉 내염성이 강한 *S. rouxii*가 증식하면서 세균과 함께 간장의 숙성에 도움을 준다.

숙성한 간장덧을 압착여과하고 이 여과한 액을 생간장이라 한다. 생간장을 방치하면 생간장의 위쪽의 표면에 기름층이 뜨고 아래쪽에는 침전물이 형성되므로 이들을 제거한 후에 60~70℃에서 20~30분간 저온 살균한다. 이때 간장의 색도가 높아지고, 향과 맛이 향상되면서 동시에 단백질이 응고물로 제거된다.

재래식 간장은 콩으로 만든 메주와 식염수를 섞어 담그고 발효가 끝난 다음 여과하여 여액은 간장으로, 고형물은 된장으로 사용한다. 주로 *Bacillus* 속의 세균을 사용한다.

2. 된 장

우리나라의 된장은 재래식 된장과 개량식 된장으로 분류된다. 재래식 된장은 옛날부터 각 가정에서 콩으로 만든 메주와 식염수를 혼합하여 발효시킨 다음 여과하여 간장을 만들고 여과하고서 남은 고형분을 사용했다. 현재는 공장에서 메주 또는 입곡을 만들어 직접 식염수와 섞어 발효시켜 제조한다. 이와 같이 양조한 된장을 개량식 된장이라 한다.

> ▶ 원료 전처리공정
> [밀쌀] → [선별] → [물에 담금] → [탈수] → [증자] → [증자한 밀쌀]
> [콩] → [정선] → [물에 담금] → [물 뺌] → [증자] → [증자콩]
> ▶ 일반 된장의 제국과 발효 공정
> [증자한 밀쌀] → [황국균 접종] → [제국] → [입국] → [증자한 콩] [(식염) 혼합]
> → [담금 발효 숙성] → [갊] → [된장]
> ▶ 콩된장의 제국과 발효공정
> [증자한 콩] → [으깨면서 성형] → [황국과 분쇄한 볶은 밀을 혼합한 종균 산포] → [제국]
> → [입국] → [식염 혼합] → [담금 발효 숙성] → [콩된장]

그림 8-2. 된장의 양조공정

된장제조에 사용하는 원료는 콩, 쌀, 보리쌀, 밀쌀(도정한 밀), 소맥분 등의 전분곡류와 식염이 사용되며, 된장의 종류에 따라 사용하는 원료와 원료의 배합비가 서로 다르다. 여기에서는 밀쌀과 콩을 사용하여 된장을 제조하는 방법에 대하여 설명한다(그림 8-2).

1) 원료처리

도정한 밀쌀을 침수하여 수분을 흡수시킨 다음 물을 제거한다. 흡수한 밀쌀을 증자하여 냉각한 다음 황국균을 접종하여 입국을 만든다. 콩은 물에 담그고 원래의 콩 원료의 2배 정도가 되도록 흡수시킨 다음 건져서 4~10파운드의 증기압 상태에 2시간 정도 가압증자하여 냉각한다.

밀쌀과 콩의 배합비율은 된장의 종류에 따라 다르다. 일반적으로 사용하는 된장에서는 콩의 1~2배의 밀쌀을 사용하고 콩된장의 경우는 콩의 30% 정도의 밀쌀을 사용한다. 식염의 배합비는 5~13%이다. 콩의 함량이 많을 경우는 단맛과 향기가 부족하고, 밀쌀이 많을 경우는 단맛이 많고 향기는 담백하다. 그리고 식염의 농도가 높을수록 저장성이 좋아진다.

2) 입국제조

일반적으로 시판된장은 밀쌀 또는 콩에 황국을 혼합하여 입국을 제조한다. 황국균은 *Aspergillus sojae*, *Aspergillus oryzae*로서 이 중에서도 향기가 좋고 단백질의 분해활성과 전분의 당화활성이 좋은 균을 선별하여 사용하고 있다. 밀쌀로 입국을 제조하는 방법은 탁주와 약주를 제조하는 방법과 거의 같으나, 단백질의 분해 활성을 높이기 위해 배양할 때의 최고온도를 35℃ 이하로 유지한다.

콩된장을 만들기 위해 콩만을 원료로 하여 입국을 만들 경우는 밀쌀을 사용할 때보다 수분의 조절이 어렵다. *Bacillus*, 곰팡이 등의 잡균의 오염이 되기 쉬우므로 증자한 콩을 성형기로 으깨면서 직경 1.5~2.0 cm의 형태로 성형한 다음 메주를 만든다. 이때 볶고 분쇄한 밀쌀과 혼합한 황국균을 뿌려서 접종한다. 제국조건은 25~40℃에서 3~4일간이고 그 후 식염을 혼합하여 담금을 한다.

3) 담금과 발효, 숙성

일반 된장은 밀쌀로 만든 입국과 식염 그리고 증자 냉각한 콩을 혼합하여 발효탱크에 담근다. 이때 입자 간에 공간이 없도록 잘 눌러서 담그고, 비닐로 덮고 나무판과 돌로 잘 눌러 주면 표면의 건조와 호기성균의 번식을 방지하면서 숙성된다. 숙성을 균일하게 하기 위해 가끔 섞어 준다. 전분질의 곡류를 많이 사용할 겨우는 여름은 약 15일간, 겨울은 약 30일간 숙성하면 제품이 완성되고, 콩을 많이 사용할 경우는 약 2개월간 숙성시켜 된장을 만든다.

간장덧의 숙성에 관여하는 미생물은 간장제조할 때와 유사하고, *Saccharomyces rouxii, Torulopsis, pichia, Debartomyces, Hansenula* 속의 효모이다.

된장은 단백질은 풍부하지만 염류와 비타민 등이 부족하다. 최근에는 이와 같은 부족한 점을 보충하기 위해 칼슘, 비타민 B, 비타민 A 등을 첨가한 영양강화 된장이 있다.

3. 고추장

고추장은 우리나라의 전통식품의 하나이고 고춧가루와 메주, 쌀, 밀쌀, 밀가루, 맥아, 식염 등의 원료를 사용하여 제조하며, 제조방법은 고추장의 종류에 따라 다르다. 여기서는 국균으로 입국을 만드는 공업적인 제조방법에 관하여 설명한다.

1) 고춧가루

고추의 매운맛의 성분은 alkaloid의 일종인 capsaicin($C_{18}H_{27}NO_3$)이라는 결정체로서 고추의 과피에 많다. 과피의 붉은 색소는 주로 capsanthin과 lutein(carotenoid에 속하는 알코올의 일종)으로 되어 있다. 고추장을 제조할 때 사용하는 고춧가루는 건조한 고추를 씨를 뺀 다음 분쇄한 것이다(그림 8-3).

2) 제조방법

고추장의 제조법에는 입국을 고춧가루와 혼합하여 발효시키는 발효법과 당화공정을 거쳐서 숙성시키는 당화속성식 제조법이 있다. 이들의 제조공정은 다음과 같다.

▶ 원료의 전처리와 제국

[쌀 또는 밀쌀] → [물에 담금] → [탈수] → [증자] → [냉각] → [황국균 섞음]

→ [제국] → [일반 된장용 입국]

[콩] → [물에 담금] → [탈수] → [증자] → [증자한 콩] → [갊] → [냉각] → [간 콩]

▶ 발효식 고추장

[입국] [간 콩] [고춧가루] [식염] [물] 혼합 → [담금] → [발효 숙성] → [갊]

→ [저온살균] → [발효식 고추장]

▶ 당화속성식 고추장

[입국] [물] → [당화] → [간 증자한 콩, 고춧가루, 식염, 물엿, 조미료, 보존료 등] 혼합

→ [발효 숙성] → [갊] → [살균] → [당화속성식 고추장]

그림 8-3. 고추장의 양조공정

(1) 발효식 고추장 제조법

입국의 제조법은 탁주와 약주의 제조법과 유사하고, 먼저 쌀 또는 도정한 밀쌀을 물에 담가서 수분을 흡수시킨 후에 물을 빼고 증자를 한다. 증자한 밀쌀을 냉각하고 *Aspergillus oryzae*를 배양한 황국을 혼합 접종하고 30℃ 부근에서 배양하여 입국을 만든다. 고추장의 종류에 따라 원료의 배합비율이 다르고 입국, 증자한 원료, 당화액, 고춧가루, 식염 등을 혼합하여 으깨서 발효조에 담근 다음 20~30℃에서 2~3개월간 발효 숙성시킨다. 쌀을 원료로 한 배합비의 보기를 들면 콩 46 kg, 쌀 320 kg, 고춧가루 54 kg, 식염 84 kg, 입국 84 kg, 물 64 l 를 혼합한 것을 사용한다. 이 원료로 생산되는 고추장은 약 540 kg 정도이다. 발효가 끝난 고추장을 갈아서 포장하고, 55~65℃에서 살균하여 제품을 만든다.

(2) 당화속성식 고추장 제조법

쌀을 원료로 하여 제국한 입국과 증자 후에 당화조에 넣고 수분함량이 60% 정도 되도록 60℃의 온수를 가하여 50~60℃에서 5시간 정도 당화시키면, 제국 시 생성된 입국에 있는 amylase에 의하여 당화가 진행된다. 당화가 끝난 것을 80~85℃까지 온도를 올려 살균시킨 다음 메줏가루, 고춧가루와 물엿, 보존료, 조미료를 가한 후, 냉각

마쇄시켜 포장을 하여 시판한다. 당화식 고추장은 발효식 고추장에 비하여 제조기간의 단축과 제조경비의 절감 등의 이점이 있으나 향기와 맛의 품질이 다소 떨어져 대부분의 공장에서는 발효식으로 고추장을 제조하고 있다. 당화식 제조법에 의한 원료의 배합비의 보기를 들면, 밀쌀 45%, 물엿 5%, 고춧가루 10%, 식염 8%, MSG 0.3%, 물 31.9%이며, 그 외에 보존료를 가하여 제품을 만든다.

4. 식 초

식초(vinegar)는 산미를 갖고 있는 조미료이다. 주성분으로서는 3~10% 초산을 함유하고, 그 외에 소량의 아미노산, 유기산, 에스터류를 함유하고, 독특한 맛과 향기를 갖고 있다. 일반적으로 술을 만드는 데 사용하는 원료인 쌀, 밀 등의 전분질 곡류와 과실, 맥아 등을 사용하여 알코올 발효를 시킨 술에 초산균을 접종하여 호기조건에서 발효시켜 만든다. 그리고 주정을 원료로 사용하는 경우도 있으며 이 경우는 초산균이 생육하는 데 필요한 영양분을 가하여 사용한다.

1) 초산균

식초의 발효에 사용하는 초산균은 생육이 빠르고, 내산성 및 내알코올성이 있고, 산의 생성이 빠르고, 초산의 과산화가 일어나지 않고, 산의 생산수율이 높고, 초산 이외에 여러 맛과 향을 함께 생산하는 것이 바람직하다. 이러한 목적으로 공업적으로 사용하는 균으로서는 *Acetobacter aceti, A. xylinum, A. shuzenbachii, A. pasteurianum* 등이 있다.

2) 알코올로부터의 식초 제조법

식초는 식초균에 의하여 알코올이 분자상의 산소를 이용하여 산화반응이 일어나서 ethanol → acetaldehyde → acetic acid의 산화반응을 거쳐 생산되므로 호기적 발효를 한다.

$$CH_3CH_2OH + 1/2O_2 \longrightarrow CH_3CHO$$
$$CH_3CHO + 1/2O_2 \longrightarrow CH_3CH_2OH$$

식초는 발효한 술 또는 주정에 식초균이 자라는 데 필요한 영양분을 가한 원료를 알코올 함량이 약 10%가 되게 희석하여 30~35℃ 부근에서 발효하여 만든다. 식초의 발효법에는 발효액을 정치발효시켜 발효액의 표면에 초산균의 막을 형성하여 공기와 접촉시키면서 발효시키는 정치발효법이 있고, 미리 초산균을 충진제의 표면에 흡착시킨 것을 충진한 탑(generater)에 발효하려는 액을 위쪽으로부터 아래쪽으로 흘려 내리고, 공기는 역으로 아래쪽으로부터 위쪽으로 통기시키면서 발효하는 속양법(quick vinegar process)이 있다. 그 외에 통기장치와 교반장치가 부착되어 있는 acetator의 장치를 사용하여 통기발효하는 심부발효법(submerged aeration process)이 있다.

5. 유제품

1) 살균한 유산균 음료

우리나라는 일반적으로 단맛이 있는 발효유가 많고, 비교적 당농도가 높으며 1% 정도 되는 유산을 함유하고, 산뜻한 맛과 향이 있는 유산음료가 있다. 주원료로 사용하는 것은 탈지유이고 이것을 저온살균 또는 고온순간살균법으로 살균한 후에 미리 배양해 둔 유산균(*Lactobacillus bulgaricus*)의 스타터(starter)를 접종하고, 30~38℃에서 발효를 한다. 발효가 끝난 발효유를 균질화시켜 응고된 카세인을 분산 유화시키고, 탈지유의 양의 1.7배가 되는 설탕을 가하여 80℃에서 20분간 가열한 다음 냉각한다. 발효유에 유산이 부족할 경우는 별도로 유산 또는 citric acid를 추가한다. 그 외에 적당한 향료를 가하여 병에 담는다. 이 유제품의 성분의 한 보기를 들면 수분 47.5%, 단백질 1.5%, 지방 0.1%, 탄수화물 51.6%, 회분 0.2% 정도이다.

2) 생균상태의 유산균 음료

탈지유를 판형열교환기(heat plate exchanger)로 고온순간살균하거나, 또는 유지형 살균살균기(holding pasteurizer)로 저온살균을 한 후, 유산균의 발효온도까지 냉각하고, *L. bulgaricus*와 *L. acidophilus* 등의 스타터를 접종하여 37~40℃에서 발효하면 유산이 생성되면서 카세인이 응고된다. 발효가 끝나면 응고된 커드(curd)를 교반하여 조쇄하고, 균질기(homogenizer)로 150~200 kg/㎠의 조건에서 다시 미세하게 분쇄하여 조직을 부드럽게 한다. 이러한 온도에서는 발효가 계속 진행되어 유산균의 활력이 쇠퇴하는 경우가 있으므로 10℃ 이하로 냉각한다.

부원료로서는 설탕, 포도당, 안정제(원액의 커드의 침전을 방지하기 위하여 arginic acid, propyrene glycolester 등이 이용됨), 과즙, 색소 등이 필요하고, 이들을 물에 녹여 85℃에서 30분간 가열살균하여 15℃ 이하로 냉각하고, 향료를 가하여 시럽을 만든다. 이 시럽을 10℃ 이하로 냉각한 발효유에 혼합하여 병에 담아 10℃에 저온저장하여 제품으로 한다.

3) 요구르트

요구르트는(yogurt)는 불가리아 또는 그 부근에 있는 발칸 지방에서 만들기 시작한 유산음료이고, 메치니코프의 장수법으로 잘 알려져 있다. 호상이고 유산이 많으면서 알코올은 거의 없다. 우리나라에서는 일반적으로 유산균으로 *Lactobacillus bulgaricus*, *Streptococcus lactis*를 사용하고, 원료는 3분의 2까지 농축한 탈지유를 사용한다. 농축한 탈지유에 8~9%의 설탕을 첨가하여 살균 냉각한 다음에 2~3%의 스타터와 적당한 양의 향료를 넣고 35℃에서 10시간 정도 배양한다. 이 배양기간 중에 유산이 0.8~1.2% 정도 생성되면서 우유가 응고한다. 배양이 끝난 다음 냉장고에서 신속하게 냉동시켜 제품으로 만든다.

4) 치 즈

치즈(cheese)는 유산발효를 한 우유를 rennet으로 응고하고 생긴 커드를 여과하여 만든다. 치즈의 종류는 500여 종이 있는데, 크게 분류하면 다음과 같다.

※ **연질치즈(soft cheese)**
- 숙성하지 않은 치즈 : cottage cheese, cream cheese 등
- 숙성한 치즈: camembert cheese

※ **반연질치즈(semi-soft cheese)**
- *Penicillium*을 사용한 치즈 : roquefort cheese, blue cheese 등

- 세균을 사용한 치즈 : brick cheese

※ **경질치즈**(hard cheese)

- 가스 구멍이 있는 치즈 ; emmental cheese, gruyere cheese

- 가스 구멍이 없는 치즈 ; gouda cheese, edam cheese 등

※ **Processed cheese**

- 일반적인 processed cheese, smoked cheese 등

치즈를 제조하는 데 사용하는 효소에는 κ-카세인에 특이하게 작용하는 송아지의 제4위로부터 추출하여 만든 송아지 rennet과 아리마, 이와사키, 유 등이 개발한 *Mucor pusillus*가 생산하는 microbial rennet이 있다.

(1) 제 조

원료 우유에 *Streptococcus lactis* 또는 *Str. cremoris*의 유산균 스타터를 1~2%를 접종하고, 30℃에서 유산발효를 하여 유산이 2% 정도 생성될 때까지 발효한다. 발효유에 rennet을 천천히 가하여 혼합하고 방치하면 rennet의 작용에 의하여 우유 카세인에 있는 κ-카세인을 특이하게 분해하여 para-κ-카세인으로 분해되어 카세인의 micelle의 안정성이 파괴됨으로써 두부와 같이 응고한다.

응고된 카세인을 커드라 한다. 이 커드(curd)를 작게 절단하고, 부드럽게 교반하면서 천천히 온도를 올려 38~40℃가 되도록 하면 커드에 함유되어 있는 유청(whey)이 커드의 내부로부터 흘러나오므로 이 유청(whey)을 제거한다. 여기서 얻은 커드에 적은 양의 유청에 녹인 식염을 원료유에 대한 0.2%를 가하여 잘 섞는다. 이 커드를 mold에서 압착여과하여 생치즈를 만들고, 10~15℃에서 2주 이상 숙성시킨다.

(2) 숙 성

숙성하는 동안 커드에 있는 유산균과 rennet의 작용으로 단백질이 분해되어 아미노산이 되고, 그 일부는 아민이 된다. 그리고 지방도 일부가 휘발산으로 변하면서 맛과 향이 생긴다. 그 후에 파라핀을 숙성시키는 치즈의 표면에 코팅하여, 수분의 증발을 방지하고, 호기성 곰팡이가 발생하지 않도록 하여 후숙한다.

치즈의 숙성에 관여하는 세균은 스타터로 접종한 유산균(*Str. lactis*와 *Str. cremoris*) 및 우유에 원래부터 있는 *Lactobacillus* 속이 번식한 유산간균이다. 전자는 숙성의 초기에 최대로 번식하고, 그 후에 빨리 사멸된다.

Roquefort cheese의 숙성에 사용하는 곰팡이는 *Penicillium roqueforti*이고, camembert cheese의 숙성에는 *Penicillium camemberti*이다.

6. 김치류

김치의 종류는 사용하는 재료와 담그는 방법에 따라 다양하며 200여 종 이상이 있다. 크게 나누면 김치류, 깍두기류, 동치미류, 절임류, 짠지류, 식해류 등으로 나누고, 김치류를 다시 원료별로 나누면 배추김치류, 무김치류, 나물김치류, 석박지, 파김치, 갓김치, 육류 어패류 김치, 해조류 김치, 물김치 등으로 분류한다.

1) 김치 제조

김치의 주재료는 배추, 무, 갓 등의 야채류와 오이이고, 부재료는 배, 잣, 당근, 마늘, 파, 고춧가루, 설탕, 식염, 젓갈 등이다. 이들의 사용량은 김치의 종류에 따라 다르다. 여기에서는 배추김치의 일반적인 제조공정에 관하여 설명한다. 제조공정은 그림 8-4와 같다.

[원료 배추] → [선별] → [절단(2~4쪽으로)] → [소금 절임(최종농도 3%)] → 세척 → [부재료의 양념(무, 파, 마늘, 고춧가루, 생강, 배, 젓갈류, 소금 등으로 조미한 양념)을 배추 속에 넣음] → [발효 숙성] → [저온저장]

그림 8-4. 배추김치 제조공정

배추를 2~4쪽으로 절단하고 소금을 뿌려서 절인다. 소금의 절임농도가 높을수록 절임시간이 단축된다. 염농도가 10% 정도에서는 7시간 정도, 15% 정도에서는 3~4시간이 소요된다. 절인 배추를 물로 세척하여 물을 잘 제거하고 무채, 절단한 파, 마늘, 고춧가루, 젓갈류 등을 혼합한 양념을 배추 사이에 넣은 다음 김치발효조에 담근다.

이때 호기성 미생물이 증식하면 김치의 맛이 나빠지고 연부현상이 발생하기 쉬우므로 배추와 배추 사이에 공간이 없도록 잘 눌러서 담그고, 공기와 접촉하는 상면을 비닐 등으로 덮어 눌러 두는 것이 좋다. 이와 같이 담글 경우 호기성 미생물은 적게 자라고 혐기성 미생물 유산균이 생육하는 데 최적 환경이 되므로 김치의 발효 숙성에 필요한 유산균 증식이 잘 되어 맛있는 김치로 숙성한다. 발효 온도는 5~25℃에서 한다. 빨리 숙성시키고 싶을 경우는 25℃ 부근에서, 오랫동안 저장할 경우는 5~10℃ 부근에서 발효 숙성 저장한다.

2) 김치발효 미생물

현재 일반적으로 김치의 발효에 사용되고 있는 미생물은 재료에서 오는 자연 미생물이다. 이들 미생물에는 호기성 미생물과 혐기성 미생물 등 여러 종류가 있다. 김치를 담글 때 잘 눌러 담금으로써 공기와 접촉하는 면적이 적은 혐기적 환경이 되므로 주로 김치의 숙성에 관여하는 혐기성균의 일종인 유산균이 잘 증식할 수 있게 된다.

김치발효 중에 분리된 호기성 미생물은 *Pseudomonas mira*, *Pseudomonas nigrifaviens*, *Bacillus macerans* 등이고, 혐기성 미생물은 *Leuconostoc mesenteroides*, *Lactobacillus plantarum*, *L. brevis*, *Streptococcus faecalisis*, *Pediococcus pentosaceum* 등이며 이외에도 수없이 많다. *Leu. mesenteroides*는 식염농도가 낮을수록 잘 생육되며 초기에 왕성하게 자라 유산과 CO_2를 생성한다. 발생한 CO_2에 의하여 혐기조건이 형성되어 김치발효에 필요가 없는 호기성균의 증식을 방지한다. *Streptococcus* 속과 *Pediococcus* 속은 중반기에, 그리고 *L. plantarum*과 *L. brevis*는 발효 후기에 생육된다. 그 외에 김치 숙성에 관여하는 효모도 발견되고 있다.

앞으로 김치를 맛있게 숙성하는 유산균을 순수분리하여 배양한 종균을 사용한다면 포도주를 만드는 방법과 같이 항상 맛이 같은 맛있는 김치를 만들 수 있을 것이다.

제 09 장

|유기산|

1. Lactic acid 발효
2. Citric acid
3. Gluconic acid와 Ketogluconic acid

미생물의 발효에 의하여 생산되는 유기산의 수는 현재 70여 종 이상이고 그 수는 계속 증가하고 있다. 이들 유기산 중에서 실제로 산업화되어 사용하고 있는 것은 한정되어 있다. 이들은 해당경로(Embden-Meyerhof-Parmase pathway, 그림 9-1)에서 생산하는 lactic acid와, 해당경로로부터 더 진행되는 TCA cycle(Tricarboxylic acid cycle, 그림 9-2) 및 glyoxylic acid cycle을 구성하는 유기산들, 그와 관련이 많은 itaconic acid가 있다. 그리고 이러한 경로에 의하여 생산되는 산과 더불어 단순하게 알코올, 당 등의 여러 기질을 미생물 또는 미생물의 효소로 직접 산화시켜 생산하는 산이 있다. 이들에 관련된 유기산 중 중요한 것은 표 9-1과 같다.

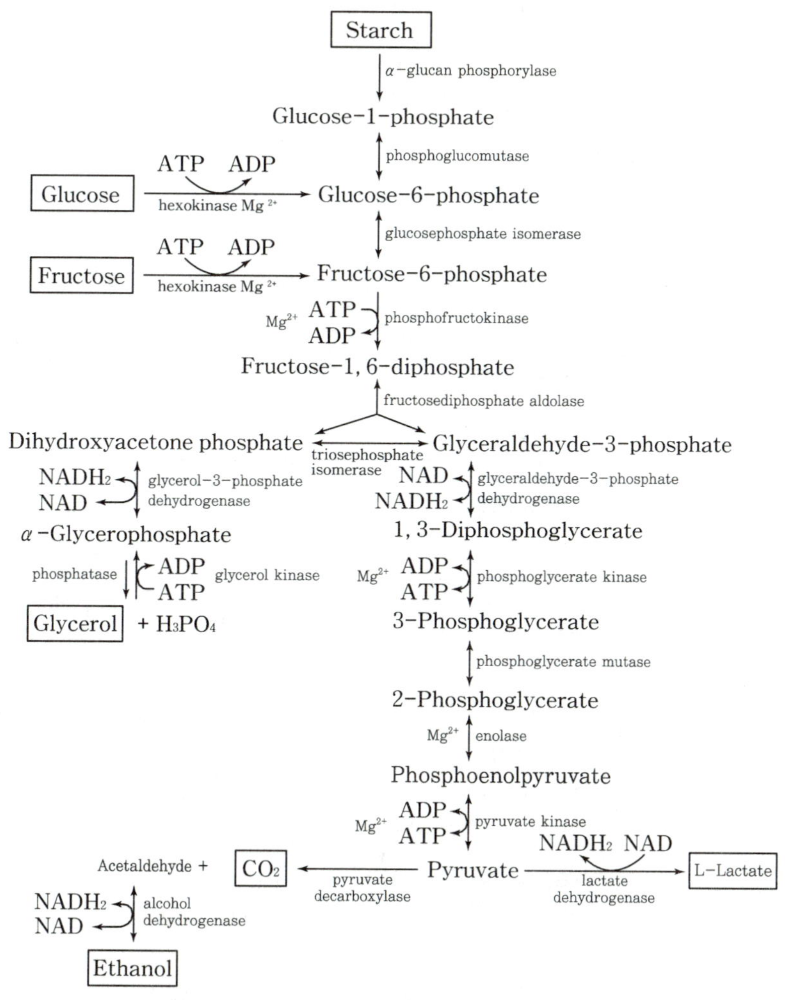

그림 9-1. Embden-Meyerhof-Parmase 경로

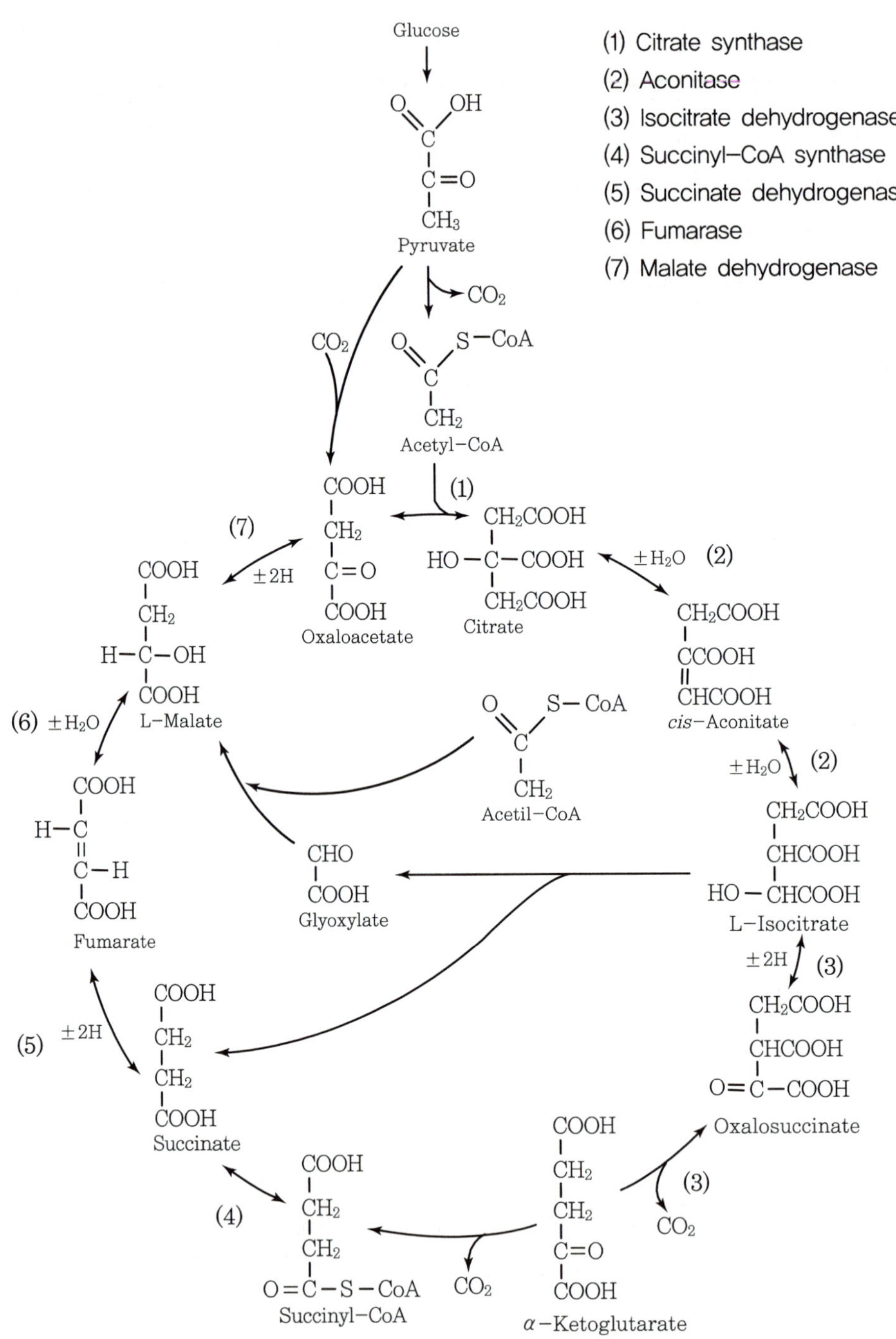

그림 9-2 TCA 경로와 glyoxylate 경로

생 산 물	원 료	생 산 균
Lactic acid	Glucose, Sucrose 등	*Streptococcus lactis* *Pediococcus lindneri* *Leuconostoc mesenteroides* *Lactobacillus delbrueckii* *Rhizopus oryzae*
Citric acid	Sucrose Sucrose Sucrose n-Paraffin n-Paraffin n-Paraffin	*Citromyces pfefferianus* *Aspergillus niger* *Asp. wentti, Asp, awamori* *Candida lipolytica* *Arthrobacter paraffineus* *Penicillium janthinellum*
α-Keoglutaric acid	Glucose Glucose n-Paraffin n-Paraffin	*Pseudomonas fluorescens* *Bacterium ketoglutamicum* *Candida lipolytica* *Arthrobacter paraffineus*
Succinic acid	Glucose n-Paraffin	*Brevibacterium flavum* *Candida brumptii*
Fumaric acid	Starch n-Paraffin	*Rhizopus nigricans* *Candida hydrocarbofumarica*
L-Malic acid	Glucose Glucose Fumaric acid n-Paraffin n-Paraffin	*Aspergillus flavus* *Rhizopus chinensis* *+ Pichia membranaefaciens* *Lactobacillus brevis* *Candida hydrocarbofumarica* *Cand. brumptii*
Itaconic acid	Glucose Glucose	*Aspergillus itaconicus* *Asp. terreus*

해당경로에서 생성된 pyruvic acid로부터 lactic acid를 생성하는 반응에서, 유산균은 혐기조건(anaerobic condition)에서 생성하나, *Rhizopus* 속은 그와 대조적으로 호기조건(aerobic condition)에서 생성한다.

한편 TCA 경로상에 있는 유기산의 생산균은 *Aspergillus* 속 곰팡이가 많으나, 탄화수소화합물을 발효하는 데는 *Candida* 속의 효모가 우수한 생산균으로 알려져 있다.

위에서 설명한 바와 같이 세균과 곰팡이는 glucose와 다른 종류의 당으로부터 다량 유기산을 생산 축적하는 경우가 많다. 효모는 일반적으로 당을 사용하여 유기산을 생산하지 않으나, n-paraffin을 탄소원으로 이용하여 gluconic acid, citric acid, 2-ketogluconic acid 등을 많이 만드는 효모가 있다.

표 9-2. 미생물에 의한 유기산발효

발효생산물질	생 산 균 주	용 도
Acetic acid	*Acetobacter aceti*	식초제조
Butyric acid	*Clostridium butyricum*	
Lactic acid	*Lactobacillus delbrueckii*	유산제조, 양조식품
	Lactobacillus casei	
	Lactobacillus burgaricus	
Gluconic acid	*Aspergillus niger*	Gluconic acid의 제조
	Gluconobacter roseus	
	Pseudomonas ovalis	
2-ketogluconic acid	*Pseudomonas fluorescens*	Vitamin C의 제조원료
Tannic acid	*Aspergillus niger*	
Itaconic acid	*Aspergillus terreus*	polyester 수지, 합성수지의 제조원료
	Aspergillus itaconicus	
α-ketoglutaric acid	*Pseudomonas fluorescens*	
	E. coli, Bact. ketoglutaricum	
Succinic acid	*Brevibacterium flavum*	식품의 정미성분, 가소제염료, 향료의 용도
Fumaric acid	*Rhizopus nigricans*	청량음료, 합성수지, 매염제의 원료
Malic acid	*Aspergillus*	
Kojic acid	*Aspergillus flavus*	곰팡이의 살균제와 살충제의 원료
	Aspergillus oryzae	

1. Lactic acid 발효

유산균은 1857년에 Pasteur가 발견한 후에 현재는 발효유, 치즈, 김치, 양조 능의 식품공업에 사용하고 있다. 그리고 유산은 Ca-lactate로서 의약품과 기능성식품, 피혁 제조 시 탈회제, polyacryamide acid ester 합성의 원료 등에 사용하고 있다. 유산에는 D형과 L형, DL형이 있다. 근육 속에서 볼 수 있는 유산은 모두가 L(+)형이다.

유산의 공업적인 생산균은 유산균과 *Rhizopus oryzae*의 일부이고, 고온에서 발효가 되고 동시에 산의 생성력이 강한 균인 *Lactobacillus delbrueckii*를 사용하고 있다. 식품과 의약품의 용도로서는 L형이 좋으나, 유산균에 의한 발효는 혐기적으로 생산되고 생성된 유산은 D형, L형, DL형의 세 종류이다. 그러나 *Rhizopus* 속에 의한 발효는 호기적으로 생산되고 생성된 유산은 L형만을 생성한다.

유산균은 hexose와 pentose를 자화하나 유산만을 생산하는 경우와 유산과 acetic acid 또는 알코올 등의 다른 생성물을 동시 생산하는 경우가 있다. 전자를 정상형 유산발효(homo lactic acid fermentation)라 하고, 후자를 이상형 유산발효(hetero lactic acid fermentation)라 불러 구별하고 있다.

1) 정상형 유산발효(*Lactobacillus delbrueckii, Lact. casei*)

$$C_6H_{12}O_6 \rightarrow 2CH_3\text{-}CH(OH)\text{-}COOH$$

glucose   lactic acid

2) 이상형 유산발효(*Leuconostoc*)

$$3C_6H_{12}O_6 \rightarrow 2C_6H_{14}O_6 + CH_3\text{-}CH(OH)\text{-}COOH + CH_3COOH + CO_2$$

glucose   mannitol   lactic acid   acetic acid

$$C_6H_{12}O_6 \longrightarrow CH_3\text{-}CH(OH)\text{-}COOH + C_2H_5OH + CO_2$$

glucose   lactic acid   ethanol

이상형 유산발효균은 glucose 이외에 galactose 등의 hexose 및 pentose도 분해한다.

$$C_5H_{10}O_5 \text{ -----} > CH_3\text{-}CH(OH)\text{-}COOH + C_2H_5OH$$

pentose   lactic acid   ethanol

유산균의 원료는 glucose와 전분, 당밀, 유청 등을 사용한다. 전분을 사용할 경우는 효소 또는 산 등으로 당화시켜서 사용한다. glucose와 전분당을 사용할 경우는 *Lactobacillus delbrueckii*를, 유청(whey)을 사용할 경우는 lactose를 발효할 수 있는 *Lact. casei* 또는 *Lact. bulgaricus*를 사용한다. 세균 이외에 *Rhizopus oryzae*를 사용하는 경우도 있다.

원료로서 glucose와 전분당화당의 농도를 10~15%로 조절하고, 부족한 영양분을 보충하여야 하나 질소원의 농도는 가능한 최소농도로 한다. 그리고 10%의 탄산칼슘을 첨가하고, pH6 정도로 조절하여 유산균을 접종하고 48~50℃에서 4~5일간 혐기적 발효를 하여 유산을 생산한다. 유산의 대당수율은 90% 이상이다. *Rhizopus*로 유산을 생산할 경우는 30℃에서 13~20일간 호기적으로 배양하여 생산한다. 대당수율은 70% 정도이다.

발효가 끝난 발효액에 석회로 현탁한 석회유 용액을 가하여 pH를 10부근으로 조절하여 가열하면, 발효액 중에 있는 균체와 그 외의 유기물이 응고되고, 이를 침전시킨 후 여과하여 여액을 방치하면 냉각되면서 Ca-lactate의 조결정이 침전된다. 조결정을 분리하고 황산을 가하여 분해시키면 $CaSO_4$는 침전되고 유산은 액 중에 용해된다. $CaSO_4$를 분리한 액을 재결정법 또는 isopropyl ether에 의한 추출법으로 정제하면 식품규격에 맞는 유산으로 정제할 수 있다. 이보다 높은 순도의 유산을 생산하려면 아연염법, 아민염법, ester화법으로 정제해야 한다.

2. Citric acid

구연산(citric acid)의 용도는 주로 식품첨가제로 사용해 왔으며, 최근에 공업적으로 가소제, 방부제, 킬레이트제, 도료, 의약품 등에도 이용되고 있다. 구연산은 감귤류, 파인애플 등의 과실에 함유되어 있는 유기산으로 종전에는 이들의 과즙을 원료로 하여, 현탁한 석회액을 가하여 Ca-citrate형으로 제조하였다. 그러나 지금은 미생물에 의한 제조방법으로 생산한다.

이 산의 제조에는 곰팡이를 사용하고 있다. 국균과 *Penicillium* 속은 당류를 이용하여 구연산, 수산, gluconic acid를 생산하는 능력을 갖고 있다. 이 중에 공업적으로 사용하고 있는 곰팡이는 주로 *Aspergillus niger*이다. 그 외에 *Asp. awamori, Asp. saitoi, Asp. usami, Penicillium janthinellum*이 있다.

제조 원료는 당밀 또는 전분질원료를 사용한다. 당밀을 사용할 경우는 원료에 함유된 질산암모늄 및 인산칼리, 황산마그네슘 등은 생육이 과잉되지 않도록 제한한다. *Asp. niger* 등의 곰팡이에 의한 구연산의 발효에서는 미량의 금속염, Fe, Zn, Mn 등의 농도, 특히 과량의 Fe에 의하여 현저하게 저해가 일어난다. 이러한 문제점을 해결하기 위하여 배지를 탈철 처리를 하거나, 또는 황혈염 등을 첨가한다. 전분질원료의 경우는 원료에 따라 30~90%로 당화한 다음 발효시킨다. 그리고 발효할 때 메탄올을 첨가하면 구연산의 생산수율에 효과가 있다.

발효의 방법은 곰팡이를 표면배양하는 방법과 발효조에서 통기 교반하면서 발효하는 심부발효법이 있다. 현재는 심부발효법으로 생산하는 경우가 많다. 배양액의 pH는 2~4가 좋고, pH를 5 이상으로 하면 gluconic acid와 수산의 생성이 많아진다. 발효온도는 30℃에서 행하고, 발효시간은 담글 때의 당 농도에 따라 다르며, 4~10일간 발효한다. 대당수율은 60~90%이고, 구연산은 배지 중에 적어도 60 g/ *l* 이상이 축적되도록 한다. 발효액으로부터 균체를 제거하고 탄산칼슘을 가하여 구연산칼슘염으로 침전시켜 분리하고, 분리한 칼슘염을 황산으로 처리하여 구연산으로 분해한 후 탄산칼슘을 제거하고, 분리한 구연산을 농축하여 결정을 얻는다.

최근에는 *n*-paraffin을 주원료하고, *Candida lipolitica*를 사용하여 구연산을 생산하며, 그 생산수율(140~150%)은 높다.

3. Gluconic acid와 ketogluconic acid

Aspergillus, Penicillium, Mucor, Acetobacter, Pseudomonas, Gluconobacter 등은 호기적조건하에, 즉 공기 중에 있는 분자상의 산소의 존재하에 glucose를 직접 산화시켜 gluconic acid와 2-keto, 혹은 5-ketogluconic acid를 생성하는 능력을 갖고 있다.

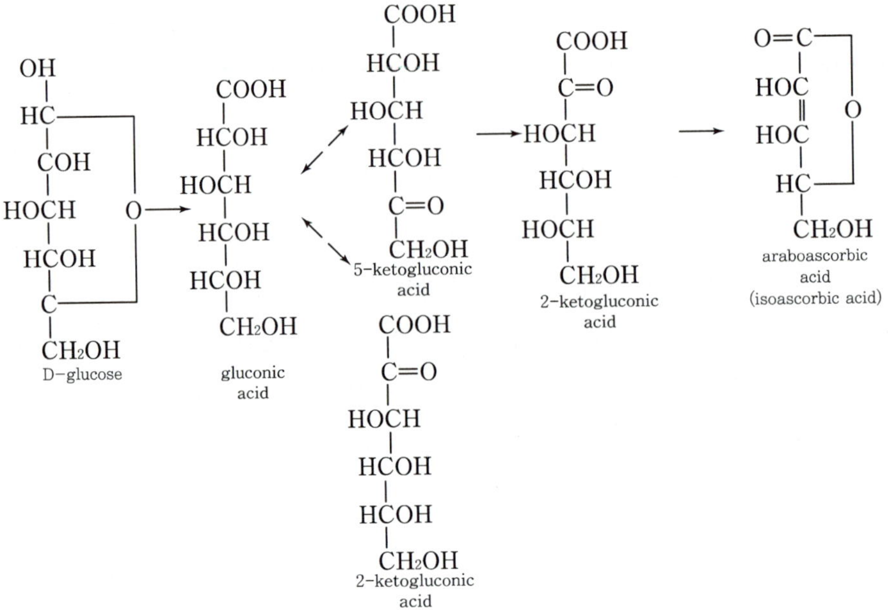

D-glucose → gluconic acid → 5-ketogluconic acid / 2-ketogluconic acid → 2-ketogluconic acid → araboascorbic acid (isoascorbic acid)

1) Gluconic acid

Gluconic acid를 농축하여 결정화한 glucono-δ-lactone은 베이킹파우더 또는 두부를 제조할 때 단백질의 응고제로 이용하고, 칼슘염과 철염은 의약용과 기능성 식품용으로 사용한다. 나트륨염은 관석(scale)의 방지제 또는 용기의 세척제, 콘크리트의 경화제원료로 사용한다. Gluconic acid의 공업적인 생산은 *Aspergillus niger*를 사용하고, 발효조(fermenter)를 사용하거나, 또는 회전 드럼관을 상용하여 호기조건하에서 발효를 한다. 최근에는 연속발효법으로 제조하고 있으며, 35%의 glucose 농도의 발효액을 사용하여 90% 이상의 수율로 생산되고 있다.

2) 2-Ketogluconic acid와 5-ketogluconic acid

2-Ketogluconic acid는 *Pseudomonas fluorescens*에 의하여 호기적 조건으로 발효시켜 glucose로부터 생산되고, D-araboascorbic acid의 원료로 사용하고 있다. 5-ketogluconic acid는 *Acetobacter suboxydans*에 의하여 생산된다.

제10 장

|아미노산|

1. 아미노산의 발효생산 방법과 미생물

종래의 아미노산의 제조는 밀과 콩의 단백질 원료를 가수분해해서 생산하였다. 1955년도에 기시다, 아사히 등에 의하여 미생물을 사용하여 당과 질소 등의 원료로부터 glutamic acid의 발효생산이 가능하게 되었다. 이 발효법이 개발되어 현재는 대부분의 아미노산을 미생물을 사용하여 생산할 수 있게 되었다. 아미노산의 발효방법에는 야생균주와 돌연변이균주를 사용하여 발효하는 직접발효법(direct fermentation method), 배지에 전구체를 첨가하는 전구체 첨가법, 효소를 이용하는 효소법이 있고, 최근에 유전공학적 방법으로 균주를 육종하여 목적하는 아미노산을 축적시키는 연구가 활발하게 진행되고 있다. 미생물을 이용하여 생산되는 아미노산의 보기를 표 10-1에 나타냈다.

1) 직접발효법

(1) 야생균주에 의한 발효

자연계에서 분리한 균과 보존 균주를 이용하여 배지 중에 많은 양의 특정한 아미노산을 생산 축적시키는 방법이다. 아미노산의 발효초기에는 이러한 방법으로 glutamic acid, alanine, valine 등을 생산하는 균을 찾게 되었고, 그중에서 산업적으로 이용된 대표적인 것은 glutamic acid의 발효이다.

(2) 영양요구성 변이주에 의한 발효

자외선이나 nitrosoguanidine 등의 변이유기제(mutagen)를 사용하여 야생균주를 돌연변이 시킨 후 영양요구성 변이주(auxotroph)를 분리하여 lysine, alanine, valine 등의 아미노산의 생산에 이용하고 있다.

(3) Analog 내성변이주에 의한 발효

Tryptophan의 analog인 S-methyl tryptophan 등의 아미노산 analog를 배지 중에 첨가하면 균의 발육이 억제되지만, 이러한 analog에 내성이 있는 변이주를 분리하여 사용하면 배지 중에 tryptophan을 생성 축적시킬 수 있다는 것이 오래전부터 알려져 왔다.

또한 lysine의 analog인 S-(2-aminoethyl)-L-cystine에 대한 내성 변이주를 이용하여 lysine 발효를 성공한 이후 다른 아미노산도 이 방법을 사용하여 다량 축적시키는 연구결과가 많이 발표되고 있다.

표 10-1. 아미노산 발효의 종류와 사용 미생물

생성 아 미 노 산	생성균주	생성량
1) 야생주에 의한 발효법		
Glutamic acid	*Corynebacterium glutamicum*	50~100 g/l
Valine	*Aerobacter cloacae*	15 g/l
DL-Alanine	*Cory. gelatinosum*	40% 이상
L-Alanine	*Pseudomonas* sp.	30% 이상
2) 영양요구성 변이주에 의한 발효법		
Lysine	*Cory. glutamicum*(hos⁻)	42.6 g/l
Lysine	*Brev. flavum*(thr⁻, thrˢ)	32.7 g/l
Valine	*Brev. lactofermentum*(thr⁻)	20 g/l
DL-Alanine	*Bacillus coagulans*(met⁻)	11.8 g/l
Homoserine	*A. aerogenes*(met⁻)	8 g/l
Threonine	*E. coli*(met⁻, val⁻)	10.5 g/l
Ornithine	*Cory. glutamicum*(cit⁻ or arg⁻)	36%
Citrulline	*B. subtilis*(arg⁻)	13%
Proline	*Kurthia catenoform*(ser⁻)	30 g/l
Proline	*Brev.* sp. No. 7996 YS-48(his⁻)	25 g/l
3) Analog 내성 변이주에 의한 발효법		
Lysine	*Brev. flavum*[S-(2-aminoethyl)-L-cystineᴿ]	34 g/l
Valin	*Serratia marcescens*(a-ABᴿ)	8 g/l
Homoserine	*Brev. flavum*(α-AHVᴿ, met⁻)	18 g/l
Arginine	*B. subtilis*(AHᴿ)	4.5 g/l
Tryptophan	*B. subtilis*(5-FTᴿ)	Tryptophan 4 g/l Phenylalanine 6 g/l
Histidine	*Brev. flavum*(2-TAᴿ, α-AHVᴿ, Etᴿ, 2-ABTᴿ)	10 g/l
4) 전구체 첨가에 의한 발효법		
α-Aminobutylic acid → Isoleucine	*Cory. amagasakii*	20 g/l
D-Threonine → Isoleucine	*Serratia marcescens*	5~15 g/l
Anthranilic acid → Tryptophan	*Hansenula anomala*	10~15 g/l
5) 효소법에 의한 아미노산의 생산		
Aspartic acid	*E. coli*의 aspartase	약 100%
DOPA	*Erwinia herbicola*의 tyrosinase	
Tryptophan	*Proteus rettgeri*의 tryptophanase	96%(몰 수득률)
6) 유전자 조작에 의한 생산		
Lysine	*Brev. lactofermentum*	60 g/l
Theonine	*E. coli*	60 g/l

α-AB = a-hydroxybutylic acid, α-AHV = α-amino-β-hydroxyvaleric acid,
AH = L-arginine hydroxamate, 5-FT = 5-Fluorotryptophan, 2-TA = 2- thiazole alanine,
Et = ethionine, 2-ABT = 2-aminobenzothiazole

2) 전구체 첨가에 의한 발효

아미노산 생합성경로의 중간체 또는 이에 유사한 구조를 한 화합물을 배지 중에 첨가하여 발효시킴으로써 목적하는 아미노산으로 변화시키는 방법이다. S-aminobutyric acid나 D-threonine을 배지에 첨가하여 L-isoleucine을 발효시키는 방법 등이 공업화되고 있다.

3) 효소반응에 의한 생산

대장균의 aspartase를 사용하여 fumaric acid로부터 L-aspartic acid를 제조하거나, *Erwinia herhicola*의 tyrosine phenol lyase를 사용하여 pyruvic acid와 pyrocatecol로부터 DOPA(3,4-dihydroxylphenylalanine)를 제조하는 방법과 같이 한 단계의 효소반응으로 아미노산을 만드는 방법이다.

2. 아미노산의 생합성경로

Glucose를 탄소원으로 이용하였을 때, 아미노산들의 생합성경로는 그림 10-1과 같고, 대사계열과 관련된 아미노산은 표 10-2와 같다.

표 10-2. 아미노산 대사계열과 관련된 아미노산

대 사 계 열	관련된 아미노산
방향족 계열	Phenylalanine, tyrosine, tryptophan
Aspartate 계열	Aspartic acid, lysine, homoserine, threonine, isoleucine, methionine
Glutamate 계열	Glutamic acid, proline, hydroxyproline, ornithine, citrulline, arginine
Serine 계열	Serine, glycine, cysteine
Pyruvate 계열	Alanine, valine, leucine

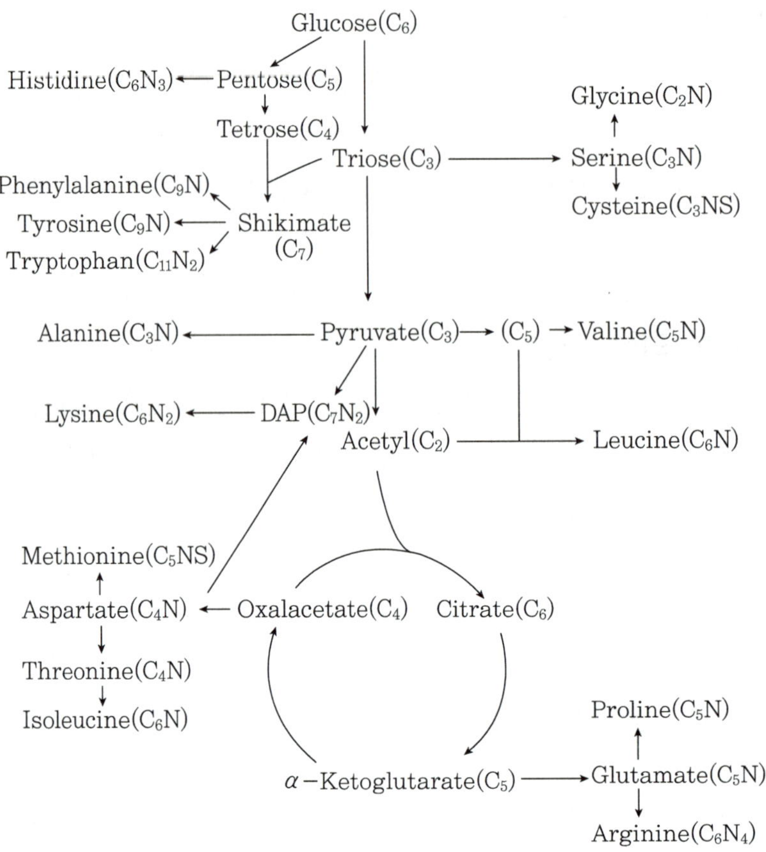

그림 10-1. 탄소원으로 glucose를 이용하였을 때의 아미노산 생합성경로

3. 아미노산 발효

1) 야생균주를 이용하는 발효

(1) Glutamic acid 발효

Glutamic acid의 발효 생산 균주 중에는 *Corynebacterium glutamicum, Brevibacterium lactofermentum, Brev. flavum, Microbacterium ammoniaphilum, Brev. divaricatum, Brev. thiogenitalis* 등이 공업적인 생산균으로 알려져 있다. 이들 균주는 Gram 양성이고, 포자를 형성하지 않으며, 운동성이 없고, 타원 또는 간상형태이다. Biotin 요구성

이며, 호기적 조건에서 glutamic acid를 높은 수율로 생산하는 등의 공통된 성질을 갖고 있다.

발효에 사용하는 원료는 n-paraffin, ethanol, acetic acid 등을 사용할 수도 있으나, 공업적으로 주로 사용하고 있는 원료는 당밀과 포도당 등의 당질 원료이다. 발효공업에 사용하고 있는 glutamic acid 생산균은 배지 중의 당의 농도가 약 16%이고, 대당수율 50% 정도로 발효액에 생성한다. 이와 같이 발효수율을 높이기 위해서는 미생물의 생리적인 특성과 생육환경 조건 등을 잘 알고, 철저하게 발효를 관리해야 하며, 환경 조절을 적절히 하지 못하는 경우 glutamic acid 이외의 다른 물질로 전환되어 축적된다.

이 중에서도 가장 중요한 인자는 배지 중의 biotin의 농도로서, biotin은 생산균의 생육에 필요한 필수생육인자이다. 그러나 biotin 농도가 $10\ \mu g/ml$ 이상의 과다한 양이 존재하는 경우, 균의 생육은 좋으나 생성된 glutamic acid의 양이 거의 없고 lactic acid 등의 다른 대사산물의 생산량이 많아진다. Biotin의 농도를 생산균의 생육 최저농도 (suboptimal concentration)인 $5\ \mu g/ml$ 이하로 제한할 경우에는 glutamic acid의 생산량이 많아지나, biotin의 결핍조건, 즉 생육 최저농도에서는 citric acid, malic acid, oxaloacetic acid의 분해반응이 정지되고, 당의 완전산화능력이 저하된다. 이때 NH_4^+가 많으면 citric acid로부터 glutamic acid로 가는 반응이 잘 진행된다. 그리고 이러한 조건하에서 glyoxylate cycle에 의하여 에너지 공급이 저하되어 균체 단백질의 합성이 저해되어 glutamic acid는 단백질의 구성성분으로 생합성되는 양이 줄어 세포 내에 축적된다.

그리고 세포막을 구성하는 불포화지방산의 생성능력이 저하되어 세포막이 불완전한 상태가 된다. 따라서 세포 내에 축적된 glutamic acid가 세포막 밖으로 계속 배출된다. 결론적으로 이러한 원인에 의하여 biotin이 결핍된 조건에서 glutamic acid가 많이 생산된다. Biotin 함량이 너무 많을 경우에는 penicillin 또는 계면활성제를 첨가하여 세포막의 합성을 불완전하게 하면 glutamic acid의 생산을 높일 수 있다. 따라서 세포막의 투과성은 아미노산 발효에 있어서 중요한 요소라 할 수 있다(표 10-3).

그 외에 암모니아의 농도가 glutamic acid 생산의 최적량보다 적을 경우에는 ketoglutaric acid의 생산이 많아지나, 과다하게 존재할 경우에는 glutamine의 생산량이 많아진다. Glutamic acid 생산의 최적 pH는 중성에서 약알칼리 범위이나, 이 최적 pH보다

산성으로 할 경우에는 N-acetylglutamine의 생산이 많아진다. 한편 충분하게 통기되는 통기조건에서는 glutamic acid를 주로 생산하나, 통기량이 부족할 경우는 lactic acid 또는 succinic acid의 생산량이 많아진다(그림 10-2).

표 10-3. 배지 중의 biotin 농도에 의한 발효생산물의 변화

Biotin 농도(γ/l)	Glucose 농도	pH	L-Glutamic acid(mg/ml)	α-Ketoglutaric acid(mg/ml)	Lactic acid (mg/ml)
0.0	8.5	8.90	1.3	trace	trace
0.5	2.5	8.60	17.0	3.0	7.6
1.0	0.5	8.37	25.0	4.6	7.4
2.5	0.4	8.21	30.8	10.1	6.9
5.0	0.1	8.17	10.8	7.0	13.7
10.0	0.2	8.37	6.7	8.0	20.5
25.0	0.1	8.83	7.5	10.1	23.1
50.0	0.1	8.42	5.7	6.2	30.0

※ Lactc acid는 발효경과 중의 최대치
사 용 균 주 : *Corynebacterium glutamicum*
기초배지조성 : Glucose 10.0%, K₂HPO₄ 0.05%, KH₂PO₄ 0.05%, MgSO₄ · 7H₂O 0.025%, FeSO₄ · 7H₂O 0.001%, MnSo₄ · 7H₂O 0.0001%, 요소 0.5%
30℃, 72시간 진탕배양

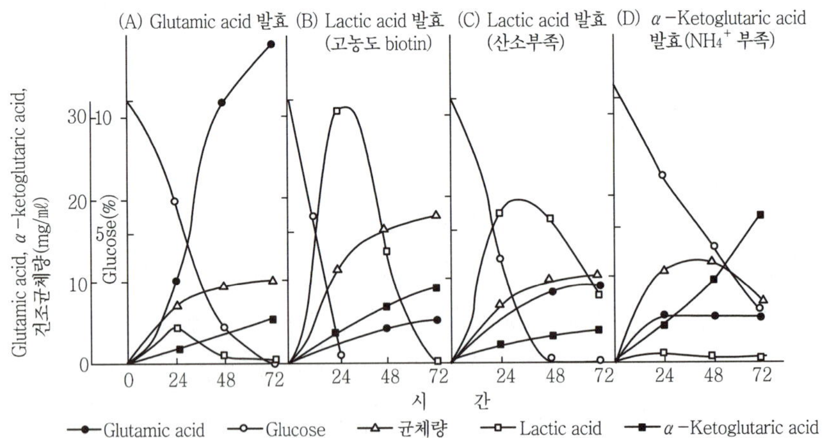

기본배지조성 : Glucose 10.0%, KH₂PO₄ 0.05%, K₂HPO₄ 0.05%, MgSO₄ · 7H₂O 0.025%, FeSO₄ · 7H₂O 0.001%, MnSO₄ · 4H₂O 0.001%, Urea 0.5%
배 양 조 건 : (A) biotin 2.5 γ/l, 교반 450 rpm, 동량통기 (B) biotin 25 γ/l, 교반 450 rpm, 동량통기
(C) biotin 2.5 γ/l, 교반 300 rpm, 동량통기 (D) biotin 2.5 γ/l, 교반 450 rpm, 동량통기

그림 10-2. *Micr. glutamicum*의 각종 배양소건에 있어서의 발효생산물과 발효경과

앞에서 설명한 바와 같이 glutamic acid 발효에서는 세포 외에 배지 중에 첨가한 glucose와 질소원이 세포 안으로 들어가, 당은 해당경로(EMP 경로)를 거치게 되나, 일부는 6탄당인산경로(hexose monophosphate shunt, HMP)를 거쳐 2분자의 pyruvic acid로 대사가 된다. 그 중에 1분자는 CO_2를 고정화하고, oxaloacetic acid, citric acid 는 TCA 회로로 들어가 α-ketoglutaric acid가 된다(그림 10-3). 여기서 α-ketoglutaric acid로부터 succinic acid로 산화되는 산화대사경로가 결여되어 있고, 또는 isocitrate dehydrogenase와 glutamate dehydrogenase가 서로 관련을 갖고 밀접하게 관여하기 때 문에 α-ketoglutaric acid의 환원적인 아미노화 반응이 효율적으로 진행되어 glutamic acid를 생성한다.

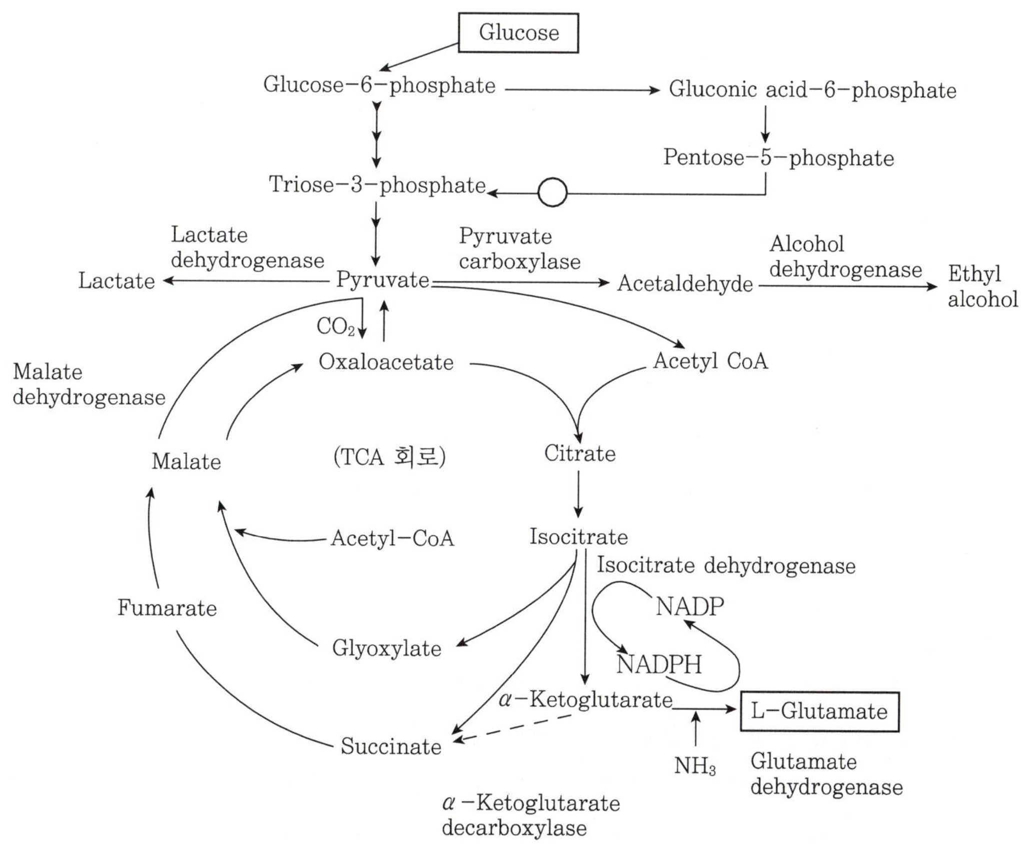

그림 10-3. Glucose로부터 glutamic acid의 생합성경로

이때 필요한 coenzyme NADPH는 α-ketoglutaric acid를 생산하는 isocitrate dehydrogenase의 반응에 의하여 생성되며 glutamic acid는 isocitrate dehydrogenase를 저해하지 않으나 glutamate dehydrogenase를 저해한다.

그러나 기질이 되는 α-ketoglutaric acid와 NH_4^+ 및 NADPH가 충분하게 있는 한 glutamic acid를 계속 생성한다. 이러한 경로로 pyruvic acid와 CO_2 간의 고정화 반응이 잘 진행될 때 당으로부터

$$C_6H_{12}O_6 + NH_3 + 3/2O_2 \longrightarrow C_3H_9O_5N + CO_2 + 3H_2O$$

로 되고 이 경우의 glutamic acid의 이론수율은 82%가 된다. 만약 CO_2의 고정이 전연 일어나지 않고 pyruvic acid가 모두 acetyl CoA로 산화되어 glyoxylic acid 회로를 거쳐 대사하는 경우에 그 수율은 54%가 된다.

앞에서 설명한 경로로 세포 내에서 생합성으로 축적된 glutamic acid는 세포막의 투과장벽에 있는 투과담체(permeability barrier)가 제거되므로 세포 밖으로 쉽게 배출하여 축적시킨다.

$$\text{glutamic acid dehydrogenase}$$
$$\alpha\text{-ketoglutaric acid} + NH_4^+ + NADH + H^+ \longrightarrow \text{glutamic acid} + NAD^+ + H_2O$$

$$\text{isocitric acid dehydrogenase}$$
$$\text{isocitric acid} + NADP \longrightarrow \alpha\text{-ketoglutaric acid} + NADPH_2$$

(2) Glutamine 발효

Glutamine은 위궤양, 십이지장궤양의 치료제와 기능성식품의 원료로 사용하고 있다.

*Corynebacterium glutamicum*을 사용하여 glutamic acid 발효를 할 경우 일반적으로 pH를 중성 내지 약알칼리로 유지하나, pH를 중성 이하의 약산성에서 발효할 경우 glutamine synthytase가 활성화되어 glutamine의 축적량이 많아지고, 이러한 약산성의 조건하에 통기를 과하게 하면 N-acetylglucosamine의 생성량이 많아진다.

그리고 배지 중의 NH_4^+의 농도를 균체증식과 glutamic acid 발효에 필요로 하는 양 이상의 과량을 가하고 발효 중 pH를 약산성(pH 5.5 부근)을 유지하면 대당수율 20% 이상의 glutamine의 생산이 가능하다(그림 10-4).

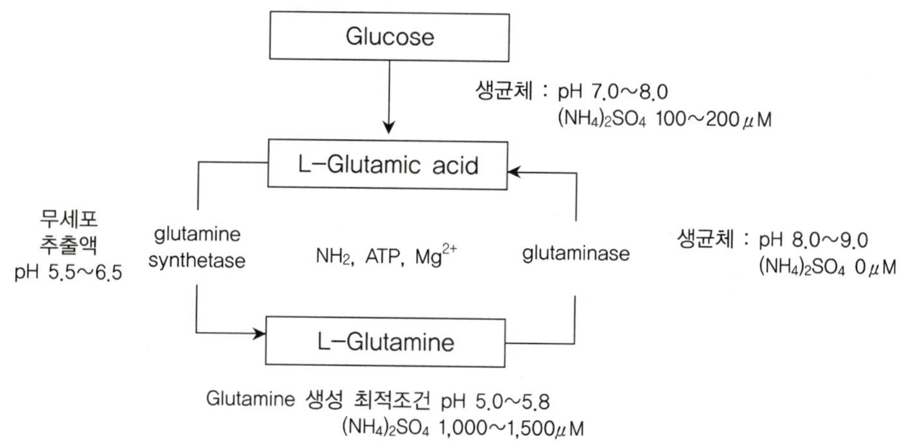

그림 10-4. *Cor. glutamicum*에 의한 glutamine의 생합성과 glutamic acid의 생합성과의 관계

2) 변이주를 이용하는 발효

일반적으로 아미노산의 생합성은 피드백조절(feedback regulation)기구에 의하여 조절되고 있다. 이 조절을 파괴하지 않으면 아미노산이 많이 축적되지 않는다. 야생균주에 의해 아미노산을 직접 발효하는 균주는 아미노산 생합성의 조절이 완만하게 일어나고 있어, 배양의 조건을 인위적으로 조작함으로써 균체 내에 생합성한 아미노산을 균체의 밖으로 투과시켜 배양액에 축적시킬 수 있다.

아미노산 생합성기구에서 feedback regulation을 일으키는 아미노산 발효의 조작은 다음과 같이 설명할 수 있다. 배지에 있는 glucose와 다른 영양분이 세포 안으로 들어가 생합성경로를 거쳐, 중간체를 경유하여 아미노산이 생합성된다.

이 경우 미생물의 세포 내에서 아미노산이 과잉 생성되는 것을 방지하기 위한 조절이 일어나, 특정한 아미노산이 과잉으로 생합성되거나, 또는 배지에 동일한 아미노산이 존재하여 세포 내에 그 아미노산의 농도가 높아지면, 그 생합성경로에 관계되는 전단계의 효소의 활성을 저해(feedback inhibition)하거나, DNA 유전자로부터 생합성되는 그 효소의 생합성을 억제하여(feedback repression) 세포 내 아미노산의 생합성이 조절되고 있다.

그러므로 이러한 조절기구를 갖고 있는 균주를 사용하여 아미노산을 발효 생산할 경우, 조절기구의 영향을 받지 않도록 하기 위하여 균주를 돌연변이시켜 영양요구성 변이주 또는 그의 복귀변이주, 그리고 대사에 관련된 analog 등의 약제내성변이주로 육종할 필요가 있다.

4. Lysine 발효

Lysine 발효법에는 야생균주를 사용하는 직접발효법, 생합성 전구물질을 가하여 대사시키는 방법, (1) 변이균주를 사용하는 2단발효법, (2) 변이균주를 사용한 직접발효법, (3) 유전자조작으로 육종한 균주를 사용한 발효법 등이 있고, 그 외에 (4) 합성법과 효소법을 조합하여 제조하는 방법이 있다. 현재 공업적으로 생산하는 방식은 돌연변이균주를 사용하는 직접발효법이다.

1) 변이주를 이용하는 2단발효

Lysine의 생합성 경로는 그림 10-5와 같다. 대장균을 사용하여 lysine 발효를 할 경우 최종산물(end product)인 lysine에 의하여 생합성 경로의 대사를 제어(regulation)하게 된다. 이 경우 lysine은 대사의 초기단계에 관여하는 aspartate kinase와 dihydropicolinate synthase의 활성을 저해하거나 aspartate kinase의 효소 생합성을 억제하는 feedback regulation이 일어나, 발효액 중에 lysine을 다량 축적할 수 없다.

그러므로 1단계 발효에서는, 이 균을 변이시켜서 얻은 lysine 요구성 균주를 사용하여 lysine을 최소량을 첨가한 배지에서 발효시켜 diaminopimelic acid를 생성 축적시킨다. 그 후 2단계로, 1차발효가 끝난 발효액에 *Aerobacter aerogenes*를 배양한 균체와 toluene을 가하여 혼합 방치하면 *A. aerogenes*의 diaminopimelate decarboxylase의 작용에 의하여 L-lysine으로 전환시켜 생산한다.

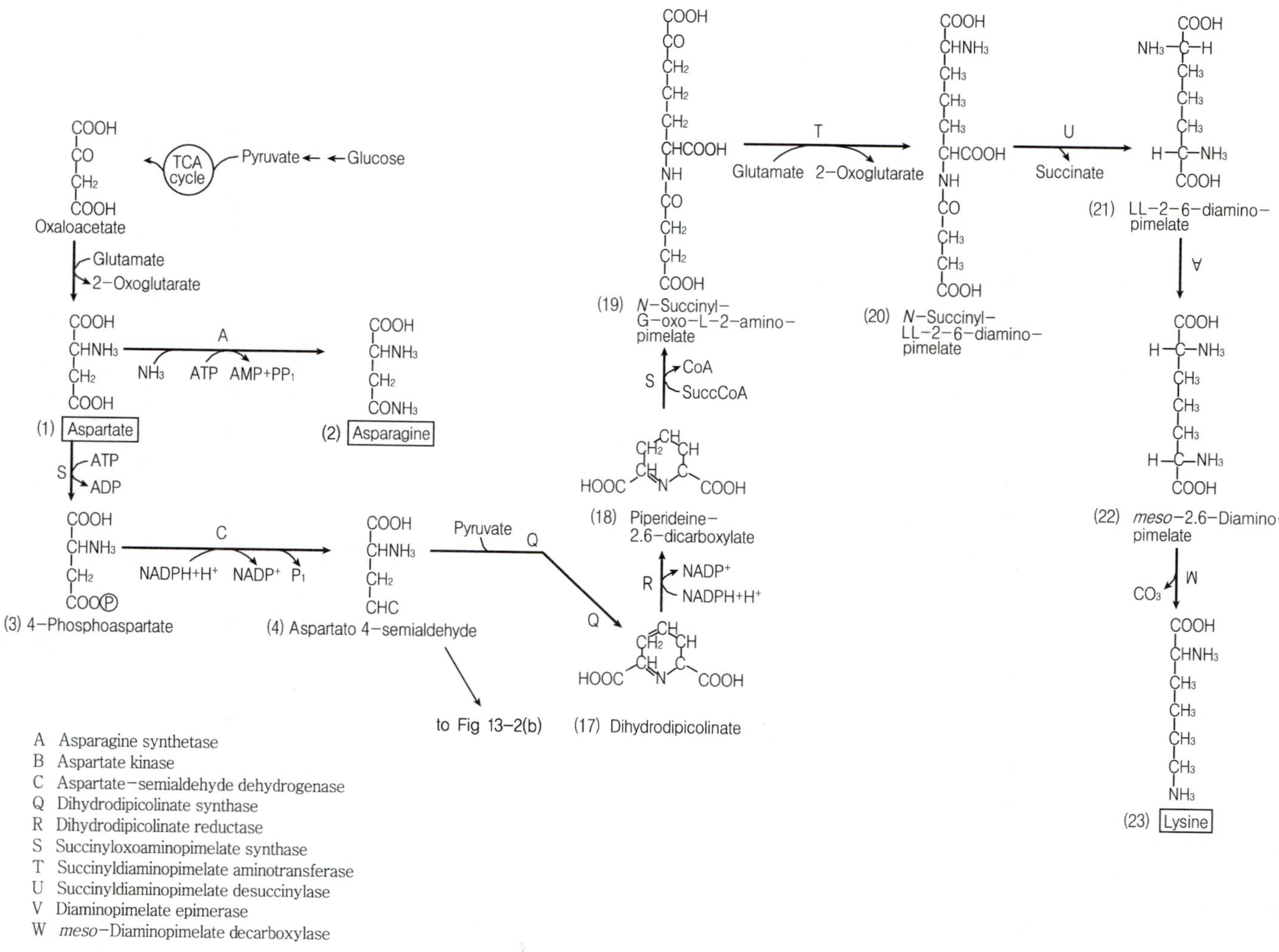

그림 10-5. Lysine의 생합성경로

2) 변이주를 이용하는 직접발효

탄소원과 질소원 등을 포함한 배지를 사용하여 lysine을 직접발효법으로 생성하는 변이주에는 (1) threonine 또는 homoserine의 요구성 변이주 (2) threonine과 methionine 감수성 변이주 (3) lysine analog 내성변이주가 있다.

(1) Threonine 또는 homoserine, methionine의 영양요구성 변이주

Glutamic acid의 생산균인 *Corynebacterium glutamicum*과 *Brevibacterium flavum*을 변이유기제로 처리하여 분리한 homoserine를 요구하는 영양요구성 변이주 또는 threonine 과 methionine을 요구하는 영양요구성 변이주를 사용하여 lysine을 생산하고 있다.

*Cor. glutamicum*과 *Bre. flavum* 등의 lysine의 생합성의 제어기구는 *E. coli*의 대사 제어와 서로 다른 제어기구를 지니고 있기 때문에 변이주를 사용하여 직접발효법으로 생산할 수 있었다. 전자의 균들의 대사계의 제어는 그림 10-6과 같이 생각된다.

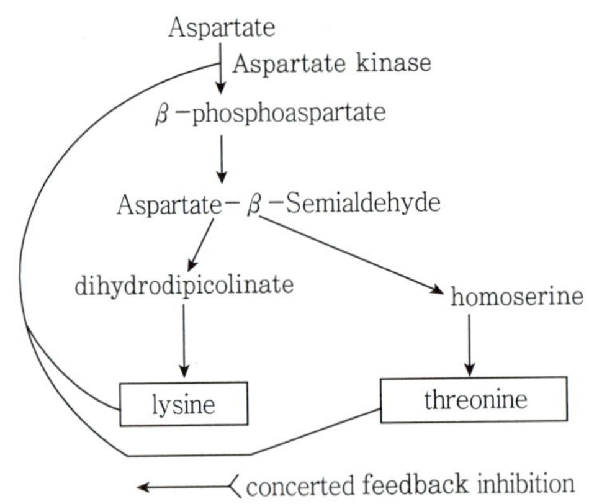

그림 10-6. C. *glutamicum*과 B. *flavum*의 lysine 생합성계의 제어

대장균은 lysine 단독으로 aspartate kinase의 활성을 저해(inhibition)할 수 있고, 이 효소의 생합성을 억제(repression)시킬 수 있으나, 전자의 균은 이와 다르게 lysine 단독만으로는 제어대사를 거의 하지 않고, lysine이 threonine과 공존할 경우에 한해서만 협동적으로 저해하는 concerted feedback regulation으로 lysine 생합성 경로의 초기 단계에 관여하는 aspartate kinase의 활성을 저해한다.

따라서 전자의 균을 변이시켜 threonine 생합성 경로에 관여된 효소인 threonine synthase의 활성이 결손된 threonine 영양요구성 변이주, threonine과 methione의 영양요구성 변이주 또는 homoserine kinase의 활성이 없는 homoserine 영양요구성 변이주를 사용하여 직접발효법으로 다량 축적 생산할 수 있다.

이들 변이주를 glucose와 충분한 양의 biotin, 소량의 threonine, methionine을 함유한 배지에 접종하여 29℃에서 호기적으로 발효시켜 대당수율 30% 정도의 lysine을 생성할 수 있고 공업화되어 있다. 탄소원을 acetic acid로 사용한 경우는 26% 정도이었다.

(2) Threonine과 methionine 감수성 변이주

*Brevibacterium flavum*의 원균주를 변이시킨 변이주 중에 최소배지(minimum media)에서는 원래의 균주와 같이 잘 생육하나 threonine 또는 methionine을 소량 첨가하면 생육이 억제되는 경우가 있다. 이러한 변이주를 감수성 변이주라 부르며 이 균은 glucose를 원료로 한 최소배지에서 23%나 되는 L-lysine를 생산한다.

이와 같이 lysine의 생산이 가능한 것은 균이 변이되어 야생균주가 갖고 있는 homoserine dehydrogenase의 합성이 억제되었기 때문에 threonine의 생성이 감소된다. 균체의 형성에는 지장이 없지만, aspartate kinase의 활성을 제어할 수 없는 환경이 된다. threonine과 methionine의 감수성 변이주를 사용하여 lysine을 생합성할 수 있다.

(3) Lysine analog 내성변이주

Brev. flavum 균주의 경우에, lysine의 analog인 S-(2-aminoethyl)-L-cysteine(AEC)의 내성 변이주를 분리하여 34 g/l의 L-lysine을 생성 축적한다. 이 변이주는 aspartate kinase의 성질이 lysine과 threonine이 공존할 경우에 feedback regulation을 받지 않도록 변화된 것이다.

*Brev. lactofermentum*의 AEC 내성변이주에, alanine 요구성 또는 다른 analog 내성을 부여한 균주를 사용하여 lysine이 생산되었다.

$$NH_2-(CH_2)_4-(NH_2)CH-COOH \qquad NH_2-(CH_2)_2-S-CH_2-(NH_2)CH-COOH$$

lysine

S-(2-aminoethyl)-L-cystein

3) 유전자 조작에 의하여 육종한 균주를 이용하는 직접발효

　유전자 조작으로 균을 육종하는 방법에는 세포를 융합(fusion)법으로 얻어진 융합체(fusant)를 이용하는 방법과 유전자 재조합법으로 재조합(recombination)한 DNA를 숙주세포에 도입시킨 형질전환체(transformant)를 이용하는 방법이 있다.

　야생균주를 변이유기제로 변이시켜, lysine의 생산이 잘되고 glucose의 소비 속도가 낮은 변이주(그림 10-7(B))와 lysine을 생합성하지 못하고 당의 소비속도가 빠른 변이주(그림 10-7(A))를 얻은 다음 이 두 변이주를 세포융합(cell fusion)시켜 융합체를 분리한다. 이 융합체를 발효시킨 결과는 그림 10-7(C)와 같으며 짧은 시간에 많은 양(70g/l)의 lysine이 배지에 축적되는 것으로 보고되어 있다.

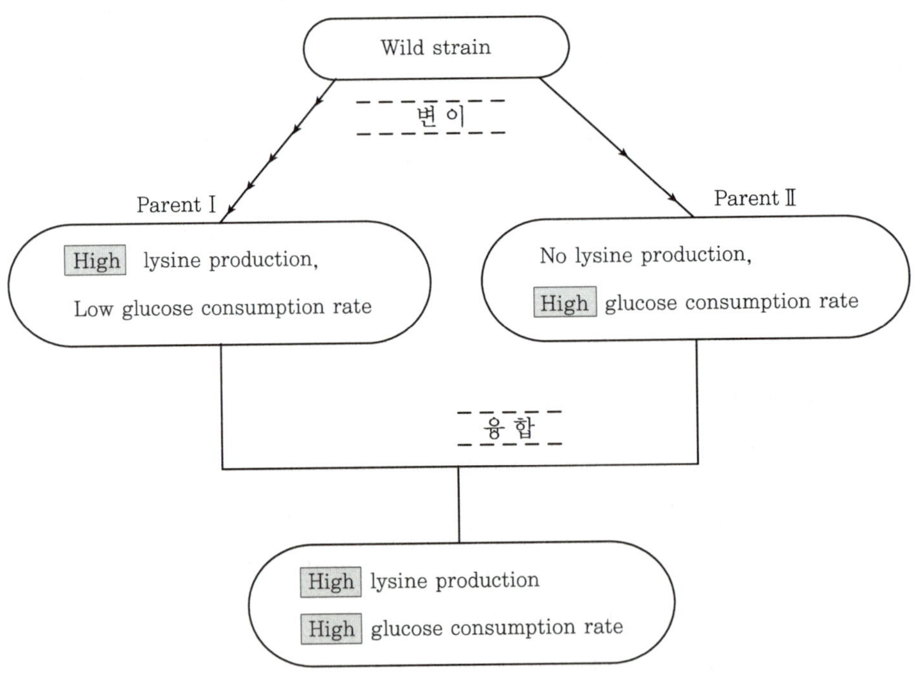

그림 10-7. 세포융합체에 의한 lysine 발효

그림 10-7 계속 ↓

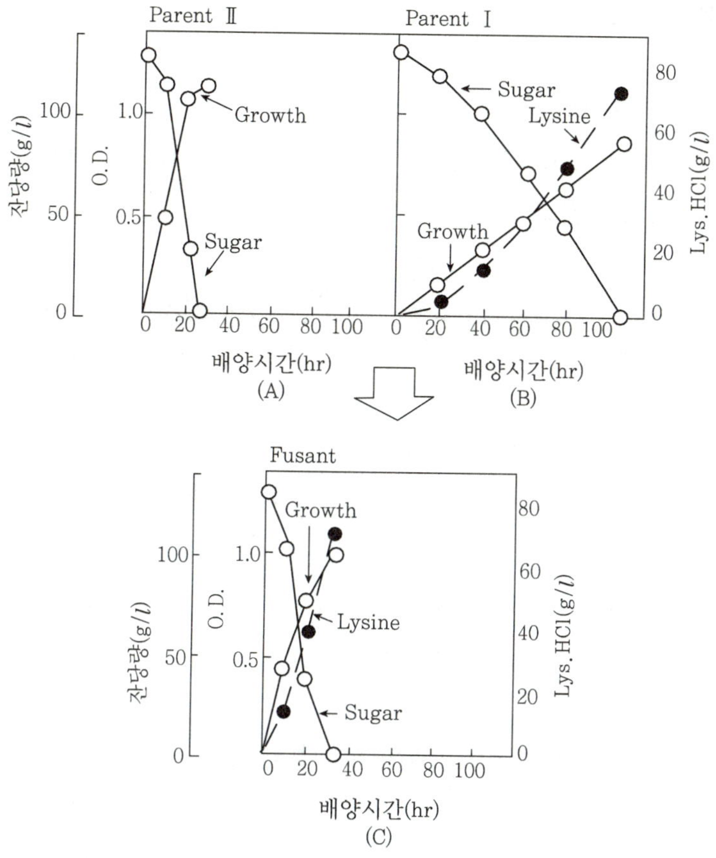

4) 합성법과 효소법을 사용하는 방법

화학 합성법으로 원료 c-hexane을 DL-aminocaproic lactam으로 합성하고, *Achromobacter obae*와 *Crytococcus laurenti*의 racemiase와 lactam 분해효소의 작용에 의하여 D-aminocaproic lactam이 L-aminocaproic lactam을 거쳐 L-lysine으로 전환된다.

10%의 DL-aminocaproic lactam의 수용액의 pH를 8.0으로 조절하고, 동결건조한 *Ac. obae*의 균체와 *Cr. laurenti*의 균체를 acetone 건조균체를 가하여 40℃에서 반응을 시킨 결과 24시간 후에 99%가 L-lysine으로 전환한다.

5. 다른 아미노산

1) Aspartic acid 발효

대장균은 200 g 또는 500 g/l의 고농도의 fumaric acid로부터 거의 100%의 수율로
L- aspartic acid를 생성하고 공업화되어 있다.

$$\text{HOOC-CH=CH-COOH} + \text{NH}_3 \xrightarrow{\text{aspartase}} \text{HOOC-CH}_2\text{-CH(NH}_2\text{)-COOH}$$

fumaric acid   aspartic acid

초기에는 aspartase의 효소를 고정화한 고정화효소를 사용하여 연속반응하였으나,
좀더 발전하여 대장균의 균체를 고정화한 고정화균체를 사용하여 연속적으로 반응
시켜 aspartic acid를 생산하게 되었다. 카라기난으로 고정화한 균체를 hexame-
thylenediamide의 존재하에 glutaraldehyde 처리를 한 것은 안정도가 매우 높아지고,
aspartase 활성의 반감기는 약 2년간이다.

2) 3,4-Dihydroxy phenylalanine 발효

3,4-Dihydroxy phenylalanine(DOPA)은 Perkinson씨 병의 특효약으로 알려져 있는
아미노산이다. *Erwinia herbicola*의 tyrosine phenol lyase는 8종류의 효소반응을 촉매
하는 다기능성 효소(multifunctional enzyme)를 생합성하는 기능을 갖고 있어, 이 균
을 생균상태로 이용하여 고농도의 DOPA를 제조할 수 있다. 반응식은 다음과 같다.

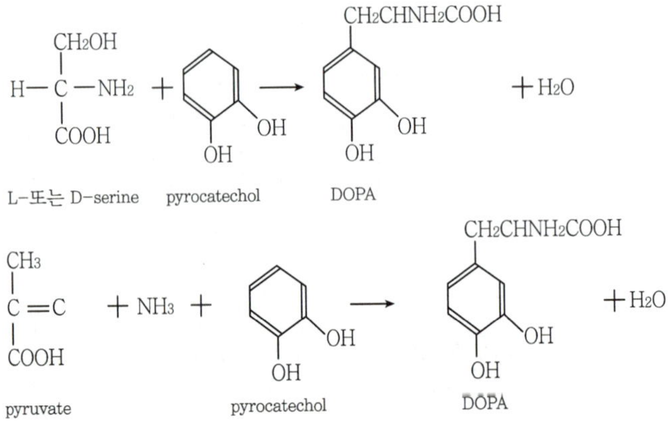

L-또는 D-serine   pyrocatechol   DOPA

pyruvate   pyrocatechol   DOPA

DL-Serine을 이용할 경우는 pyrocatechol 0.7 g과 ammonium acetate 0.5 g 함유한 pH 8.0의 반응액에 생성된 DOPA가 변화되지 않도록 아황산나트륨과 EDTA를 첨가하고 따로 L-tyrosine을 첨가해서 이 효소를 유도 생성하도록 한 균체를 넣어서 12~25℃에서 24~48시간 교반시키면 약 10 g의 DOPA가 생성된다. pyrocatechol은 반응하는 동안 계속 투입하여 준다.

Pyruvic acid를 이용할 경우는 pyruvic acid 0.2~2.0 g, pyrocatechol 0.8 g, ammonium acetate 5 g을 함유한 100 ㎖의 반응액에 pyruvic acid와 pyrocatechol을 계속 첨가하면서 반응시켜 6 g 정도의 DOPA를 얻게 된다.

3) Threonine 발효

Threonine 생산에 사용하는 균은 야생균주 또는 변이균주, 세포융합 균주, 재조합체(recombinant) DNA를 갖고 있는 균주 등이 있다. 그중에서 재조합 DNA법을 이용한 균주를 사용하는 방법에 관해 설명한다.

재조합 DNA 기술은 미생물에 새로운 기능을 갖게 하고, 미생물이 생산할 수 없는 물질을 생산시키는 점에서 획기적이라 할 수 있다. 이 방법은 본래 갖고 있는 능력을 증폭시키는 기술로서 기대된다.

따라서 이 방법에서는 미생물이 본래부터 갖고 있는 아미노산 생합성 효소에 관여하는 유전자를 벡터 plasmid에 삽입하여 재조합(recombinant) plasmid를 제조한 후, 이것을 아미노산 생산균주에 형질전환시킨다.

이와 같은 방법으로 목적하는 유전자를 증폭시켜 아미노산 생산에 관여하는 효소량을 높임으로써 아미노산 생산효율을 높이는 방법이다. 이러한 방법으로 아미노산 생산균주를 육종에 시도한 예는 threonine, tryptophan, lysine, proline 등의 발효 생산균을 대상으로 한 균주 육종이 보고되어 있다.

재조합 DNA법으로 threonine 생산균주의 유도에 대하여 간단하게 설명한다. *E. coli* K-11을 돌연변이법으로 처리하여 threonine 생산균주 βIM4를 유도한다. 이 유도한 균으로부터 분리한 염색체 DNA와 pBR322를 제한효소(restriction enzyme)로 절단한 다음 연결효소 ligase로 연결하여 재조합한 recombinat DNA(PA1294-thr$^+$)를 만든다.

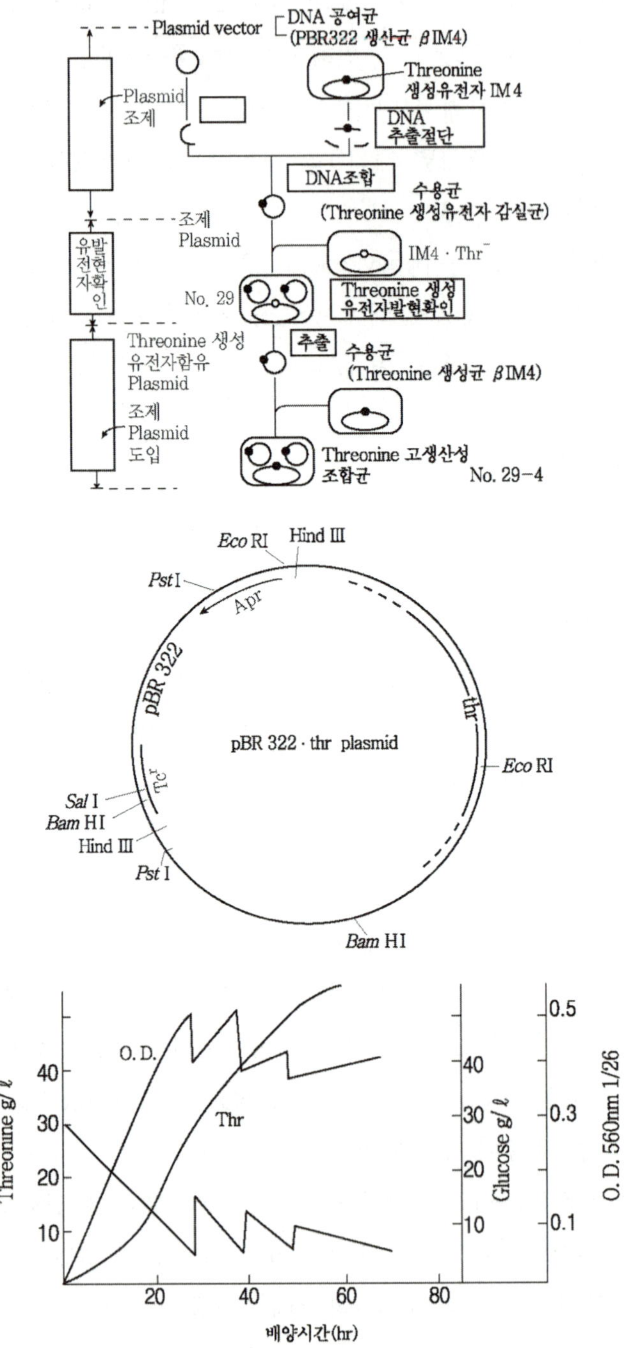

그림 10-8. Theonine 생산 재소합 DNA의 형실선환제에 의한 threonine의 발효

이것을 βIM4로부터 얻어진 threonine 영양요구성 변이주에 형질전환(transfor-mation)하여 영양요구성이 없는 형질전환균주 No. 29를 분리한다. 이러한 방법으로 분리한 형질전환균주는 threonine 생합성유전자가 삽입된 재조합유전자 pBR322·thr$^+$ plasmid를 갖고 있으므로, 이 재조합 유전자를 분리하여 다시 threonine 생산균주 β IM4에 형질전환하여 threonine의 생산량이 많은 균주 No. 29-4를 얻었다(그림 10-8).

이 균들을 사용하여 배지 중에 생산된 homoserine dehydrogenase 활성을 비교하여 보면, 모균주(parent strain) IM4는 0.1이고, threonine 생산 재조합 DNA의 형질전환체 No. 29-4 는 0.53으로 활성이 5배 이상 높았다. 그림 10-8은 재조합 균주인 형질전환체 No. 29-4 균 주로 threonine를 발효한 결과를 나타낸 것으로, 60 g / l 까지 생산할 수 있었다.

제11장

|핵 산|

가다랭이의 맛의 주성분이 5′-inosinic acid(inosine-5′-monophosphate, 5′-IMP)이라는 것이 고타마 등에 의하여 1913년도에 확인되었고, 1960년도에 5′-inosinic acid(5′-IMP)와 5′-guanylic acid(guanosine-5′-monophosphate, 5′-GMP)가 맛이 좋고, 동시에 sodium glutamate의 맛의 상승효과가 있다는 것을 확인하였다.

그리고 1975년도에 사카구치와 구니나카에 의하여 미생물을 사용한 RNA 분해법으로 가다랭이와 표고버섯의 맛의 성분인 5′-IMP와 5′-GMP를 제조하는 방법을 개발하고, 1960년에는 산업화가 시작되었다. 그 후 직접발효법으로 핵산을 제조하는 연구가 급속하게 발전되어, 현재는 직접발효법 또는 발효와 화학합성을 함께 이용하는 반합성 발효법으로 생산할 수 있게 되었고, 그 후에 핵산계 의약품이 생산되었다.

1. 핵산의 화학구조와 맛

핵산(nucleotide)은 염기(base)와 당(ribose 또는 deoxyribose) 및 인산(phosphate)의 3개 성분으로 구성되어 있으며, 염기와 당만이 결합되어 있는 것을 nucleoside라 한다. 조미료의 맛의 강도는 nucleotide의 구조에 따라 다르며 맛을 나타내려면 다음과 같은 화학구조를 갖추고 있어야 한다(그림 11-1).

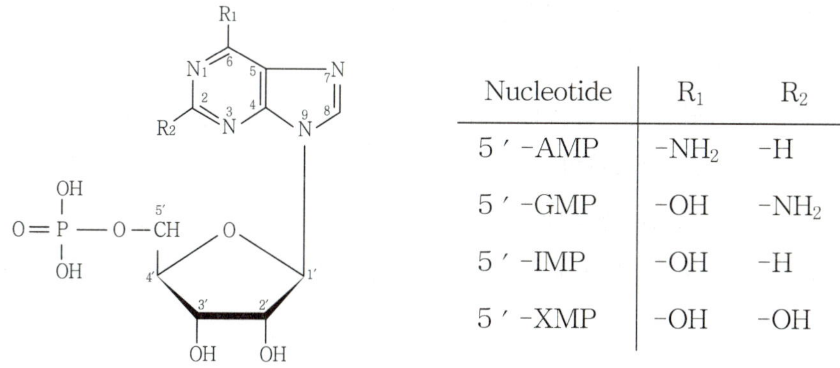

Nucleotide	R_1	R_2
5′-AMP	-NH$_2$	-H
5′-GMP	-OH	-NH$_2$
5′-IMP	-OH	-H
5′-XMP	-OH	-OH

그림 11-1. Purine nucleotide의 화학구조

(i) purine 핵을 가진 nucleotide이며, (ii) purine 6′ 위치에 OH기가 있어야 하며,

(iii) ribose의 5′ 위치에 인산기가 결합되어 있어야 한다. 이러한 조건을 갖추고 있는 nucleotide는 5′-IMP와 5′-GMP 두 종류이며, 맛의 강도는 5′-GMP>5′-IMP>5′-XMP (xanthosine monophosphate)의 순이다.

일반적으로 맛의 강도는 두 개의 물질이 혼합되어 있을 때에는 각각의 물질의 맛을 합한 것보다 높은 경우가 있다. 이러한 경우 이들 물질 사이에는 맛의 상승효과 (syner- gistic effect)가 있다고 하며, nucleotide는 MSG(monosodium glutamate)와 혼합하였을 때 맛의 상승효과를 나타내어, 현재에는 MSG에 nucleotide를 약 8% 정도 혼합하여 복합 조미료로 시판하고 있다.

2. Nucleotide의 생합성과 그의 제어조작

미생물을 사용하여 발효의 기본기술을 확립하는 데는 '대사제어 발효'가 중요하다. 대사제어 발효라는 것은 유전적인 변이 또는 그 외에 생화학적인 방법을 사용하여, 미생물의 대사를 인위적으로 변경하거나 제어함으로써 목적으로 하는 발효 생산물을 많이 생성하게 하거나 축적시키는 발효라고 정의할 수 있다.

이 대사제어는 아미노산 발효의 연구과정을 통하여 점차적으로 발전해 왔으며, 이 경험이 기틀이 되어 핵산 관련물질에 관한 직접발효법을 연구하는 데 계획성 있게 고도의 기법으로 개발할 수 있었다.

대사제어 발효를 확립하기 위해서는 아미노산, 핵산 관련물질 등의 생합성 경로의 확립과 그곳에 작용하는 대사제어 기작의 규명이 필요하고, 미생물의 대사를 조절하기 위해서는 DNA의 구조를 변경시키는 균의 육종기술의 진보가 필요하다. 핵산 관련물질 발효생산의 기초와 nucleotide의 생합성 경로, 대사기작 및 생산에 관해 요약하면 다음과 같다.

Nucleotide의 합성경로는 glucose 등의 탄소원과 질소원으로부터 생합성된 ribose-5′-phosphate를 출발물질로 해서 직접 합성하는 *de novo* 합성경로와 purine 염기로부터 리보실화와 인산화로 합성하는 salvage 합성경로가 있다. 발효생산에서는 이 두 방법이 중요한 역할을 하고 있다.

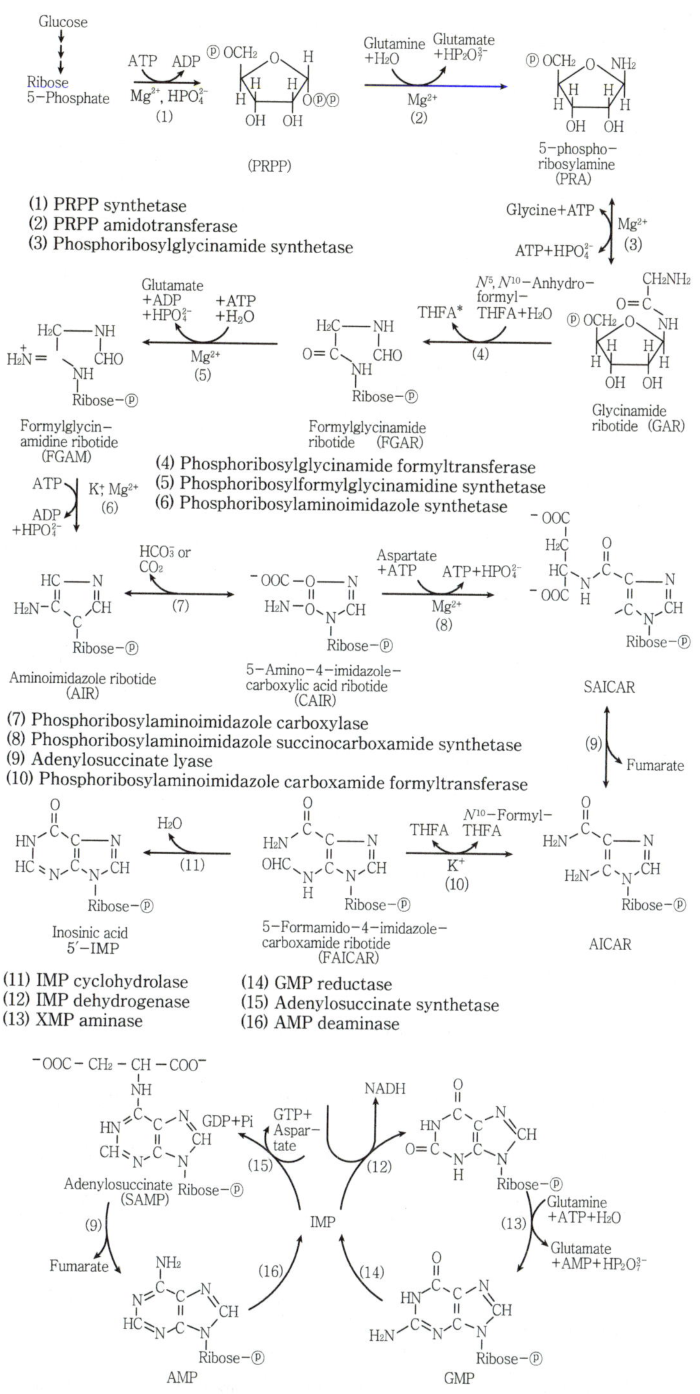

그림 11-2. Purine nucleotide의 생합성경로와 관여하는 효소

1) Purine nucleotide의 *de novo* 합성

*Bacillus subtilis*와 동물조직에서 일어나는 purine nucleotide의 합성경로는 그림 11-2에 나타낸 것과 같이 Warburg-Dickens의 당 분해경로부터 생성된 ribose-5′-phospate를 기점으로 한 합성경로는 IMP가 합성되는 16단계까지의 효소반응과 IMP로부터 각각 AMP와 GMP가 합성되는 분지경로 및 AMP와 GMP 간에 서로 변환하는 경로로 되어 있다.

2) Nucleotide의 salvage 합성

Nucleotide의 *de novo*의 생합성계 외에 purine이나 pyrimidine 염기를 가하면 nucleo-side 또는 necleotide를 생합성하는 경로가 있고, 이것을 salvage 합성이라고 한다. Entero-bacteriaceae의 미생물 중 IMP의 생합성이 결실된 변이주는 배지에 adenine, guanine 등의 purine 염기 중 하나를 첨가하면 증식한다. 이 경우는 salvage 합성계와 이들 화합물의 상호전환이 있기 때문이며, 여기에 관여하는 효소는 세 종류가 있다.

① **Nucleotide phosphorylase**

base + ribose-5′-phospate $\rightleftharpoons$ nucleotide +P$_i$

② **Nucleotide pyrophosphorylase**

base + PRPP $\rightleftharpoons$ 5′-nucleotide + pyrophosphate

③ **Nucleotide phosphokinase**

nucleoside + ATP $\rightleftharpoons$ 5′-nucleotide + ADP

이 중에서 가장 중요한 것은 ②의 반응이고 hypoxanthine, guanine 및 adenine 등의 purine 염기와 ribose-5′-phosphate와 ATP가 존재할 경우 각각의 IMP, GMP 및 AMP가 생성하는 반응은 PRPP가 활성이 있는 중간체라는 것을 알게 되었다. 다시 말하면

효소 1, 5-phosphoribosylpyrophosphokinase

$$\text{ribose-5′-phosphate + ATP} \xrightarrow[\text{HPO}_4^{2-}]{\text{Mg}^{++}} \text{5′-phosphoribosylpyrophosphate + AMP}$$
$$\text{(PRPP)}$$

효소 2, Nucleotide phosphorylase

$$\text{purine base} + 5'\text{-phosphoribosylpyrophosphate} \xrightarrow[\text{HPO}_4{}^{2-}]{\text{Mg}^{++}} 5'\text{nucleotide} + \text{PPi}$$
$$\text{(Hx, Gu, Ad, Xa)} \qquad \text{(PRPP)} \qquad \text{(IMP, GMP, AMP, XMP)}$$

효소 1 + 효소 2

$$\text{ribose-}5'\text{-phosphate} + \text{ATP} + \text{purine base} \xrightarrow[\text{HPO}_4{}^{2-}]{\text{Mg}^{++}} 5'\text{-purine nucleotide} + \text{PPi}$$

이 반응은 배지에 염기를 첨가하여 배양함으로써 각각에 대응하는 nucleotide를 생성하는 방법으로 공업적으로도 확립되어 있다.

3. Nucleotide의 제조

핵산 제조법은 RNA 분해법, 발효법과 화학 합성법을 같이 사용하는 반합성법 및 직접발효법으로 분리할 수 있다.

- **RNA 분해법** : 효모의 균체로부터 분리한 RNA에 미생물 효소를 작용시켜 nulceotide를 제조하는 방법을 말한다.
- **반합성법** : *Bacillus subtilis* 의 영양요구성 변이주를 사용하여 inosine, AICAR(5′-amino-4-imidazole careboxamide riboside) 또는 guanosine을 발효법으로 생산하고, 이것을 화학적으로 인산화시켜 nucleotide를 만드는 방법을 말한다.
- **직접발효법** : *Brevibacterium ammoniagenes*의 변이주를 사용하여 직접 IMP 또는 XMP를 발효법으로 생산하고, 다시 다른 변이주를 사용하여 XMP를 GMP로 전환하는 방법을 말한다.

1) RNA의 효소 분해법

아황산 펄프 폐액 또는 폐당밀을 원료로 하여 배양한 *Candida utilis* 또는 *Saccharomyces cerevisiae* 등의 건조 효모 균체는 RNA을 $10 \sim 15\%$ 함유하고 있다. 효모를 배양하여 분리한 균체를 2% 식염수로 열처리하여 RNA를 추출한다.

RNA의 분해에 의하여 5′-IMP와 5′-GMP 생산에 관여하는 효소들을 그림 11-3에 나타내었다. RNA을 가수분해하여 5′-nucleotide를 만드는 효소는 5′-phosphodiesterase 와 adenyl deaminase이다.

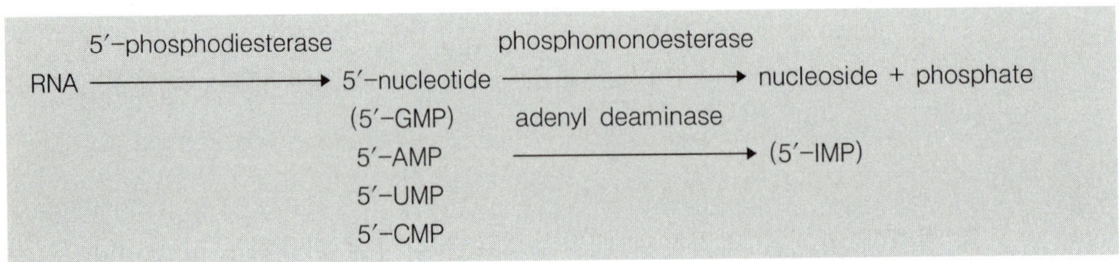

그림 11-3. RNA를 가수분해하여 5′-nucleotide 제조에 관여하는 효소

*Penicillium citrinum*을 밀기울에 배양하여 추출한 효소액에는 5′-phosphdiesterase 와 phosphomonoesterase가 혼합되어 있으므로 RNA를 분해시킬 때 후자의 효소 작용 을 저해시켜야 한다. 다행히 두 효소의 반응 최적온도가 5′-phosphodiesterase의 경우 는 65℃ 부근이고 phosphomonoesterase의 경우는 45℃로 서로 다르기 때문에 65℃에 서 반응시킴으로써 phosphomonoesteras의 작용을 억제하고 있다(그림 11-4).

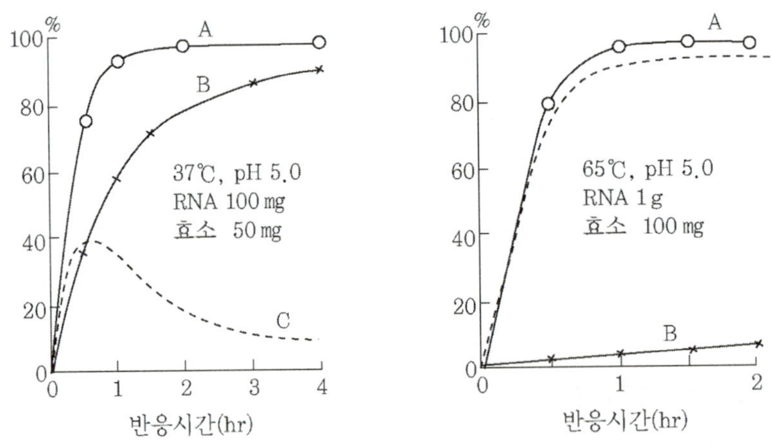

A : RNA 분배율, B : 무기인 생성율, C : 5′-nucleotide 생성율 (10 ㎖의 패로날 완충액 중에서 반응)

그림 11-4. *Penicillium citrinium*에 의하어 추출된 효소액을 사용한 RNA의 분해

이러한 반응 최적온도의 차이를 응용하여 반응시키는 방법이 공업적으로 활용되고 있다. 따라서 RNA를 pH5.5와 65℃의 조건하에서 분해하면 5′-nucleotide(AMP, GMP, UMP, CMP)가 주로 생성되며, 이 분해액에 있는 AMP는 *Asperillus oryzae*가 생산하는 adenyl deaminase를 사용하여 탈아민화시켜 5′-IMP를 생성한다.

*Streptomyces aureus*를 사용할 경우, 액체배양을 하면 5′-phosphodiesterase와 adenyl deaminase 및 phosphomonoesterase가 동시에 생성된다. 이 균에 의해 배양된 효소액으로 RNA를 분해할 때 phosphomonoestease의 활성을 저해하기 위하여 저해제(sodium arsenate)를 반응액에 10^{-3}M 되도록 넣고, pH 7.5~8.2, 42℃ 부근에서 반응시키면 직접 IMP, GMP, CMP 및 UMP의 혼합물을 얻는다. 이 분해액으로부터 목적으로 하는 nucleotide만을 분리정제하는 방법은 이온교환 수지, 활성탄 등을 사용한다.

2) 발효법과 합성법을 이용하는 반합성 발효법

(1) 발 효

nucleotide의 생합성은 아미노산 발효와 같이 복잡한 대사제어 기구에 의하여 조절되어 과잉생산이 되지 않도록 되어 있다. 그러나 nucleotide 생합성 경로(그림 11-2)의 일부가 변이에 의하여 유전적으로 결손된 변이주에서는, 그 생합성 경로의 전 단계의 물질, 또는 이전 단계의 물질로부터 갈라지는 생합성 경로의 물질이 생성 축적된다. 따라서 purine nucleotide의 생합성에서는 변이주의 영양요구성 종류(유전적 폐쇄 한 곳)에 따라 축적되는 대사 중간체의 종류가 다르다.

효소(10), phosphoribosylaminoimidazole carboxamide formyltransferase가 결여된 변이주는 purine 영양요구성(purine-less) 변이주이고, 이 변이주는 배지에 adenine, guanine, xanthine 및 hypoxanthine 등의 purine 종류를 가하면 이들의 purine 종류에 의해서 증식이 가능하다.

이 효소의 결손주는 AICARP로부터 FAICAR를 생성하는 효소가 결손되어 있고, 배지에 AICA 또는 그의 riboside를 생성하여 축적한다. 효소(12), 5′-IMP dehydrogenase 결손주는 5′-IMP로부터 5′-XMP를 생성하는 효소가 결손되어 있어 xanthine이나 adenine을 요구하나, adenine이나 hypoxanthine에서는 증식되지 않는다. 효소(13), 5′-XMP aminase 결손변이주는 5′-XMP로부터 5′-GMP를 생성하는 효소가 결손되어 있고, 증식에는 guanine을 필요로 한다. 효소(15), adenylosuccinate synthetase의 결손변이주는 5′-IMP로 붙어 SAMP로의 반응을 촉매하는 효소를 결손하고 있으므로 균의 증식에 adenine을 필요로 한다. 효소(9), adenylosuccinate lyase는 SAICARP로부터 AICARP로 분해하는 동시에 SAMP로부터 5′-AMP로 분해하는 데도 관여하여, adenylosuccinate lyase의 결손변이주는 SAICAR를 생성 축적한다.

이러한 nucleotide의 생합성 경로의 일부를 변이시켜 유전적으로 변이된 영양요구성 변이주를 사용하면 목적하는 nucleotide나 nucleotide 생합성 경로의 중간체를 직접 발효하여 생산할 수 있다. 실제로 *Bacillus megaterium*나 *B. pumilus*의 purine 요구성 변이주를 사용하여 AICAR(15g/*l* 이상)를 축적할 수 있었고, *Bacillus subtilis*와 *B. pumilus*의 adenine 요구성 변이주를 사용한 inosine의 발효 생산법이 공업화되어, 50 g/*l* 정도의 inosine을 대당 수율 20% 이상으로 생산하고 있다.

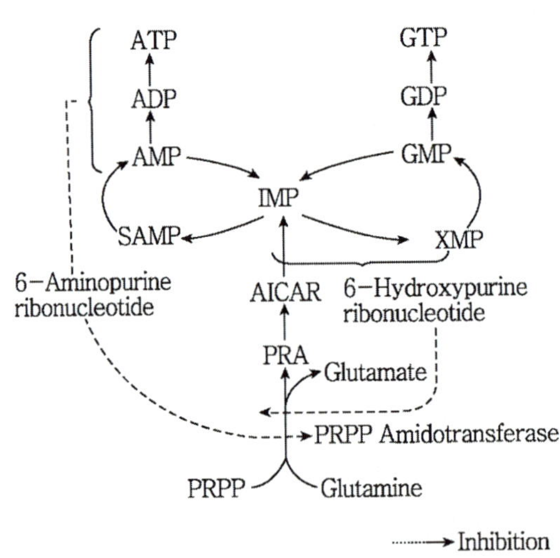

그림 11-5. IMP 합성계의 대사제어

Inosine의 생합성 경로 및 조절기구로부터 inosine 생산균을 유도하려면 다음과 같은 조건을 참고하여 가능하게 되었다. inosine의 생합성 경로를 확립하려면, 첫째는 adenyl- succinae(15)와 5′-IMP dehydrogenase(12)의 두 효소가 결손되어 있거나, 매우 약해야 한다. 두 번째는 inosime의 상태로 생성 축적시키려면 nucleosidase나 nucleoside phosphrylase가 배우 약하고, 세 번째는 IMP 합성에 관여하는 PRPP amidotransferase

가 5′-AMP와 5′-GMP에 의하여 제어되므로 이것을 해제해야만 한다(그림 11-5).

따라서 AMP deaminase(16)와 5′-GMP reductase(14)의 두 효소를 결손시킴으로써, 약제 감수성을 높이고 약제 내성주를 유도하기 쉽게 하여 제어를 해제할 수 있게 된다. 또한 *Bacillus subtilis*의 inosine을 생산하는 균주로부터 5′-GMP 합성효소의 저해제로 알려져 있는 두 종류의 항생물질인 psicofuranine과 decoyinine에 내성인 변이주를 유도시켜 5′-GMP에 의한 효소의 생성 억제 또는 효소활성의 저해가 제거되면 guanosine을 생산하는 균주로 육종할 수 있다.

(2) 화학합성

앞에서 설명한 것과 같이 하여 생산된 AICAR, inosine 및 guanosine 등의 nucleostide는 화학적으로 인산화함으로써 nucleotide를 제조할 수 있다.

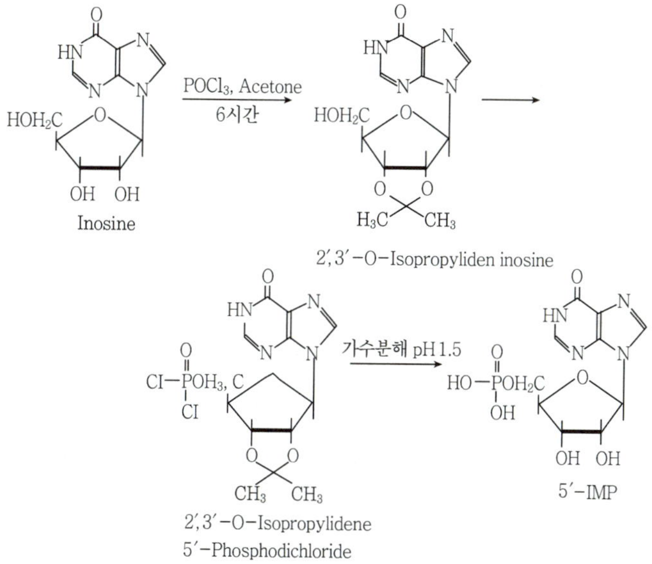

그림 11-6. 화학적인 인산화 반응에 의한 5-IMP의 제조

① Nucleoside로부터 5′-nucleotide의 합성

Nucleoside는 ribose의 2′, 3′, 5′의 위치에 세 개의 OH기가 있고, 5′ 위치만을 인산화하기 위하여, 2′과 3′ 위치의 OH기를 보호할 필요가 있다. 인산 화합물의 한 종류인

oxychlorophosphate(POCl₃)가 inosine의 isopropylidene화시킬 때의 탈수제와 인산기의 공여체로서도 유효하다. 그림 11-6에 나타낸 것과 같이 inosine으로부터 5′-IMP의 생산방법이 확립되어 있다.

발효법으로 얻은 inosine의 acetone 현탁액에 과잉량의 POCl₃를 가하고, 다시 적은 양의 물을 가한 후 5℃에서 6시간 반응시킨다. Inosisne은 1단계의 반응으로 isopropy-lidene화 되어, 5′ 위치의 OH기가 인산화된다.

이 반응으로 생성된 2′,3′-O-isopropylidene-inosine-5′-phosphodichloride를 가수분해하여 80% 이상의 수율로 5′-IMP를 얻을 수 있다. Guanosine의 경우도 inosine과 같은 방법으로 화학적으로 인산화시켜 5′-GMP를 얻을 수 있다.

② AICA-ribose로부터 5′-GMP의 제조

발효법을 통해 얻은 AICA-riboside(AICAR)를 NaOH를 함유한 methanol에 가열 용해시키고 여기에 CS₂(carbon disulfide)를 가한 후 autoclave에서 180℃, 3시간 동안 가열하면 반응계에서 생성된 sodium methylxanthinate에 의하여 2-mercaptoinosine을 얻는다. 반응 후 감압하에서 용매와 H₂S를 제거한 다음, 잔사에 물을 가하여 용해하고, 3몰의 H₂O₂로 실온에서 1시간 산화시켜 inosine-2-sulfonic acid를 얻는다.

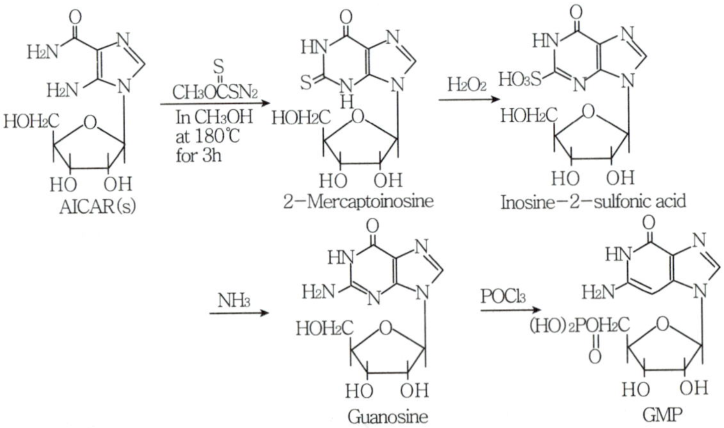

그림 11-7. AICA-riboside로부터 5′-GMP의 합성

이것을 분리하지 않고 용액 중에 NH₃ 가스를 도입하여 autoclave 속에서 120℃, 2시간 동안 가열하여 아미노화하고, 이 반응액을 농축하면 쉽게 결정이 석출되며,

AICAR로부터 생산된 guanosine의 수율은 80%이다. Guanosine으로부터 5′-GMP로 제조할 경우는 앞에서 설명한 inosinc을 인산화시키는 방법을 사용한다(그림 11-7).

3) 직접발효법에 의한 5′-IMP의 제조

직접발효법은 미생물의 생합성 능력을 이용하여 5′-nucleotide를 생산하는 방법으로 탄소원과 질소원을 출발물질로 하여 주로 de novo 합성으로 생성된다. *Brevibacterium ammoniagenes*의 adenine 요구성 변이주에 의하여 5′-IMP의 직접발효법이 개발되어 산업화되어 있다(그림 11-8).

이 균은 nucleotide의 분해활성이 약하고, 발효할 때 배지 중에 첨가하는 adenine의 양을 제한함으로써 5′-IMP 생합성 경로의 초기단계에 관여하는 효소인 phosphori-bosylpyrophosphate amidotransferase의 adenine에 의한 feedback 저해를 해제할 수 있었다. 또한 배지 중에 있는 Mn^{++} 이온의 농도에 따라 5′-IMP의 발효 생산에도 큰 영향을 준다. 5′-IMP 축적에 대한 Mn의 최적농도는 $10 \mu g/l$ 이나, 최적농도의 폭이 매우 좁아 최적농도 이상에서는 5′-IMP의 생성 축적이 급격하게 감소하며, Mn의 최적농도에서도 세포의 형태는 크게 변한다.

이때 세포의 형태가 팽창하여 부푼 형태로 변하고 동시에 생균수도 감소한다. 이와 같이 세포가 팽창된 형태로 되면, 5′-IMP의 salvage 합성에 관여하는 hypoxanthine 또는 ribose-5′-phosphate 등의 전구체와 salvage 합성계에 관여하는 효소인 5′-IMP pyrophophylase가 균체 밖으로 배출되는 것을 볼 수 있었다. 그러나 Mn이 배지 중에 과잉량이 있을 경우에는 세포상태가 정상이고, 이들의 전구체나 효소가 세포 밖으로 배출된 것을 확인할 수 없었다.

실제로 공업적으로 생산할 경우 Mn을 $10 \mu g/l$ 의 농도로 규제한다는 것은 매우 어렵기 때문에 이에 대한 대책으로 polyoxyethylene이나 stearylamine 계통의 양 이온계 계면활성제나 penicillin G 등의 항생물질을 배지에 첨가하여 Mn이 지나치게 많은 과잉배지에서도 5′-IMP의 생산이 가능하게 되었다. 또한 Mn 비감수성 변이주를 분리하여, Mn의 과잉배지에서도 5′-IMP를 생산할 수 있으며, 같은 조건하에서 세포형태를 관찰하면 현저한 세포형태의 변화를 볼 수 있고, 형태변화를 일으키는 인자가 adenine이라는 것을 알게 되었다. 친주는 Mn의 과잉배지에서도 아무리 adenine의 농도를 제한하여도 세포의 변화와 5′-IMP의 생성 축적은 확인할 수 없었다.

세포형태의 변화에 의한 5′-IMP의 생성 축적, 그리고 계면활성제 또는 항생제의 첨가에 의한 5′-IMP의 생성 축적은 어느 것이든 생균수가 현저하게 감소하고 있다. 만일 세포형태의 변화와 생균수의 감소가 없는 변이주를 얻을 수 있다면, 5′-IMP의 생성 축적을 기대할 수 있다고 생각하여 연구를 계속한 끝에 *Brevibacterium ammoniagenes*의 변이주를 분리하여 직접발효법으로 IMP의 공업생산이 가능하게 되었다.

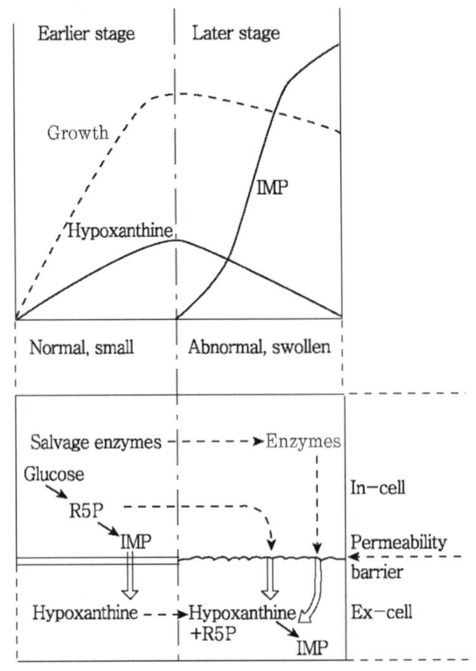

그림 11-8. *Brevibacterium ammoniagenes*의 adenine 요구성 변이주에 의한 5′-IMP 직접발효의 축적기구의 메커니즘

4) 혼합 발효법에 의한 5′-GMP의 제조

5′-IMP를 생산하는 *Brevibacterium ammoniagenes*를 변이시켜 분리한 5′-XMP를 생산하는 변이주(adenine, guanine 요구성 변이주, KY13201)와 5′-XMP로부터 5′-GMP로 전환시키는 변이주(5′-nucleotide의 분해력이 매우 약한 균주로부터 유도한 변이주, KY13503)를 혼합 배양시킴으로써, 당과 암모니아로부터 직접 5′-GMP를 생성 축적하는 방법이 산업화되어 있다.

XMP를 생산하는 변이주(1)와 XMP로부터 GMP로 전환하는 변이주(2)를 각각 배양하고, 이 두 균의 혼합비율을 달리 식균하여 GMP의 생산을 비교 검토한 결과는 그림 11-9에 나타내었다. XMP 생산균(1)의 식균량이 많을수록 guanine nucleotide 종류의 생성 축적량이 많고, 이 두 균주를 10 : 1의 비율로 식균한 경우에는 당과 암모니아로부터 직접 guanine nucleotide를 10 mg/mℓ 생성하였다. 혼합 발효에 의하여 guanine nucleotide를 효율적으로 생산하기 위해서는 배양 과정의 초기에 XMP의 생산량을 많이 증대시키고, 배양 후기에 XMP로부터 GMP로 전환하는 변이주(2)를 생육시키는 것이 중요하다.

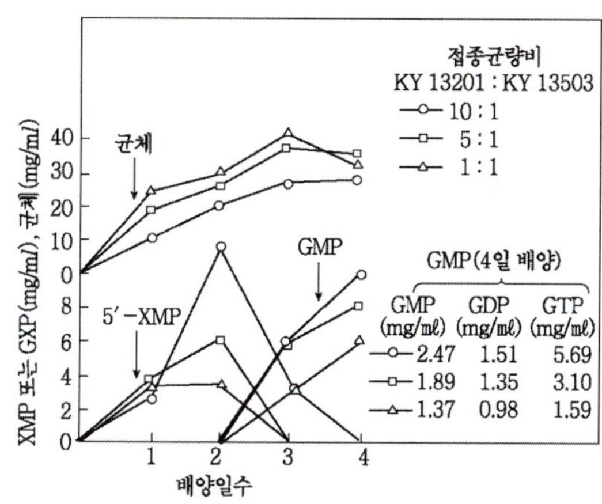

배지조성 : Glucose 13%, K₂HPO₄ 1%, KH₂PO₄ 1%, Yeast extract 0.5%, MgSO₄ · 7H₂O 1%, Urea 0.6%, Adenine 10 ㎎%, Guanine 10 ㎎%, 기타 미량성분 함유

그림 11-9. 혼합배양에 의한 5′-guanine nucleotide의 발효경과

한편 XMP에서 guanine nucleotide를 효율적으로 잘 생성하려면 막의 투과성을 높여야 하며, 이를 위해 배지에 계면활성제(polyoxyethylene, stearylamine)를 첨가하면 XMP는 급격하게 줄어들고, 이에 대응하여 GMP, GDP 및 GTP가 생성 축적한다. 또한 배지 중에 함유된 인산의 농도에 의하여 GMP, GDP 및 GTP의 생성량에도 영향을 주게 된다. 따라서 GMP로부터 GDP와 GTP를 생성하는 데는 인산의 농도를 고농도로 해야 한다. 따라서 인산의 결합을 GMP 생성반응 과정에서 끝나도록 하기 위해

K₂HPO₄ 0.1%, KH₂PO₄ 0.1%를 함유한 저농도의 인산배지를 사용하면 좋다. 그러나 인산농도가 낮은 배지를 사용하면 XMP의 전환율이 저하되기 때문에 카사아미노산을 2% 정도 가하면 인산 농도가 낮은 배지에서도 XMP의 전환이 인산 농도가 높은 배지의 경우와 마찬가지로 전환되고, GMP로의 전환율도 높아진다.

4. 다른 핵산 관련물질의 생산

종래에는 미생물의 균체로부터 추출법에 의하여 생리활성을 지닌 nucleotide(ATP, CoA, NAD, FAD 등)를 생산해 왔으나 최근에는 직접발효법으로 생산이 가능하게 되었으며, 그중에서 일부만 설명한다.

1) ATP

빵 효모의 건조 균체 또는 세포벽을 파괴한 균체를 이용하여 5′-AMP로부터 ATP를 생성하는 방법이 개발되었다. 이 경우 균체와 비교적 고농도(1/3몰 정도)의 무기인산염을 반응액 중에 첨가한다. 5′-AMP의 대신에 5′-CMP, 5′-GMP 및 5′-UMP를 사용하면 각각의 nucleoside triphosphate를 얻을 수 있다.

또한 *Brevibacterium ammoniagenes*를 adenine을 첨가한 배지에서 배양하면 5′-AMP, 5′-ADP 및 5′-ATP를, guanine을 첨가한 배지에서는 GDP와 GTP를 생산할 수 있다.

2) CoA

초기는 미생물의 균체로부터 추출하여 생산하였으나 현재는 그 구성성분을 함유하고 있는 배지를 사용하여 발효법으로 생산하게 되었다. 이 방법은 미생물의 ATP 합성계와 CoA 합성계의 공역반응을 효율적으로 진행시키는 방법이다. 사용하는 미생물은 여러 종류의 보효소를 제조하는 데 사용하는 빵효모 또는 *Brevibacterium ammoniagenes*의 건조 균체를 당, 5′-pantothenic acid, cysteine, 인산염 등을 함유한 배지 중에서 반응시켜 높은 수율로 생산할 수 있다.

*Brevibacterium ammoniagenes*을 사용한 직접 발효법에 의하여, 앞에서 기술한 CoA의 전구체로부터 CoA를 5 g/*l* 정도 생산할 수 있다. 이 경우에는 배양액 중에 양이온계

계면활성제를 첨가하여 세포벽의 투과성을 높일 필요가 있다.

3) 당-nucleotide

효모의 발효 에너지 생성계와 당-nucleotide 합성계의 공역반응에 의하여 당-nucleotide 류를 생산하는 방법이 확립되었다. 당 공여체 외에 5′-GMP, 5′-UMP를 기질로 사용하여 효모로 발효를 하면, GDP-mannose, UDP-glucose, UDP-galactose, UDP-N-acetyl-glucosamine 등이 효율적으로 생산된다(표 11-1).

표 11-1. 당 nucleotide의 조효소의 생산

기 질	생산물질	생산 균주
UMP + glucose	UDP-glucose	빵효모, *Torulopsis candida*
UMP + galactose	UDP-galactose	*Torulopsis candida*
UMP + fructose + glucosamine	UDP-N-acetylglucosamine	*Debaryomyces* sp.
GMP + glucose	GDP-mannose	*Hansenula jadnii*
phosphorylcholine + glucose	CDP-choline	맥주효모

Cytidine 보효소는 지질 생합성 보효소를 작용하는 것도 있고, CDP-choline은 뇌 장해의 치료약으로 사용하고 있다. 당-nucleotide도 여러 종류의 생리활성이 밝혀졌고, 의약용으로 사용하고 있으며 특히 탄수화물대사에 중요한 작용을 한다는 것이 밝혀졌다.

4) 기타

① FAD

비타민 B$_2$의 활성형이고, 여러 산화효소의 보효소이다 *Brevibacterium ammoniagenes*의 배양액에 adenine과 FMN을 첨가함으로써 생산된다.

② NAD

Nicotinic acid의 활성형으로, 탈수소 효소의 보효소이다. 효모 균체로부터 추출법 또는 *Brevibacterium ammoniagenes*의 배양액에 adenine과 nicotininamide를 첨가하는 방법으로 생산되고 있다.

제12 장

|항생물질|

Fleming 등(1929년)이 penicillin을, Waksman 등(1944년)이 streptomycin을 발견한 이래 세계 여러 나라에서 새로운 항생물질의 탐색연구가 활발히게 진행되이, 많은 새로운 항생물질이 발견되고, 더 나아가 항암제까지 탄생시켰다. 항생물질의 용도는 다시 확대되어 인체의 질병 치료제 외에 농약과 동물 사료용 및 동물의 질환 치료제 등으로 사용하게 되었다.

항생물질의 대부분은 토양에서 분리한 방선균, 곰팡이 및 세균 등의 미생물을 분리하여 배양한 배양액으로부터 추출하여 분리정제한 것이다. 공업적으로 생산하는 방법은 발효공정과 정제공정의 두 공정으로 되어 있고, 전자는 아미노산, 핵산, 생리활성물질 등의 발효공정과 유사하다. 단 2차 대사산물의 특성으로 인하여, 항생물질의 발효에 배양온도, 배지 중의 미량 금속 이온 및 용존산소 등이 예민하게 영향을 나타내어 1차 대사산물의 발효보다 어려운 점이 많기 때문에 세심한 발효관리가 필요하다.

중요한 항균성 항생물질은 표 12-1, 항암성 물질과 항곰팡이성 항생물질은 표 12-2에서 정리하였다. 이들 물질은 대부분이 발효 생산물이다. 그 외에 유기합성을 통한 화학적 수식으로 생산된 항생물질은 매우 많다. 예를 들면 penicillin 계열로는 ampicillin, amoxycillin, cephalosporin 계열로는 cephazolin, cephalexin이 있으며, rifamycin 계열로는 rifampicin, tetracyclin 계열에는 minocyclin, doxycyclin, amino-glycoside 계열로는 dibekacin, amikacin이 있고 lincomycin 계열로는 clindamycin 등이 있다.

이들의 항생물질의 개발에 의하여 세균성질환이 거의 해결되었으나, 아직 일부의 Gram 음성세균은 아직 완전하게 퇴치하지 못하고 있고 항생물질에 대한 내성세균이 생기고 있으며, 항암제도 일부 치료 효과는 있으나 암의 완전한 정복은 앞으로 영원한 과제로 남아 있다.

의약용 항생물질 외에 벼의 병원균에 유효한 농약용 항생물질은 kasugamycin, blasticidin S, polyoxin 및 validamycin 등이 있고, 이들은 쌀 농사의 피해를 억제하는데 크게 공헌하고 있다.

가축의 발육 촉진제로 사용하는 항생물질의 소비도 세계적으로 막대하다. 보기를 들면 bacitracin, colistin, virginiamycin, thiopeptin, macarbomycin, enramycin 등이 있다.

기본골격	항생물질	발견연도	개발국	생 산 균	작용범위*
β-Lactam	Penicillin	1929	영국	*Penicillium chrysogenum*	G⊕
	Cephalosporin C	1955	영국	*Cephalosporium acremonium*	G⊕, G⊖
	Cephamycin C	1971	미국	*Streptomyces clavuligerus*	G⊕, G⊖
	Nocardicin A	1975	일본	*Nocardia uniformis*	G⊕, G⊖
	Clavulanic acid	1976	영국	*S. clavuligerus*	G⊕, G⊖, β-lactamase 저해
	Thienamycin	1976	미국	*S. olivaceus* and others	G⊕, G⊖
Amino-glycoside	Streptomycin	1944	미국	*S. griseus*	G⊕, G⊖, My
	Neomycin	1949	미국	*S. fradiae*	G⊕, G⊖
	Kanamycin A	1957	일본	*S. kanamyceticus*	G⊕, G⊖, My
	Paromomycin	1959	미국	*S.rimosus*	G⊕, G⊖
	Kanamycin B	1961	일본	*S. kanamyceticus*	G⊕, G⊖
	Gentamicin	1963	미국	*Micromonospora purpurea* and others	G⊕, G⊖
	Tobramycin	1967	미국	*S. tenebrarius*	G⊕, G⊖
	Ribostamycin	1970	일본	*S. ribosidificus*	G⊕, G⊖
	Sisomicin	1970	미국	*M. inyoensis*	G⊕, G⊖
	Lividomycin	1971	일본	*S. lividus*	G⊕, G⊖, My
	Butirosin	1972	미국	*Bacillus circulans*	G⊕, G⊖
	Apramycin	1973	미국	*S. tenebrarius*	G⊕, G⊖
	Sagamicin	1975	일본	*M. sagamiensis*	G⊕, G⊖
	Seldomycin factor 5	1975	일본	*S. hofunensis*	G⊕, G⊖
	Fortimicin A	1976	일본	*M. olivoasterospora*	G⊕, G⊖
	Sorbistins	1976	일본	*Pseudomonas sorbicinii*	G⊕, G⊖
Chloram-phenicol	Chloramphenicol	1947	미국	*S. venezuelae*	G⊕, G⊖
	Corynecin	1972	일본	*Corynebacterium sp.* and others	G⊕, G⊖
Tetracycline	Chlortetracycline	1948	미국	*S. aureofaciens*	G⊕, G⊖
	Oxytetracycline	1950	미국	*S. rimosus*	G⊕, G⊖
	Tetracycline	1953	미국	*S. aurcfaciens*	G⊕, G⊖
Macrolide	Erythromycin	1952	미국	*S. erythreus*	G⊕
	Carbomycin	1952	미국	*S. halstedii*	G⊕
	Spiramycin	1952	미국	*S. ambofaciens*	G⊕
	Leucomycin	1953	일본	*S. kitasatoensis*	G⊕
	Oleandomycin	1954	미국	*S. antibiotics*	G⊕
	Tylosin	1961	미국	*S. fradiae*	G⊕
	Josamycin	1966	일본	*S. narboensis* var. *josamyceticus*	G⊕
	Mydecamycin	1970	일본	*S. mycarofaciens*	G⊕
	Maridomycin	1973	일본	*S. hygroscopicus*	G⊕
Peptide	Gramicidin S	1944	소련	*B. brevis*	G⊕
	Bacitracin	1945	미국	*B. subtilis*	G⊕
	Polymyxin B	1947	미국	*B. polymyxa*	G⊖
	Colistin	1947	일본	*B. colistinus*	G⊖
	Viomycin	1951	미국	*S. puniceus*	My
	Capreomycin	1961	미국	*S. capreolus*	My
	Tuberactinomycin	1968	일본	*S. griseoverticilatus*	My
Ansamac-rolide	Rifamycin	1960	이탈리아	*N. mediterranei*	G⊕, my
기 타	Cycloserin	1955	미국	*S. orchidaceus* and others	my
	Novobiocin	1955	미국	*S. niveus* and others	G⊕, G⊖
	Mikamycin	1958	일본	*S. mitakaensis*	G⊕
	Fusidic acid	1962		*Fusidiumm coccineum*	G⊕
	Lincomycin	1963	미국	*S. lincolnensis*	G⊕
	Phosohonomycin	1970	미국	*S. fradiae*	G⊕, G⊖
	Bicyclomycin	1972	일본	*S. sapporonensis*	G⊖

* G⊕는 Gram 양성균, G⊖는 Gram 음성균, My는 결핵균

	항생물질	발견연도	발견국	생 산 균	기본골격
항암성 물질	Actinomycin D	1949	독일	*S. antibiotics*	Polypeptide
	Sarkomycin	1953	일본	*S. erythrochromogenes*	——
	Carzinophillin	1954	일본	*S. sahachiroi*	——
	Mitomycin C	1956	일본	*S. caespitosus*	——
	Chromomycin A2	1960	일본	*S. griseus*	——
	Mithramycin	1962	미국	*S. sp.*	——
	Daunomycin	1963	이탈리아	*S. peucetius*	Anthracycline
	Bleomycin	1965	일본	*S. verticillus*	Glycopeptide
	Neocarzinostatin	1966	일본	*S. carzinostaticus*	Polypeptide
	Adriamycin	1969	이탈리아	*S. peucetius*	Anthracycline
	Carminomycin	1973	소련	*Actinomadura carminata*	Anthracycline
	Aclacinomycin	1975	일본	*S. galilaeus*	Anthracycline
	Ansamitocin	1978	일본	*Nocardia* sp.	Ansamacrolide
항곰팡이성 물질	Griseofulvin	1939	영국	*P. griseofulvum*	Phenol 유도체
	Nystatin	1950	미국	*S. uoursei*	Polyene
	Trichomycin	1952	일본	*S. hachijoensis*	Polyene
	Amphotericin B	1955	미국	*S. sp*	Polyene
	Variotin	1959	일본	*Paecilomyces varioti*	——
	Azalomycin	1960	일본	*S. hygroscopicus*	——
	Pyrrolnitrin	1965	일본	*Pseudomonas pyrrocinia*	Pyrrol

또한 닭의 장내 기생성 원충에 유효한 항생물질로 판매하기 시작한 monensin이 소의 발육 촉진과 사료 효율향상에도 매우 효과가 있다는 것을 알게 되어, 그 판매 수요가 급격하게 증가하였다. Tobramycin 생산균에서 발견한 apramycin도 최근 축산산업에 사용하게 되었다.

최근에 새롭게 발견된 β-lactam의 기본골격을 갖고 있는 항생물질에는 nocardicin A, clavulanic acid, thienamycin 등이 있고, aminoglycoside계의 항생물질에는 apramycin, seldomycin factor 5, fortmicin A 등이 있다. 이러한 새로운 골격의 발견과 최근에 유기합성화학과 NMR, mass spectrum의 분석 및 X-ray의 해석 등 구조 해석 기술의 놀랄만한 진보로 인하여 기존에 유용한 항생물질의 화학적인 변환에 관한 연구가 활발하게 진행되고 있다. 또한 나날이 증대되고 있는 기존 약제에 대한 내성 균주의 출현 빈도가 증가하고 있고 특히 최근에는 기존 항생제로는 치료가 되지 않는 슈퍼박테리아까지 출현되고 있어 새로운 출현균에 효과적인 항생물질이나 기존 약제에 대한 내성균에 효과적이며 부작용도 적은 새로운 항균제나 항암제의 개발이 지속적으로 이루어져야 할 것으로 사료된다. 이외에 항생물질의 합성이나 화학적인 수식도 계속하여 유용성이 높은 새로운 화합물이 발견되기를 기대한다.

1. β-Lactam계 항생물질

1) Penicillin 계열의 항생물질

이 항생물질은 *Penicillium* 속을 lactose, glucose, acetic acid, ammonium acetate 및 무기염을 함유하고 있는 배지에서 호기적으로 배양하여 생산한다. 배양액 중에 전구물질을 첨가하여 배양할 경우, 첨가한 전구물질의 종류에 따라 생산되는 penicillin의 종류가 다르다. 전구물질로서 phenyl acetate를 첨가하면, 그것을 구성성분으로 하는 penicillin G가 생산되며, 전구물질의 종류를 변경하면 penicillin X, penicillin F 및 penicillin K 등을 생산할 수 있다.

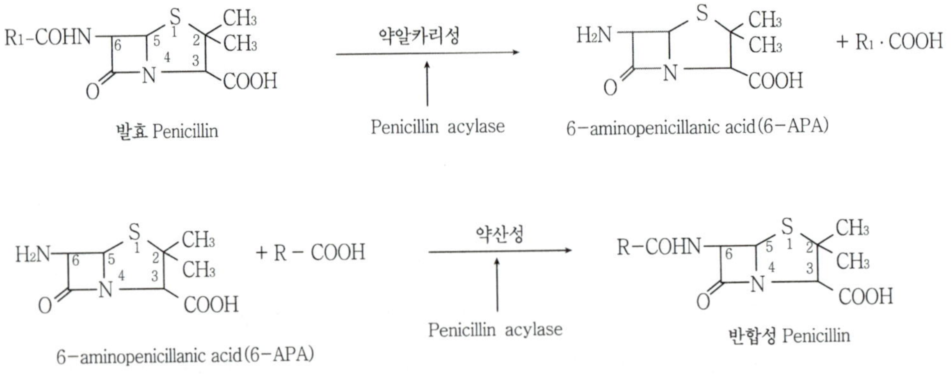

발효 penicilllin —(약알칼리성 / penicillin acylase)→ 6-aminopenicillanic acid(6-APA)

6-aminopenicillanic acid —(약 산 성 / penicillin acylase)→ 반합성 penicillin

그림 12-1. 반합성 penicillin계 항생물질의 제조과정

Penicillin		Cephalosporin	
R-COHN ... CH₃ CH₃ COOH		R₁–COHN ... CH₂–R₂ COOH	

	R	R₁	R₂
발효	Penicillin G ⬡–CH₂–	Cephalosporin C HOOC–CH(CH₂)₃– , H₂N	–OCOCH₃
	Penicillin V ⬡–O–CH₂–		
반합성	Ampicillin	Cephaloridin	–N⁺⬡
	Amoxcillin	Cephalothin	–OCOCH₃
	Carbenicillin	Cephalexin	–H
	Sulbenicillin	Cephaloglycin	–OCOCH₃
	Cloxacillin	Cephazolin	–S...CH₃
	Dicloxacillin	Cephacetrile	–OCOCH₃
	Flucloxacillin	Cephalexin	–H

그림 12-2. Penicillin계와 cephalosporin 종류의 항생물질과 화학구조

일반적으로 의약품으로는 비교적 안정한 penicillin G가 생산되고 있으나 penicillin G는 내성 세균이 빈발하고 알러지 증상, 특히 쇼크를 일으키는 경우가 있어, 현재는 반합성 penicillin을 만들 때 사용하는 6-APA(6-aminopenicillanic acid)의 생산원료로 주로 이용되고 있다. Penicillin G를 약알칼리에서 Penicillin acylase라는 효소로 작용시켜 6-APA를 생산하며, 산성에서 6-APA와 화학합성으로 만들어진 화합물을 penicillin acylase의 역반응 또는 화학반응으로 결합시켜 여러 종류의 반합성 penicillin 을 만든다. Penicillin은 원래 Gram 양성의 구균에 잘 듣는 항생물질이지만, 반합성 penicilin은 penicillin의 결점을 보완하는 성질을 갖고 있다. 즉 penicillinase에 대한 내 성 penicillin은 penicillin 내성균에 효과가 있는 것과 같이, 또는 내산성 penicillin은 위 액에서 분해되지 않고 경구투여할 수 있도록 개발되고 있다(그림 12-1).

2) Cephalosporin 계열의 항생물질

이 항생물질은 *Cephalosporium* 속을 사용하여 발효법으로 cephalosporin C를 생산한다. Cephalosporin은 penicllin의 경우와 달라 penicillin acylase의 작용을 받지 않으므로 화학 적인 방법으로 모핵인 7-ACA(7-amino cephalosporanic acid)를 만들고, 여기에 여러 종 류의 화합물을 화학적 방법으로 결합시켜 반합성 cephalosporin을 생산한다(그림 12-3).

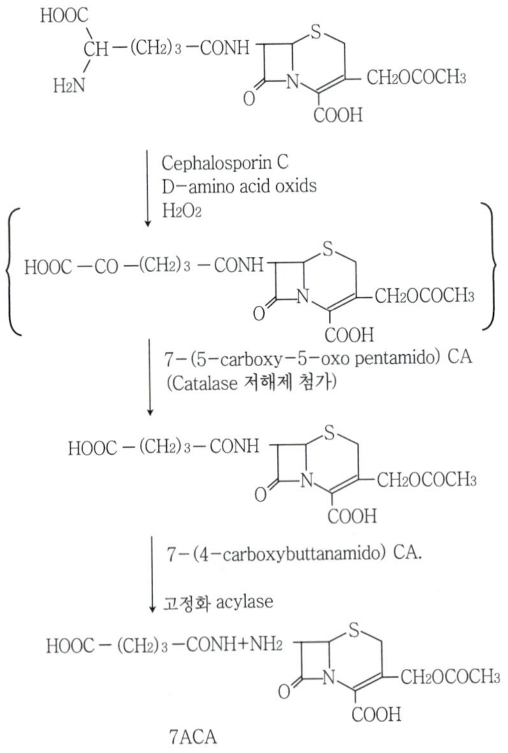

그림 12-3. 고성화 효소법에 의한 cephalosporin C로부터 7-ACA의 생성

최근 그림에 나타낸 것과 같이 곰팡이가 생산하는 D-amino acid oxidase라는 효소와 세균이 생산하는 acylase를 사용하여 cephlosporin C로부터 7-ACA를 생성하고 있으나 아직 공업적 생산은 연구 중에 있다. 또한 방선균이 생산하는 cephalosporin도 이 계통에 속하는 항생물질이고 일반적으로 광범위한 세균에 효과가 있고, penicillin 또는 cephalosporin 내성균에도 유효하다.

2. Aminoglycoside 계열의 항생물질

Streptomyces 속이 생산하는 streptomycin은 대표적인 항생물질이고, Gram 양성세균과 음성세균에도 효과가 있고, 결핵균에 대하여 강한 효과가 있다. 방선균을 배양하여 생산하고 있고, 이 항생물질에 대한 내성균이 발생하기 용이하나, 내성균의 내성기구에 관한 연구가 되어 있어, streptomycin의 분자 중에 있는 특정한 위치를 화학적인 방법으로 변형시켜, 내성균에 효과가 있도록 하고 있다.

그 예로서는 streptomycin을 환원시켜서 만든 dihydrostreptomycin이 있다. Kanamycin은 방선균으로 생산되고, 결핵균 이외에 임균, 폐염 구균, 대장균 및 녹농균에도 효과가 있다. 그 외에 aminoglycoside 항생물질로는 kasugamycin, gentamycin, bekanamycin(kanamycin B) 및 dibekacin 등이 있다.

3. Tetracycline

이 항생물질은 *Streptomyces* 속에 의하여 생산되고 광범위한 항균효과가 있으며, 그 기본골격은 그림 12-4에 나타낸 것과 같이 네 개의 환상구조의 골격을 갖고 있는 것을 tetracycline 항생물질이라 부른다. 배양해서 얻어진 항생물질에는 tetracycline, chlortetracyclin 및 oxytetracycline이 있다.

이들은 의약품으로 오랫동안 사용해 왔으나, 그 후 화학 합성법을 사용하여 metacycline, doxycycline 및 minocycline과 같은 tetracycline의 유도체를 만들었으며, 작용기작은 단백질의 생합성을 저해한다. 이 항생물질은 다소의 부작용이 있다고 알려졌으나, *Chlamydia, Mycoplasma* 등 β-lactam계 항생물질이 작용하지 못하는 영역까지도 항균작용을 갖고 있는 중요한 항생물질이다.

항생물질	R₁	R₂	R₃	비고
천연 Tetracycline				
Tetracycline	$-H$	$<{}^{CH_3}_{OH}$	$-H$	
Chlorotetracycline	$-Cl$	$<{}^{CH_3}_{OH}$	$-H$	
Oxytetracycline	$-H$	$<{}^{CH_3}_{OH}$	$-OH$	
천연 Tetracycline				
Metacycline	$-H$	$=CH_2$	$-H$	혈중농도지속 Tetracycline 내성균에 효과가 있음
Doxycycline	$-H$	$<{}^{CH_3}_{H}$	$-H$	
Minocycline	$-N(CH_3)_2$	$<{}^{H}_{H}$	$-H$	

그림 12-4. Tetracycline 종류의 구조

4. Macrolide 항생물질

이 항생물질은 *Streptomyces* 속이 생산하고, 12, 14, 16의 원소로 이루어진 환상 락톤에 당 또는 아미노당이 결합된 배당체이고, 주로 Gram 양성세균과 특히 기존의 항생물질에 내성을 갖고 있는 포도상 구균에 대해서도 유효한 항생물질이다. 특히 14 원소로 이루어진 macrolide 항생물질은 내성균을 유도하지 않는 점이 유리하다고 생각한다. 14 원소로 이루어진 macrolide 종류 중에는 erythromycin, oleandomycin 및 josamycin 등이 있다(그림 12-5).

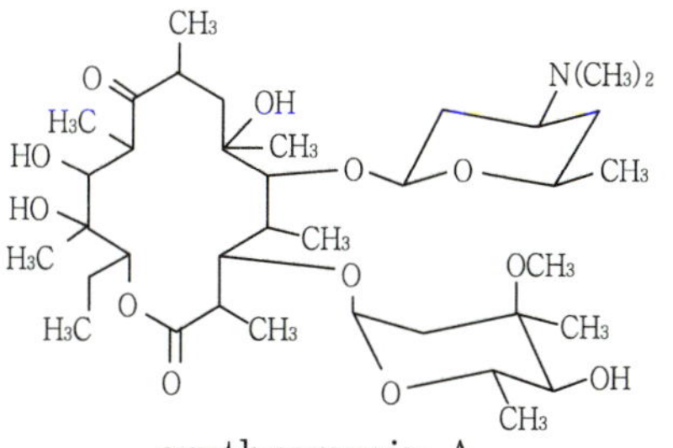

erythromycin A

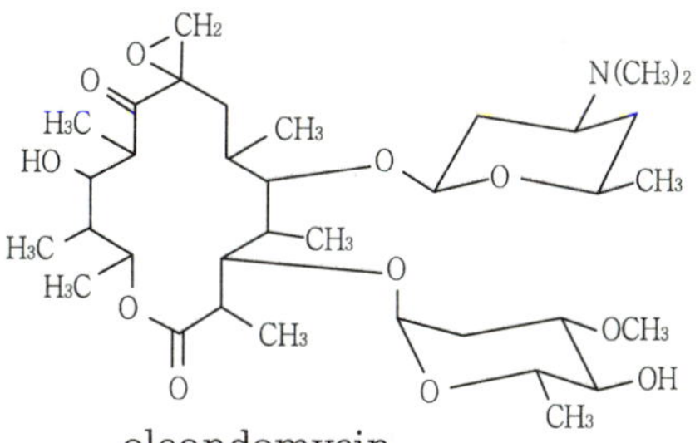

oleandomycin

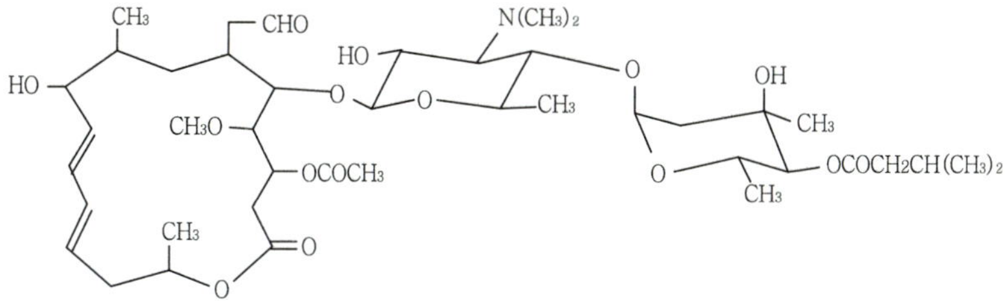

josamycin

그림 12-5. Macrolide 항생물질의 구조

5. Peptide 항생물질

이 항생물질은 주로 *Bacillus* 속이 생산하고, Gram 양성세균과 음성세균에 특이하게 강하게 작용하는 것이 많다. 특히 세포막에 작용하므로 독성이 강하고, 흡수성이 나빠 의약용으로는 별로 많이 사용하지 않는다. 그러나 이들이 구성하고 있는 아미노산은 일반적인 아미노산이 아니고, 천연물질에서 보기 드문 D-아미노산 또는 신형 아미노산이 포함되는 경우가 많다.

Streptomyces 속이 생산하는 peptide 항생물질, mikamycin, thiopeptin 및 enduracidin 등은 매우 복잡한 구조를 한 것이 많고, Gram 양성세균에 강하게 작용하는 효과가 있어, 사료 첨가용 항생물질로 사용하고 있다. 또한 viomycin형의 항생물질은 결핵균에 유효한 항생물질로서 내성 결핵균의 치료에 사용하고 있다.

6. Vancomycin

이 항생물질은 *Streptomyces* 속이 생산하고, 주로 Gram 양성세균에 유효한 항생물질이다. 최근 항생물질의 남용으로 인하여 MRSA(methicillin 내성 황색포도구균)이 생겨 의료분야에 큰 문제가 되고 있으나 vancomycin에 의하여 치료되므로, 귀중한 항생물질로 알려져 있다(그림 12-6).

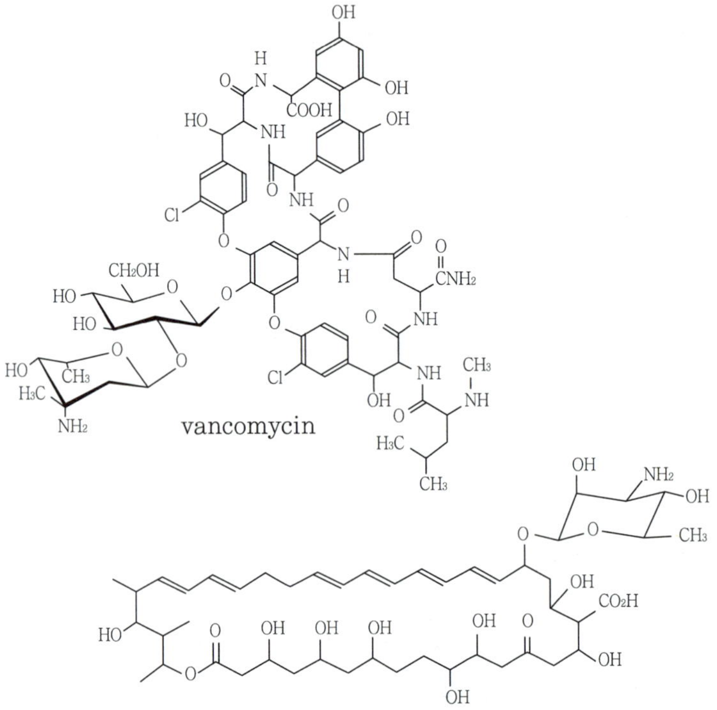

vancomycin

nystatin(tetraen 물질)

그림 12-6. Vancomycin과 polyene 항생물질

7. Polyene 항생물질

이 항생물질은 *Streptomyces* 속이 생산하는 항곰팡이성 항생물질이고, 수 개의 공역 이중결합을 갖고 있는 큰 환상 락톤을 한 배당체 항생물질이다. 공역 이중결합의 수에 따라 일반적으로 tetraene, pentaene, hexaene 및 heptaene으로 구별한다. 이 항생물질
은 *Candida* 나 *Trichophyton* 등의 진균류에 항균작용이 강하고, *Trichomonas* 에도 효
과가 있어, 이들 균에 의하여 발생되는 질병의 치료제로 사용하는 경우가 많다.

8. Teicoplanin

Teicoplanin(teichomycin)은 *Acinoplanes teichomyceticus*가 생산하는 glycopeptide
종류의 항생제이고, *Staphylococii*와 Gram 양성 혐기성세균에 대하여 강한 활성을 갖
고, Gram 음성세균에도 항균 활성을 갖고 있다. 이 항생물질은 발효액을 이온교환 수
지와 흡착수지를 사용하여 정제하여 얻고 있다.

분리한 물질에는 teicoplanin A2-1로부터 A2-5까지 혼합되어 무정형으로 분리되고
있다. 그 중에서도 teicoplanin A2-2가 활성이 강하며, 국내에서는 유주현 등에 의하여
코바이오텍(주)에서 산업화되었다(그림 12-7).

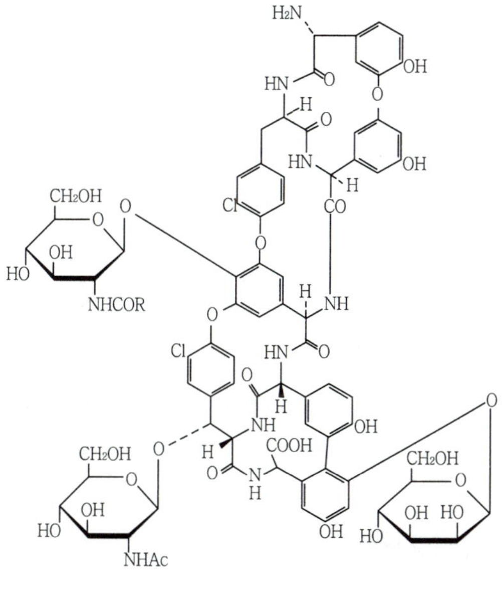

$$R = -CH_2CH_2CH=CH(CH_2)_4CH_3$$

그림 12-7, Teicoplanin A2-2의 구조

9. Adriamycin

항암제로서 mitomycin C, actinomycin D, phleomycin 등을 사용하고 있으며, 많은 종양 바이러스 또는 에이즈 바이러스에는 DNA의 역전사효소가 중요한 작용점이고, adriamycin과 daunomycin이 그의 저해제가 된다.

Adriamycin(그림 7, R-OH)은 anthracycline계 항생물질이고, daunomycin의 14-hydroxy의 유도체로 화학합성해서 얻을 수 있었으나, 그 후 daunomycin 생산균인 *Streptomyces peuticus* var. *caecius*의 변이주를 배양하여 분리한 adriamycin은 daunomycin과 같이 DNA의 합성과 RNA의 합성을 저해한다. 이 항생물질은 종양 치료제로 많이 사용하고 있고, 국내에서는 연세대학교 유주현 등과 보령제약(주) 연구진의 산학 협동연구를 통해 국산화되었다. 이 항생물질의 부작용은 골수의 비가역적인 손상, 백혈구 염색체의 손상, 구경의 염증과 궤양화 및 탈모 등이 알려졌다.

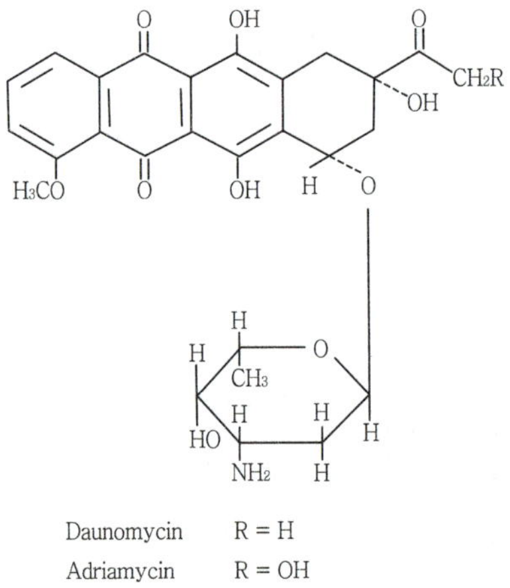

Daunomycin   R = H
Adriamycin   R = OH

그림 12-8. Adriamycin과 daunomycin의 구조

10. 항생물질의 작용기작

항생물질은 병원균에 대해서는 강한 독성을 나타내고 인체에는 해롭지 않은 것이 바람직하나 실제로 대부분의 항생물질들이 인체와 다른 독성을 나타내는 경우가 있다. 이와 같이 양자

간의 독성의 차이를 선택적 독성이라고 하며, 이것이 화학요법의 기본 개념이 되고 있다.

항생물질은 핵산, 단백질, 세포막, 세포벽 또는 그 합성경로에 작용하지만, 그 작용 기작의 연구와 생체 고분자의 생합성 기구를 해명하는 데 크게 기여하고 있다. 예를 들면 penicillin과 cephalosporin 등의 β-lactam계의 항생물질과 cycloserine은 세균의 세포벽의 생합성을 저해하고, 세포벽의 기본 구조를 형성하는 peptidoglycan의 생합성에 필요한 여러 종류의 중간체를 세포 밖에 생성 축적시킨다. 이로 인하여 세균 세포벽의 화학구조, 생합성 경로를 밝히는 데 공헌하였다. penicillin과 cephalosporin C의 항균작용의 기작은 peptidoglycan 생합성 경로의 마지막 과정인 peptide 전위효소(transpeptidase)를 저해해서, 그의 가교형성을 비가역적으로 저해하기 때문이다. 이 저해의 원인은 그 구조가 peptidoglycan의 D-Ala-D-Ala 말단과 유사하여 기질의 대신에 이 항생물질이 효소의 활성중심과 결합하기 때문이라 생각한다. 또한 cycloserine은 D-alanine과 구조가 유사하여 D-alanine의 길항물질로서, alanine racemase 또는 D-Ala-D-Ala 합성효소를 길항적으로 저해하여 peptidoglycan 생합성을 저해한다

Chloramphenicol이나 streptomycin 등은 단백질의 생합성을 저해하나, chloramphenicol은 ribosome의 50S subunit에 1:1의 몰비로 결합하고, streptomycin은 Mg^{++}의 존재하에서 30S subunit와 1:1의 비로 결합한다.

Actinomycin은 이중 사슬의 DNA(double-stranded DNA)의 deoxyguanosine 부분과 결합하여, DNA 의존성 RNA polymerase 반응을 저해한다. 또한 mitomycin C는 알킬화 작용이 있고, 세포에서는 RNA 또는 단백질 생합성을 저해하지 않는 농도에서 DNA의 생합성을 선택적으로 저해한다. 이것은 mitomycin C가 DNA의 이중 사슬 사이에 가교를 형성(crosslinking)하여, 이중 사슬 DNA의 개열을 하지 못하게 하기 때문이다.

동물세포에는 세포벽이 없어 세균의 세포벽 생합성을 저해하는 penicillin 등의 항생물질은 동물세포에는 작용할 수 없기 때문에, 화학 치료제로서 선택적 독성을 나타내는 매우 우수한 항생물질이다.

포유동물과 미생물의 핵산 합성경로는 서로 같은 경로로 합성되기 때문에 핵산 생합성 경로에 작용하는 mitomycin C 등의 암을 억제하는 항생물질은 인체에서도 강한 독성을 나타낸다. 이외에 단백질의 합성을 저해하는 chlolamphenicol은 이와 중간 정도이고, 미생물과 포유동물의 단백질 생합성 경로는 유사하나, 세부기구에서는 차이가 있다고 생각된다.

제13 장

|생리활성 물질|

생리활성물질이라는 말은 광범위하여, 다른 장의 내용과 중복되는 내용이 많다고 생각된다. 생리활성물질은 동식물의 생명활동에 필요한 생리작용을 촉진하고 또는 저해시킴으로써 그들에게 어떠한 영향을 주는 물질이라고 정의한다. 여기에서는 미생물이 생산하는 생리활성물질에 관하여 소개한다.

1. 비타민

1) Riboflavine

활성형의 비타민 B_2이고, *Eremothecium ashbyii*에 의하여 riboflavine이 생산된다. 그 생산성이 높아 균사 속에 결정이 보인다. 그리고 FAD, FMN도 생산된다. 이것은 고체배양으로 생산되고 있었으나 화학합성법으로 바뀌고 있다.

2) 비타민 B_{12}

비타민 B_{12}(cobalamine)는 동물의 성장에 필요하며 악성빈혈치료제로 알려져 있다. B_{12}는 미생물이 스스로 합성하는 능력을 가지고 있으나 고등식물과 식물의 조직에서는 합성되지 않는다. 미생물 중에서도 방선균과 장내세균이 B_{12}를 생성하는 것이 많다. 공업적인 생산균은 *Sreptomyces olivaceus* 또는 *Bacillus megaterium*이 있다.

*Streptomyces*의 경우에는 glucose, 질소원, $CaCO_3$, 미량의 CoCl를 함유한 배지를 사용하여 27℃에서 3일간 배양하면 균체 내에 cobalamine이 생성 축적된다. 균체를 모아 시안추출에 의해서 시안화되어 cyanocobalamine이 공업적으로 생산된다.

3) 비타민 C

비타민 C(L-ascorbic acid)는 의약용 또는 식품강화용과 산화방지제로 많이 사용한다. L-ascorbic acid의 이성체인 D-araboascorbic acid(isoascorbic acid)의 생리활성은 비타민 C에 비하여 1/20 정도밖에 되지 않으나 합성에 의하여 값싸게 제조되므로 산화방지제로서 공업적으로 생산되고 있다.

비타민 C의 생산은 발효법과 합성법을 같이 사용하고 있다. glucose → D-sorbitol → L-sorbose → L-ascorbic acid의 순으로 Reichstein법에 의하여 합성되나, 중간체인 D- sorbitol로부터 L-sorbose로의 산화과정에 *Gluconobacter* 속과 같은 산화세균을 사용한다. 배지에 sorbitol을 첨가하면서 이 균을 30시간 정도 통기배양하면 95%의 수율로 sorbose를 얻을 수 있다.

4) *β*-Carotene

β-Carotene은 provitamin A로서 식품과 사료의 첨가제로 쓰이고 있다. *β*-Carotene은 곰팡이와 효모로 생산하며, 공업적으로는 녹조균의 *Dunaliella salina*를 야외에서 개방 배양해서 생산하고 있으며 함량은 균체의 20% 정도이다. 그 외에 암컷과 수컷의 접합균인 *Blakeslea trispora*의 (+)와 (−)균주를 같이 배양하면 $1\,mg/ml$ 이상의 *β*-carotene이 생산된다. 이외에 비타민 B_2, biotin류, ergosterol 등이 미생물에 의하여 생산되고 있다.

5) 비타민 K, 비타민 E

비타민 K_2는 세균, 방선균의 호흡전자전달계에 포함되어 있으며, *Flavobacterium* 속 세균에 의하여 생산된다. 비타민 E(tocopherol)는 식물유지로부터 tocopherol 이성체의 혼합물로 생산되고 있으나 *Euglena gracilis*에 의하여서도 *α*-tocopherol이 생산된다.

2. 조효소

조효소에는 여러 종류가 있으나 그중에서 핵산관련 물질의 조효소는 핵산발효에서 설명하고 여기서는 그 외의 조효소에 대하여 설명한다.

1) CoQ10

생체의 전자전달계에 관여히는 조효소 CoQ10 또는 ubiquinone 10은 심질환의 치료약으로 사용하고 있으며, 그 수요가 증가하고 있다. 효모와 세균에 의하여 생산한다는 보고가 있으며, 대부분 균체 내에 있다. *Pseudomonas denitrificans*에서는 배지 1l 당 41mg의 CoQ_{10}이 세포 내에 생성 축적된다.

2) Cytochrome C

호흡전자전달계의 성분이고, 호흡부활을 위하여 정맥투여한다. 효모로 생산하고 있었으나 면역성이 높아, 말의 심근에서 생산된 것이 사용되고 있다. 메타놀 산화계의 특징을 살려 *Methrotroph* 세균의 시안내성 변이주를 사용하여 생산하는 방법도 있다.

3) PQQ

*Methrotroph*의 메탄올 탈수소효소, 초산균의 glucose 탈수소효소 등으로 확인된 조효소이고, *Methrotroph*를 사용하여 생산되고 있다.

4) Pyridoxal phosphate

비타민 B_6의 활성형으로 아미노대사에 포함되어 있는 많은 효소의 조효소이다. pyridoxine phosphate를 효소적으로 산화하여 생산할 수 있다.

5) Glutathione

산화반응의 조효소의 작용과 해독작용이 있는 tripeptide이다. 효모의 균체로부터 추출하여 생산한다.

3. 호르몬

1) Gibberellin

Gibberellin은 식물 호르몬(hormone)의 한 종류이고, 식물의 성장촉진, 성숙의 촉진, 씨가 없는 포도의 재배 및 맥아의 제조 등에 사용하고 있다. 벼의 키다리병을 발생시키는 식물 병원균인 *Gibberella fujikuroi*의 배양액으로부터 식물 호르몬 gibberellin A 와 B를 1926년도에 결정으로 분리하였고, 현재는 약 30여 종의 gibberellin이 알려져 있다. Gibberellin A_3의 활성이 강하고, 공업적인 생산에서는 *G. fujikuroi*를 glucose, succinic acid, 무기염 등을 함유한 배지(pH5.0~6.0)에서 배양하여 gibberellin A_1, B_3 의 혼합물을 200 mg/l 이상 생산한다. gibberellin을 활성탄에 흡착시킨 다음 acetone 으로 추출하고, ethyl acetate로 추출한 후 농축 냉각하여 gibberellin의 조결정을 얻고, 재결정법으로 결정을 얻는다(그림 13-1).

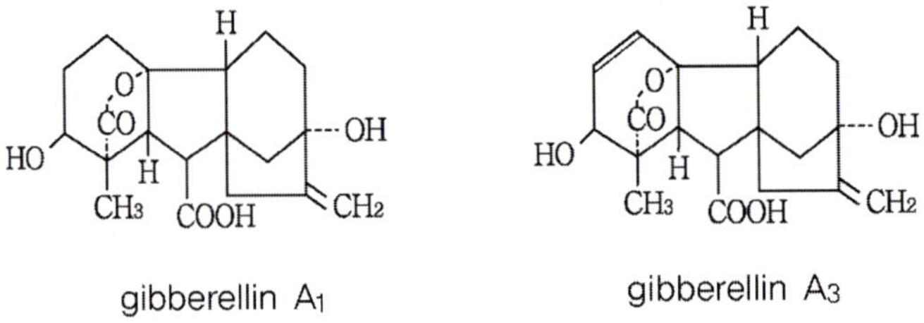

gibberellin A₁   gibberellin A₃

그림 13-1. Gibberellin의 구조

2) Steroid계 호르몬

Steroid 호르몬은 우유류의 장기, 태반, 난소, 부신피질 등에서 생성되는 progesterone, testosterone, estrone, estradiol, cortisone 등과 같이, 공통된 화학구조의 골격을 갖고 있는 화합물이고, 이들은 많은 생리활성을 갖고 있다.

현재까지 합성으로 특허를 받은 화합물은 3,200종 이상이고 남성호르몬, 난포호르 몬, 황체호르몬, 부신피질호르몬, 항염증제, 단백질 동화제, 강압이뇨제, 진정제, 제암 제, 임신조절제, 해충구제제, 화장품 등에 넓게 이용되어, 그 시장은 11억 달러 이상이 라고 한다.

부신피질호르몬의 한 종류인 cortisone이 1949년도 Hench에 의하여 류마티즘의 치 료에 효과가 있다는 사실이 발견된 이후 cortisone 제조의 공업화가 시도되었다. 초기 에 담즙으로부터 얻은 desoxycholeic acid를 원료로 사용하여 여러 단계의 공정을 거 쳐 합성하였으나, *Rhizopus nigricans* 등의 곰팡이를 사용할 경우 한 단계의 공정을 거

처 progesterone으로부터 11-α-hydroxyprogesterone으로 전환시키는 방법이 개발됨
으로써, 미생물에 의한 steroid계 호르몬 변환에 관한 공업적 제조기 시작되었다.

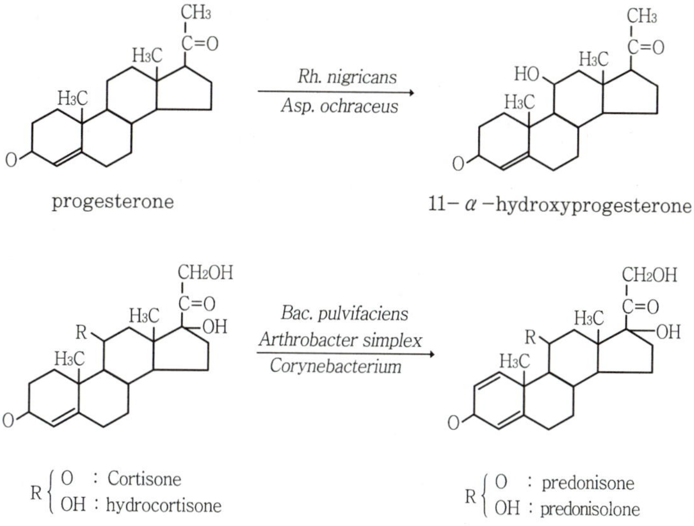

그림 13-2. Steroid 호르몬을 제조할 때 이용되는 미생물과 그의 반응

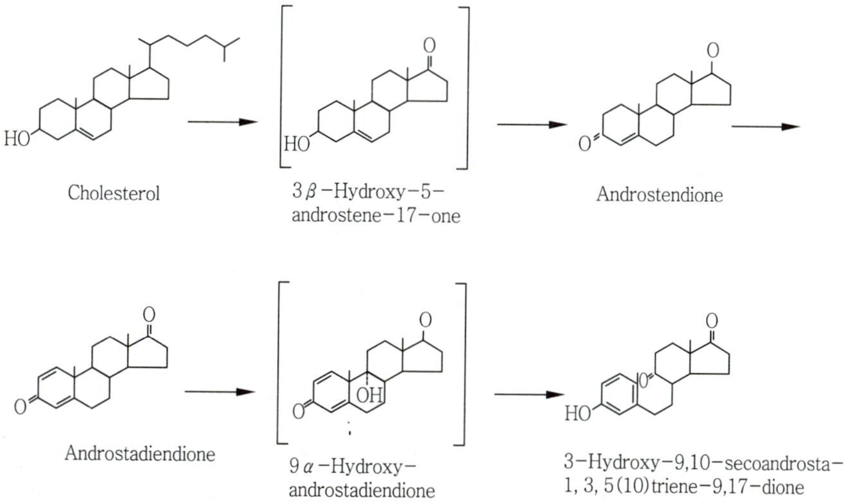

그림 13-3. Cholesterol로부터 androstendione과 androstadienedione의 전환

이로 인하여 미생물에 의한 전환반응을 이용하는 것에 관심을 갖게 되었다. 이것이 기틀이 되어, 미생물에 의한 hydrocortisone, predonisone, predniosolone 등의 제조가 실용화되었다.

Bacillus, Corynebacterium, Mycrobacterium 등의 세균을 사용하여 cortisone으로부터 predonisone을 제조하고, *Arthrobacter simplex*를 사용한 hydroxycortisone으로부터 predniosolone으로의 변화율은 90% 이상이 된다(그림 13-2).

그 후에 아리마 등은 *A. simplex*를 사용하여 출발물질인 cholesterol로부터 andro-stendione, androstadiendione으로 분해하는 것을 밝혔고, 이로 인하여 steroid 호르몬 생산에 크게 공헌하게 되었다(그림 13-3).

3) Peptide 호르몬

Peptide 호르몬은 효소법과 유전자 재조합 방법으로 생산하고 있다. 효소법에 의한 peptide의 합성은 일반적으로 peptide의 결합을 가수분해하는 protease의 역반응을 이용한다. 지금까지 angiotensin II 관련물질, 사람의 insulin, angiotensin II 관련물질 등의 peptide 호르몬의 효소 적합성법이 확립되어 있다. 여기에서는 사람 insulin의 효소 합성법과 somatostatin을 유전자 재조합 방법으로 생산하는 것을 보기를 들어 설명한다.

(1) Insulin의 효소적 합성법

사람의 insulin과 돼지의 insulin은 그림 13-3에 나타낸 것과 같이, insulin B사슬의 30 위치에 있는 아미노산만이 서로 다르다. 돼지의 insulin을 원료로 사용하여 사람의 insulin을 효소 적합성법으로 다음과 같이 생성하였다. 단백질의 carboxyl기 쪽에만 작용하는 기질의 특이성이 매우 높은 *Achromobacter lydicus*의 protease 또는 carboxy-peptidase를 사용하여 돼지 insulin의 Lys(29위치)-Ala(30위치)의 사이를 절단하여, Ala(30위치)를 제거한 다음, *Achromobacter*의 protease 또는 trypsin 효소로 아미노산 성분인 threonine-t-butyl ester를 결합시킨 다음 3-fluoro acetic acid로 처리하여 사람의 insulin을 만들었다(그림 13-4, 그림 13-5).

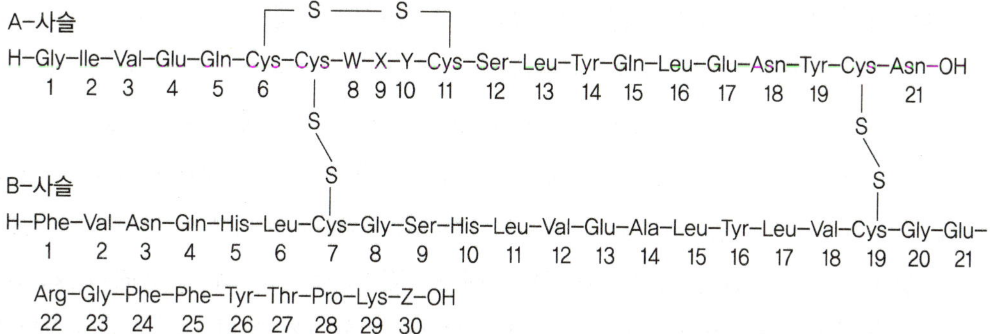

A–사슬

```
                                    ┌─ S ──── S ─┐
H–Gly–Ile–Val–Glu–Gln–Cys–Cys–W–X–Y–Cys–Ser–Leu–Tyr–Gln–Leu–Glu–Asn–Tyr–Cys–Asn–OH
   1   2   3   4   5   6   7         11  12  13  14  15  16  17  18  19  20  21
                      S                                                  S
                      |                                                  |
                      S                                                  S
B–사슬
H–Phe–Val–Asn–Gln–His–Leu–Cys–Gly–Ser–His–Leu–Val–Glu–Ala–Leu–Tyr–Leu–Val–Cys–Gly–Glu–
   1   2   3   4   5   6   7   8   9   10  11  12  13  14  15  16  17  18  19  20  21

Arg–Gly–Phe–Phe–Tyr–Thr–Pro–Lys–Z–OH
 22  23  24  25  26  27  28  29  30
```

종류	A–사슬		B–사슬	
	W	X	Y	Z
사람	Thr	Ser	Ile	Thr
토끼	Thr	Ser	Ile	Ser
돼지	Thr	Ser	Ile	Ala
소	Ala	Ser	Val	Ala
양	Ala	Gly	Val	Ala
말	Thr	Gly	Ile	Ala

그림 13-4. Insulin의 구조

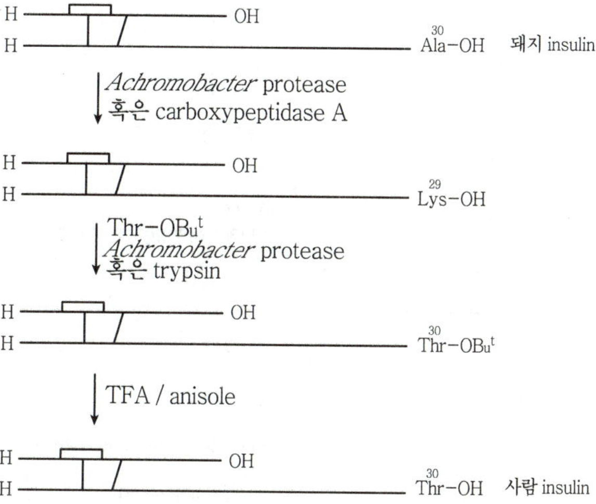

그림 13-5. 효소법에 의한 사람 insulin의 반합성

(2) 유전공학적인 방법에 의한 peptide 호르몬의 생합성

유전자 재조합 방법을 이용하여 somatostatin(뇌하수체 growth hormone의 분비억제 물질), insulin, growth hormone 등의 peptide hormone을 생산할 수 있다.

Somatostatin의 경우에는 이와 관련된 유전자를 화학적으로 합성하여 만들고, 세균의 *LacZ* plasmid에 삽입 연결하여 재조합 DNA(recombinant DNA)를 만들어 세균 속에 도입하고, 이 도입한 균을 사용하여 배양하면 β-galactosidase 단편과 somatostatin의 융합단백질(fusion protein)을 생성 축적한다. 축적된 융합단백질을 분리한 다음 cayanogen bromide로 처리하여 somatostatin을 얻는다(그림 13-6).

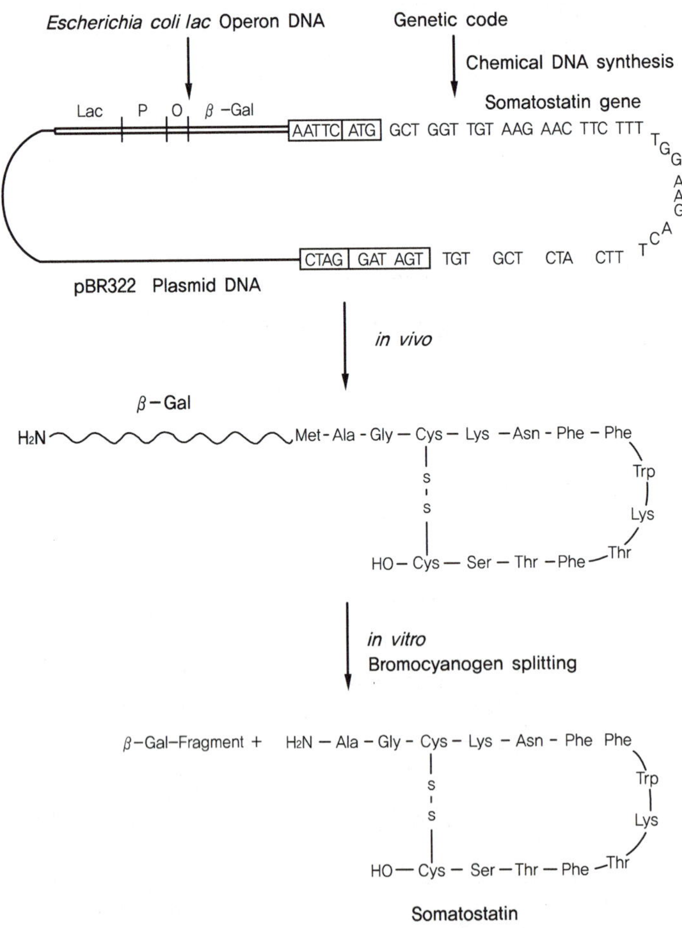

그림 13-6. Somatostatin의 유전공학적 생산

Insulin이나 growth hormone의 경우에는 동세포의 DNA를 미생물세포 내에 도입시키기 위하여, 이들 호르몬을 분비하는 조직의 세포로부터 mRNA를 분리하여 그림 13-7과 같은 방법으로 cDNA(complementary DNA)를 만든 다음 plasmid와 연결하여 재조합 DNA를 만들어 적당한 숙주세포에 도입시켜 생산한다.

한편 새로운 형질을 갖게 된 숙주세포 안에서 만들어진 peptide들이 세포 밖으로 효율적으로 분비하기 위하여 prototype의 cDNA를 만들어 cloning하기도 한다. 여기에서는 HGH(human growth hormone)를 보기로 설명하기로 한다.

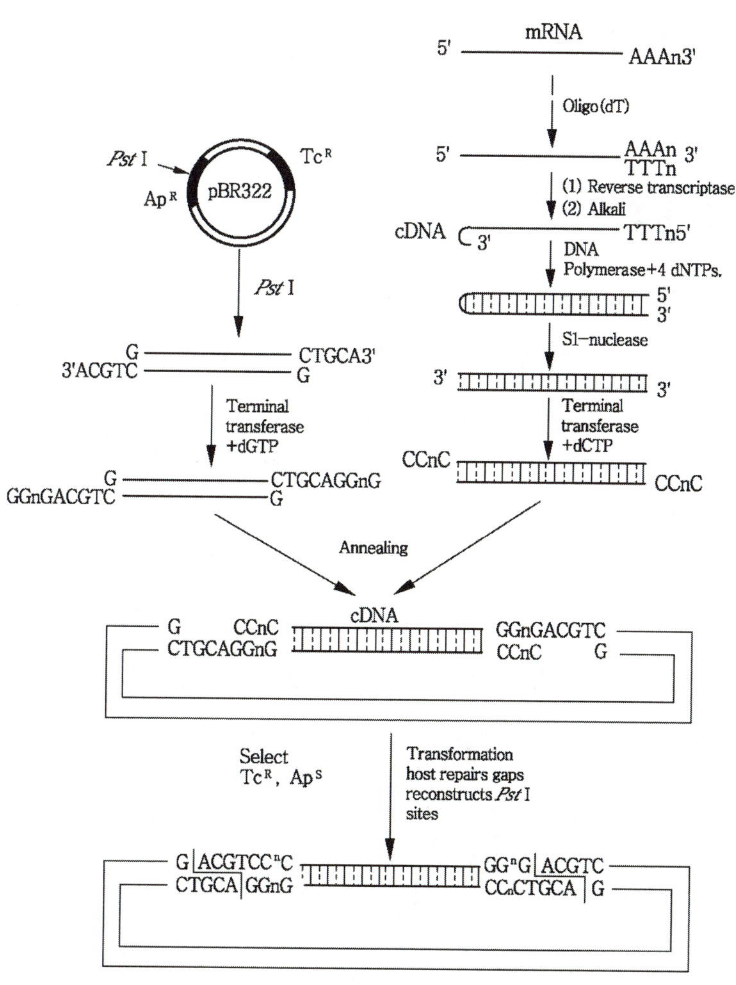

그림 13-7. mRNA로부터 cDNA의 제조와 homopolymer tailing 방법에 의한 재조합 DNA의 형성

뇌하수체 전엽에서 만들어지는 191개의 아미노산으로 구성된 HGH mRNA의 1차 전사산물은 N-말단에 signal peptide를 갖고 있는 전구단백질로 되어 있다. 이 signal peptide는 세포막투과에 관여하는 것으로 알려져 있으며, 세포막 통과 후의 HGH는 signal peptide가 떨어져 나간 형태가 된다. Goeddel 등은 HGH의 clonning에서 HGH의 23, 24번째 아미노산을 code하는 염기배열 내에 있는 효소 *Hae*III로 HGH의 cDNA의 이중사슬을 절단하여 24-191번 아미노산을 code하고, cDNA 단편에 화학적으로 합성한 DNA 단편을 연결하여 세균에 도입시켜 세포 내에 fMet-HGH를 축적시켰다. 이 축적된 fMet-HGH는 대부분의 세균처럼 fMet 잔기는 신속하게 제거되면서 HGH 형태로 세포막 밖으로 투과되었다.

4. 면역조절 물질

면역은 외부로부터 들어오는 침입자로부터 자기를 방어하기 위한 방어 기구이고, 이 면역을 부활시키는 물질과 억제하는 물질이, 미생물의 대사산물에서 발견되었다. *Strep-tomyces olivoreticulim*이 생산하는 peptide는 효소저해제로 발견되었으나, 그 후에 면역부활 활성을 갖고 있다는 것이 확인되어 제품화되고 있다.

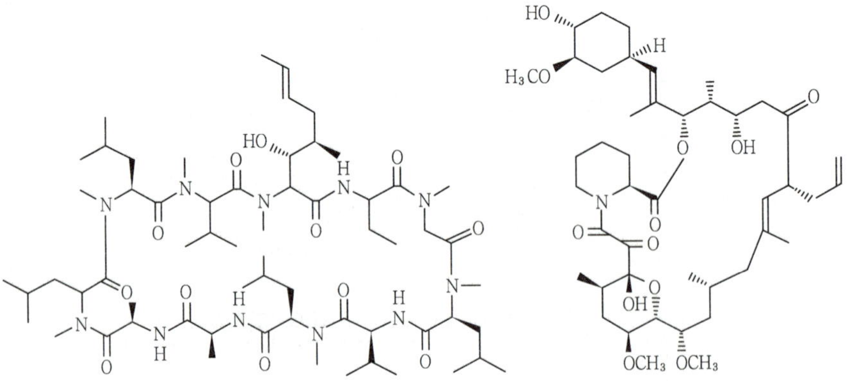

Cyclosporin A

FK 506

그림 13-8. 면역억세물질

면역억제물질은, 이미 과잉면역을 억제하는 경우 또는 장기를 이식할 때 사용되고 있다. 면역억제물질 cyclosporin A는 *Trichoderma polysporum*과 *Cylindrocarpon*의 대사산물로서, FK 506은 *Streptomyces tsukubaensis*의 대사산물로 발견되었다(그림 13-8).

5. 항종양성 물질

영지버섯의 담자균이 제암작용이 있다는 민간요법으로부터 착안하여 개발된 것이다. 그 결과 표고버섯, 에노기버섯의 식용균류를 비롯하여 많은 담자균의 열탕 물로 추출한 물질에 항암성이 있다는 것을 알게 되었다. 활성성분으로서 표고버섯 *Lentinus edodes*로부터 분리한 레티난은 분자량이 약 100만의 β-1,6 및 β-1,3 분자를 갖고 있는 β- 1,3-glucan이다.

*Schizophyllum commune*으로부터는 항종양성 다당 치소휘란을 얻었다.

제14 장

|미생물의 대사와 효소|

1. 미생물의 대사
2. 효 소
3. 효소작용의 조절

1. 미생물의 대사

미생물세포는 영양분을 외계로부터 섭취하여 생육하며 여러 종류의 기능을 한다. 그때 균체 내에서 행하는 물질의 화학적 변화를 대사(metabolism)라고 한다. 일반적으로 영양분은 균체 내에서 많은 효소(enzyme)의 작용에 의하여 분해작용(catabolism)을 받는다.

그때 생물학적 산화(biological oxidation)가 일어나며, 분해산물이 형성되면서 에너지가 생기고, 일부의 분해중간생성물은 그 에너지를 이용한 동화작용(anabolism)에 의하여 균체의 여러 성분으로 재합성된다. 그리고 일부의 분해생성물은 대사산물(metabolite)로서 균체 밖으로 배출된다.

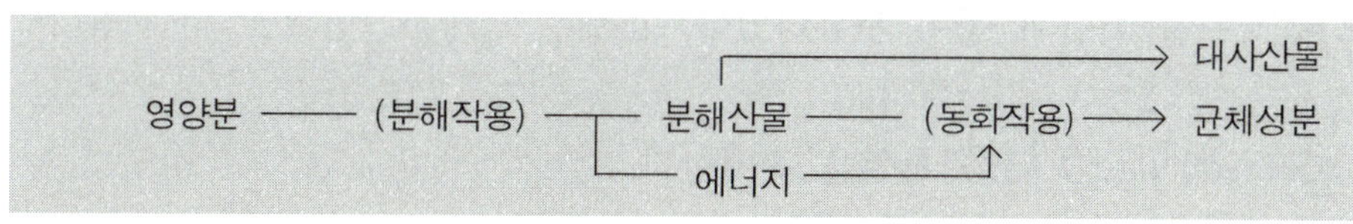

2. 효 소

효소는 단백질로서 생물학적 반응(biological reaction)을 촉매한다. 살아 있는 세포 안에서 일어나는 모든 반응은 대부분 효소에 의하여 촉매되어 일어난다. 만일 효소가 없다면 반응은 대단히 느리기 때문에 거의 일어나지 않는 것과 다름이 없다. 한 가지 효소는 한 가지 혹은 몇 가지 반응만을 촉매한다. 그렇기 때문에 세포 안에서 일어나는 수많은 반응을 위하여 세포 안에는 수많은 종류의 효소들이 들어 있으며, 이 모든 효소들은 특이성(specificity)을 가지고 있다.

효소는 화학적으로 ① 단백질만으로 된 것(단순단백질효소, simple protein enzyme)과, ② 단백질 외에 단백질 아닌 다른 물질이 결합된 것(복합단백질효소, complex protein enzyme)이 있다. complex protein enzyme에서 단백질이 아닌 부분(prosthetic group)을 조효소(coenzyme)라고 한다.

예를 들면, carboxylase 혹은 decarboxylase는 coenzyme인 thiamine pyrophosphate

가 특수한 단백질과 결합된 것이다. 이 효소에 있어서 단백질 부분을 apoenzyme이라 하고 apoenzyme과 coenzyme이 결합되어 있는 것을 holoenzyme이라고 한다.

1) 효소의 분류(classification)와 명명법(nomenclature)

효소의 명칭은 일반적으로 효소가 작용하는 기질(substrate)의 명칭 끝에 -ase를 붙인다. 예를 들면, 전분(starch, amylose)을 분해하는 효소의 명칭은 amylase, 지방(fat, lipid)을 분해하는 효소는 lipase, 단백질(protein)을 분해하는 효소는 protease라고 한다. amygdalin, ptyalin, pepsin, trypsin 등의 명칭은 이런 원칙이 있기 전에 지은 명칭이다.

효소의 분류(classification)는 oxidase, glucosidase, dehydrogenase, decarboxylase 등으로 한다. 1961년에 국제생화학회(International Union of Biochemistry, IUB)에서 합리적으로 효소를 다음과 같이 분류하였다. 효소는 크게 6그룹으로 나눈다.

① oxidoreductase : 산화-환원을 촉매한다.
② transferase : 어떤 기(원자단)를 전위시키는 반응을 촉매한다.
③ hydrolase : 가수분해반응을 촉매한다.
④ lyase : 어떤 기를 제거하여 이중결합을 남긴다. 혹은 그 역방향을 촉매한다.
⑤ isomerase : 이성체형성(isomerization)에 관계한다.
⑥ ligase(synthetase) : 고에너지결합(high energy bond)을 이용하여 두 분자를 결합시킨다.

효소가 세포 내에 있는 경우는 세포 내 효소(intracellular enzyme), 세포 외로 분비하는 것은 세포 외 효소(extracellular enzyme)라 부른다. 어떤 효소가 세포가 있는 환경조건에 관계없이 생성되는 경우는 그 효소를 구성효소(constitutive enzyme)라 하며, 그렇지 않고 효소의 기질 등의 존재하에서만이 유도적으로 생성되는 경우는 유도효소(induced enzyme, 적응효소, adaptive enzyme)라 한다.

2) 효소의 특이성(specificity)

효소는 기질에 대하여 고도의 특이성을 가지고 있어서 독특한 물질에만 작용한다.

예로서 galactokinase는 galactose에만 작용한다. 그러나 hexokinase는 glucose 외에 다른 hexose에도 작용한다. 이와 같이 효소의 특이성은 효소마다 다르다. maltase는 α-glucoside를 가수분해는 하여도 β-glucoside는 가수분해하지 못한다. 이와 같이 효소는 광학적인 특이성(optical specificity)도 가지고 있다.

3) 효소의 기질과의 결합

효소와 기질은 일반적으로 세 곳에서 결합하는 것으로 생각된다. 그렇기 때문에 대칭성(symmetric) 분자도 효소와 결합하면 비대칭성(asymmetric)이 되기도 한다.

TCA cycle에 있어서 citric acid는 대칭성 분자이지만 효소, aconitase는 비대칭성 분자와 같이 취급한다.

4) 효소의 작용메커니즘

효소는 기질과 복합체(enzyme-substrate complex)를 형성하며, 이때 효소는 기질과 활성중심(active center)에서 결합한다. 결합한 enzyme-substrate complex는 쉽게 반응을 하여 산물을 내고 효소에서 떨어진다.

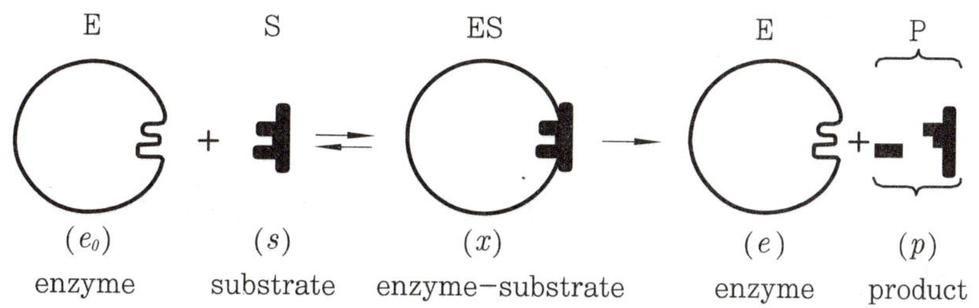

(e_0) : 효소의 전체량 (e) : 유리상태에 있는 효소의 농도
(s) : 기질농도 (x) : 효소와 기질의 복합체(ES)로서 결합된 효소량

enzyme + substrate $\rightleftharpoons$ enzyme-substrate-complex
enzyme-substrate-complex $\rightleftharpoons$ enzyme + products

그림 14-1. 효소반응의 모형

3-Phosphoglyceraldehyde dehydrogenase의 활성중심에는 HS기가 있고 이 HS기에 기질이 붙는 것으로 보고 있다.

5) 효소의 변성

효소단백질은 2차 혹은 3차구조가 달라지면, 즉 변성(denature)되면 생물학적 활성(biological activity)을 잃게 된다. 단백질의 변성은 고열, 강산, 강알칼리, 중금속 등에 의하여 일어나며 이들에 의하여 단백질의 약한 결합부위가 떨어지기 때문이다.

(1) pH

용액의 pH 변화는 효소와 기질의 하전상태를 변화시키며, 따라서 반응속도도 달라진다. 효소에 따라 반응의 최적 pH는 다르며, 일반적으로 pH 5.0~9.0에 최적 pH를 갖고 있다. 효소는 pH가 강산, 강알칼리, 즉 극단으로 가면 쉽게 변성한다.

효소와 기질은 서로 반대로 대전되었을 때 쉽게 접촉하여 반응한다. 만일 효소는 음성(E^-)으로 대전하고 기질은 양성(S^+)으로 대전하였다면

$$E^- + S^+ \rightarrow ES$$

pH를 낮추면 E^-는 전기를 잃게 된다.

$$E^- + H^+ \rightarrow E$$

이때에는 ES 복합체가 잘 형성되지 않아 반응은 느리게 된다. pH를 올리면 S^+는 전기를 잃게 된다.

$$S^+ \rightarrow S^+ + H^+$$

이때에도 ES 복합체는 잘 형성되지 않아 반응은 느리게 된다.

(2) 온 도

효소의 촉매작용은 온도기 올리가면 어느 범위까지는 증가하며, 온도 10℃ 증가(혹

은 감소)에 따라 변하는 반응속도를 Q_{10} 혹은 온도계수로 표시한다. 대략 온도가 1 0℃ 올라가면 반응속도는 배로 빨라진다(Q_{10}=2). 여러 온도에서 효소에 의한 반응속도를 그래프로 그리면 그림 14-2와 같이 최적온도(optimal temperature)가 있다. 최적온도를 넘으면 반응속도는 낮아지게 되며, 최적온도까지는 반응하는 분자의 운동에너지가 증가하기 때문에 반응속도가 빨라진다. 온도가 더 올라가면 효소가 변성되기 때문에 촉매작용이 약해진다.

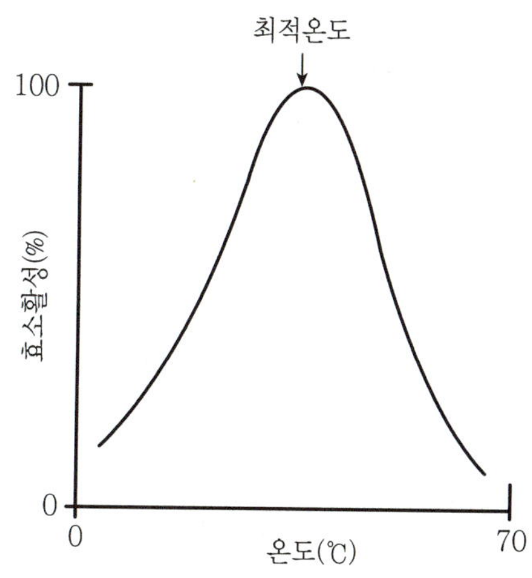

그림 14-2. 온도와 효소작용과의 관계

(3) 금속이온

많은 효소들은 어떤 특수한 금속이온(metal ion)을 필요로 한다. 이러한 효소에 요구되는 금속이온들은 Fe^{++}, Fe^{+++}, Cu^{+}, Cu^{++}, Mo^{++}, Mo^{+++}, Zn^{++}, Mn^{++}, Mg^{++}, Ca^{++}, K^{+} 등이 있다. carbonic anhydrase는 아연이온이 필요하고 아연이온을 제거하면 작용은 없어지며, 다른 이온들은 carbonic anhydrase를 활성화하지 못한다. 어떤 효소는 하나 이상의 금속에 의하여 활성화된다.

Enolase(2-phosphoglycerate → phosphoenolpyruvate)는 Mg^{++} 혹은 Mn^{++} 혹은 Zn^{++}이온에 의하여 활성화된다. 어떤 효소는 활성화되려면 두 가지 금속이온이 필요하다. 예로서 pyruvic acid phosphokinase는 Mg^{++}와 K^{+}이 필요하다.

표 14-1. 효소를 활성화하는 금속들

금속	효소들	금속	효소들
Mo	Xanthine oxidase	Zn	Carbonic anhydrase
	Nitrate reductase		Lactic dehydrogenase
Cu	Tyrosinase, Phenolase	Mg	Peptidase, Phosphatase
	Ascorbic acid oxidase		ATP enzymes
Fe	Cytochrome enzymes, Catalase,	Mn	Arginase, Phosphoglucomutase
	Peroxidase, Tryptophan oxidase		Dipetidases
Ca	Lecithinases A and C, Lipases	Co	Peptidase

(4) preenzyme(zymogen, 효소원)

어떤 단백질 효소는 효소전구체(precursor, preenzyme)로서 분비되며 이 효소전구체는 효소로서 작용을 하지 못하고 다음과 같이 활성화되어야 비로소 효소로서 작용을 하게 된다.

$$\text{pepsinogen} \xrightarrow[\text{pepsin}]{H^+} \text{pepsin}$$

$$\text{chymotrypsinogen} \xrightarrow{\text{trypsin}} \text{chymotrypsin}$$

$$\text{trypsinogen} \xrightarrow[\text{혹은 trypsin}]{\text{enterokinase}} \text{trypsin}$$

$$\text{procarboxypeptidase} \xrightarrow{\text{trypsin}} \text{carboxypeptidase}$$

pepsinogen과 trypsinogen은 각각 활성화된 pepsin과 trypsin에 의하여 활성화된다(자기촉매, autocatalyzation). preenzyme은 그 활성중심(active center)이 peptide에 의하여 가리워져 있다. 그리하여 활성화될 때에는 효소의 상당한 부분이 제거되기도 한다. pepsinogen(분자량 42,500)은 그 분자의 약 1/5을 잃어 활성 pepsin(분자량 34,000)이 되고, procarboxypeptidase(분자량 96,000)는 활성형 carboxypeptidase(분

자량 34,000)가 될 때 2/3 정도의 peptide를 잃는다. 그러나 trypsinogen은 여섯 개의 아미노산을 가지고 있는 peptide를 잃고 활성형 trypsin이 된다.

3. 효소작용의 조절

효소의 활성(activity)은 어떤 작은 분자에 의하여 가역적으로 증가하기도 하고 감소하기도 한다. 이런 작은 분자를 modifier라고 한다(positive 혹은 negative modifier). 대개 금속이온은 positive modifier이며, chelating agent인 EDTA(ethylene diamine tetraacetate)는 금속이온과 복합체를 이루어 효소작용을 감소시킨다. 유기물질로서 세포 안에는 정상적으로 효소작용을 조절하는 modifier가 있다.

1) 저해제(inhibitor, negative modifier)

효소저해제는 경쟁적 저해제(길항적 저해제, competitive inhibitor)와 비경쟁적 저해제(비길항적 저해제, noncompetitive inhibitor)로 나뉘는데 실제로 순수한 길항적 저해제와 비길항적 저해제는 많지 않다. 일반적으로 경쟁적 저해제(competitive inhibitor)는 효소의 활성중심(active center, active site, catalytic site, substrate binding site)에서 결합하고, 비경쟁적 저해제(noncompetitive inhibitor)는 allosteric site에서 결합한다. 길항적 저해제는 그 구조가 기질과 비슷하여 기질과 경쟁적으로 효소의 활성중심에 결합한다.

그리고 그 결합은 가역적이다. 예로서 malonate는 그 구조식이 succinate와 비슷하여 succinate dehydrogenase에 대하여 경쟁적으로 결합하여 succinate가 fumarate로 되는 것을 방해하며, sulfonamide는 p-aminobenzoic acid(PABA)와 그 구조식이 비슷하여 이 물질은 PABA의 방해자이다.

비길항적 저해제는 대부분 효소와 결합하여 비가역적인 물질이 되어 효소의 작용을 없애거나 약화시킨다. 효소·저해제 복합체(enzyme-inhibitor complex, EI)의 결합부위가 enzyme-substrate complex(ES)의 결합부위와 같으나 EI가 비가역적인 경우도 있다. 혹은 EI 결합부위(allosteric site)와 ES 결합부위가 다르나 EI 결합으로 인하여 효소의

구조에 변화를 일으켜 기질의 결합을 어렵게 하기도 한다(allosteric effect). 이때에
효소, 기질, 방해자 사이에는 다음과 같은 결합이 있을 수 있다.

$$E + S \rightleftharpoons ES \rightarrow E + P \ (P : product)$$
$$E + I \rightleftharpoons EI$$
$$ES + I \rightleftharpoons ESI$$
$$EI + S \rightleftharpoons ESI$$

Cytidine triphosphate(CTP)는 aspartate transcarbamoylase의 저해자이다. CTP는
이 효소의 allosteric site에 결합한다. aspartate의 농도가 낮을 때 CTP는 상당히 강하
게 효소작용을 방해한다. 그러나 aspartate 농도를 점차 올리면 CTP의 방해작용은 약
해진다. 이것은 CTP가 aspartate를 경쟁적으로 방해하기 때문은 아니다.

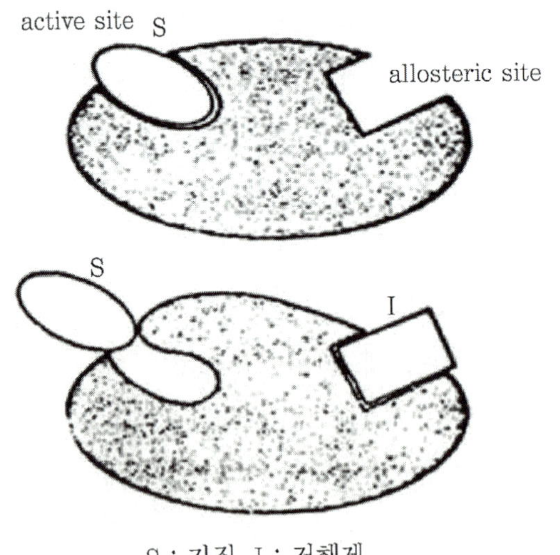

Aspartate 농도가 낮을 때는 CTP가 효소의 allosteric site에 결합하여 활성중심의 모
양을 변형시켜 aspartate가 활성중심에 결합하는 것을 방해한다. 그러나 aspartate 농

도가 높아지면 aspartate가 활성중심에 먼저 결합하여 allosteric site의 모양을 변형시킨다. 그리하여 CTP가 결합하는 것을 방해한다. 이리하여 CTP는 aspartate가 효소와 결합하는 것을 방해하지 못한다.

표 14-2. Allosteric site에 작용하는 몇 가지 물질

Enzyme	Substrate	Activator	Inhibitor
L-Threonine deaminase	L-Threonine	L-Valine	L-Isoleucine
Aspartate transcarbamylase	Aspartate, Carbomyl-P	ATP	CTP
Phosphofructokinase	Fructose-6-P, ATP	3′,5′-AMP, 5′-AMP	ATP
Glutamate dehydrogenase	Glutamate	ADP, Leucine, Methionine	ATP, GTP, NADH, estrogen, Tyrosine
Deoxycytidylate deaminase	Deoxycytidylate	dCTP	dTTP
Deoxythymidylate kinase	Deoxythymidine, ATP, or GTP	dCDP	dTTP

Aspartate transcarbamoylase는 여섯 개의 subunit(여섯 개의 polypeptide)로 되어 있다. 두 개는 catalytic subunit이고, 네 개는 allosteric site가 있는 regulatory subunit이다. CTP에 의하여 방해를 받는 이 효소를 적당히 처리하면 catalytic subunit와 regulatory subunit로 분리된다.

이때 catalytic subunit는 CTP의 방해를 받지 않고 여전히 촉매작용을 한다. 이처럼 allosteric effect에 의하여 효소작용이 방해가 되기도 하지만 allosteric effect가 효소작용을 활성화하기도 한다. 이때에는 activator가 allosteric site에 결합하여 기질(substrate) 결합을 더 쉽게 하기 때문이다.

2) 효소의 반응속도

반응속도를 지배하는 인자의 성질에 따라 다음과 같이 네 종류로 나눈다.

① 속도식을 정하고, 속도파라미터를 결정할 것.

기질농도, 효소농도 및 여러 첨가물(조효소, 저해제, 활성제 등)의 농도에 따라 속도가 어떻게 변하는가를 조사하여 이것을 설명하는 데 필요한 반응모델을 설정하고 속도식을 유도한다. 이것에 실험결과를 이용하여 속도식에 함유된 속도파라미터(Michaelis 상수, K_m, 최대속도 V, 저해물질상수 K_i 등)의 값을 결정한다.

② 속도파라미터에 미치는 반응환경(온도, pH, 용매, 압력 등)의 영향을 조사할 것.

이것에 의하여 반응의 열역학적 여러 양, 정전기적 성질 및 효소의 활성해리기의 종류와 역할 등의 정보를 얻을 수 있다.

③ 속도파라미터에 미치는 기질, 저해제 등의 분자구조의 영향을 조사할 것.

분자구조가 약간씩 다른 기질과 경쟁해제에 대하여 속도파라미터를 비교 검토함으로써 이 효소와 결합하는 방법, 효소의 활성표면의 구조, 반응메커니즘에 대한 유용한 정보를 얻을 수 있다.

④ 속도파라미터에 미치는 효소의 분자구조의 영향을 조사할 것.

효소를 화학적 또는 물리적으로 수식함으로써 속도파라미터가 어떻게 변하느냐를 조사하여 효소의 활성에 필요한 관능기와 분자구조를 추정한다.

위에 기술한 ②, ③, ④의 방법은 속도파라미터를 지배하는 3좌표계라 생각할 수 있으므로 이들을 적당히 합쳐서 생각하면 새로운 정보를 얻을 수 있다. 예를 들면, 구조가 다른 기질에 온도, pH의 영향을 조사함으로써 반응의 열역학량에 기질구조의 차이가 어떻게 반영되는가, 또는 효소의 활성해리기의 작용이 어떻게 다른가를 알 수 있다. 순수한 효소를 얻었을 때 속도론적 방법을 적용하고 어떠한 방법으로 어떠한 정보를 얻을 수 있는지 설명하려고 한다.

(1) 속도식과 속도파라미터 : Michaelis-Menten의 취급

Michaelis와 Menten은 효모의 invertase에 의한 sucrose의 가수분해반응의 속도를 여러 효소농도 및 기질농도에 대하여 측정하여 다음과 같은 결과를 얻었다.

① 일정한 기질농도에서 속도는 효소농도에 비례한다.

② 일정한 효소농도에 기질의 농도를 점차로 증가시키면 그것이 낮은 농도에서는 속도는 기질농도에 비례하나, 높이면 포화되고 어떤 일성한 값에 날한나(그림 14-4).

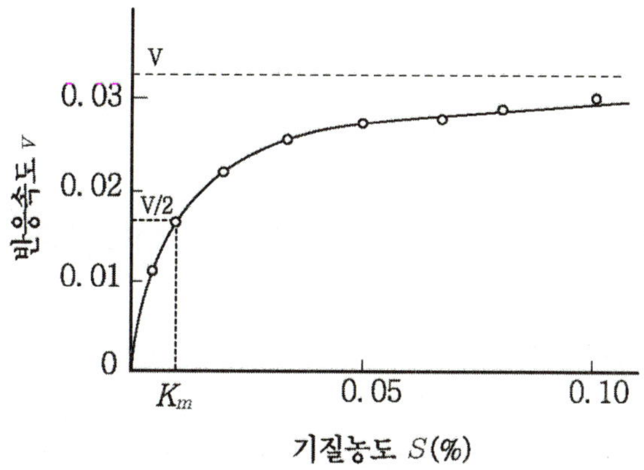

그림 14-4. 반응속도와 기질농도의 관계

이 결과로부터 그들은 기질 S와 효소 E와의 중간복합체(ES)를 만들고, 이것이 분해하여 생성물 P를 만들고 효소를 재생하는 2단계의 반응메커니즘을 생각하였다.

$$\underset{e}{E} + \underset{s}{S} \xrightleftharpoons[k_{-1}]{k_{+1}} \underset{x}{ES} \tag{1}$$

$$\underset{x}{ES} \xrightarrow{k_{+2}} \underset{e}{E} + \underset{p}{P} \tag{2}$$

즉 E와 S와의 평형이 빨리 달성되며, P의 생성속도 dp/dt 는 중간복합체 ES의 분해속도에 의하여 결정된다. 유리효소, 기질, ES 및 생성물의 농도를 각각 e, s, x 및 p로 나타낸다. 식(1)의 평형에 대하여

$$\frac{[E][S]}{[ES]} = \frac{e \cdot s}{x} = \frac{k_{-1}}{k_{+1}} = K_m \tag{3}$$

로 쓸 수 있으나 이용한 효소의 일부는 결합하여 E·S로 되어 있으므로 전체 효소농도를 e_0라 하면 $e=e_0-x$이다. 기질에 있어서도 같으나 일반적으로 S의 농도는 e_0에 비하여 압도적으로 크므로 효소와 결합한 몫은 무시하여도 좋다. 그러므로 식(3)은

$$\frac{(e_0 - x)s}{x} = K_m \tag{4}$$

이것을 x로 풀면

$$x = \frac{e_0 s}{K_m + s} \tag{5}$$

이 된다. 한편 생성물이 생성되는 속도 $v(dp/dt = -ds/dt)$는 ES의 분해속도와 같으므로

$$v = k_{+2}x = \frac{k_{+2}e_0 s}{K_m + s} \tag{6}$$

이 된다. 이 식을 Michaelis-Menten식이라 한다. 효소반응에서는 속도로서 초기속도 (반응개시 직후의 속도)를 얻는다. 이 경우 s는 이것에 대응하는 기질의 초기의 농도를 나타내게 된다. v는 일정한 s에 대하여는 효소농도 e_0에 비례하고 또 일정한 e_0에 대해서는 $K_m \gg s$가 성립하는 낮은 기질농도 범위에서는

$$v = \frac{k_{+2}e_0}{K_m} \cdot s \tag{7}$$

로 되어 기질농도 s에 관하여 1차가 되고, 또 반대로 $K_m \ll s$와 같은 높은 기질농도 범위에서는 효소는 거의 대부분이 ES로 되어 있고($x = e_0$) 속도는 기질농도에 관계없이 일정치 $k_{+2}e_0$에 가까워진다.

$$v = k_{+2}e_0 \equiv V \tag{8}$$

이 V를 그 효소농도에서 도달할 수 있는 최대의 속도라 하는 의미로 최대속도(maximum velocity)라 한다. 이것에 대하여 K_m을 Michaelis 상수라 부른다. 이러한 취급은 식(3)으로 나타낸 것과 같이 K_m은 ES 복합체의 해리상수를 나타낸다. 그림 14-4에는 속도 v의 기질농도 s에 의한 변화의 한 예를 나타냈다. 효소반응이 ES 복합체라는 중간 복합체를 경유하여 일어나는 Michaelis 등의 속도론으로부터 생각한 것을 Chance에 의하여 peroxidase 반응에 대하여 분광학적으로 ES 복합체가 있다는 것이 증명되었다.

(2) ES 복합체의 정상상태와 Briggs-Haldane의 취급

Michaelis 등의 취급에서는 E+S⇌ES라는 평형을 생각하여 속도식을 얻었다. 그러

나 실제는 ES→E+P라는 반응이 일어나기 때문에 진정한 의미의 평형이라 할 수 없다. Briggs와 Haldane은 ES복합체의 농도의 시간적 변화가 기질의 그것에 비하여 매우 적은 것을 이용하여 ES의 정상상태를 기본으로 하여 속도식을 얻었다. 여기서 정상상태에 대하여 약간 설명한다. 기질용액과 효소용액을 빨리 혼합한 순간으로부터 ES 복합체의 농도의 시간적 변화를 그림으로 나타내면 그림 14-5와 같이 된다.

곡선 a는 기질농도가 효소농도와 같은 정도의 경우로 먼저 ES가 생성되어 그것이 분해하면서 동시에 생성물을 만들어 반응이 끝난다(생성물의 시간적 변화는 이 곡선을 적분하여 k_{+2}를 곱한 형태가 된다). 곡선 b는 효소에 대하여 매우 과량의 기질을 가한 경우이며 ES가 분해되어 생성물이 생긴 다음부터 과량의 S가 또 ES를 만들고 그 농도는 반응의 말기($s \simeq e_0$)까지 거의 일정하게 유지된다고 생각할 수 있다.

곡선 b의 ES 농도의 변화가 없는 부분을 ES의 정상상태(steady state, stationary state)라 한다. 곡선 a의 경우에는 정상상태가 존재하지 않는다(비정상상태). 또 혼합된 순간으로부터 정상상태로 될 때까지의 짧은 기간을 전정상상태(presteady state)라 하고, 일반적으로 0.1초 이하의 매우 짧은 시간이다.

전정상상태 또는 곡선 a와 같은 비정상상태의 속도론은 신속반응의 관찰에 적합한 특수한 장치를 이용하여 행한다. 반응메커니즘을 해명하는 데 유력한 방법이나 일반적인 것이 아니므로 생략하기로 한다.

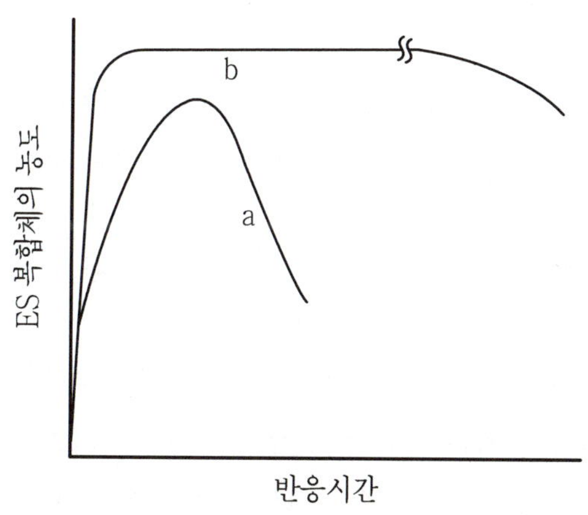

그림 14-5. ES 복합체의 농도의 시간적 변화

식(1) 및 (2)로부터 ES 농도 x의 경시적 변화는

$$dx/dt = k_{+1}e \cdot s - (k_{-1} + k_{+2})x \qquad (9)$$

라 할 수 있으나, 그림 14-5의 곡선 b와 같은 정상상태에서는 $s \gg e_0$일 경우에 한하여 $dx/dt \ll$로 $-ds/dt = k_{+2}x$, 즉 ES 농도의 시간적 변화는 식(9)의 오른편의 최후의 항 $k_{+2}x$에 비하여 무시할 수 있으므로 이것을 0으로 두고(효소와 관계하는 중간복합체, 이 경우는 ES 농도의 시간적 변화의 식을 구하고, 이것을 0으로 두는 것이 정상상태 방법의 요점이다.)

$$dx/dt = k_{+1}e \cdot s - (k_{-1} + k_{+2})x = k_{+1}(e_0 - x)s - (k_{-1} + k_{+2})x = 0 \quad (10)$$

$$x(k_{+1}s + k_{-1} + k_{+2}) = k_{+1}e_0 s$$

$$x = \frac{k_{+1}e_0 s}{k_{+1}s + k_{-1} + k_{+2}} = \frac{e_0 s}{s + \dfrac{k_{-1} + k_{+2}}{k_{+1}}} \qquad (11)$$

$$= \frac{e_0 s}{s + K_m}$$

식(11)을 $v = k_{+2}x$에 대입함으로써

$$v = \frac{k_{+2}e_0 \cdot s}{K_m + s} = \frac{V \cdot s}{K_m + s} \qquad (12)$$

을 얻는다. 이 식은 Michaelis-Menten 식(6)과 같은 형태이나, K_m은 Michaelis 등이 취급한 경우와 달리 단순한 ES 복합체의 해리상수가 아니라

$$K_m = \frac{k_{-1} + k_{+2}}{k_{+1}} \qquad (13)$$

는 것에 주의하여야 한다($V = k_{+2}e_0$이라는 것은 변화가 없다). 이 중 극단적인 경우의 예로서 $k_{-1} \gg k_{+2}$이라면 $K_m = k_{-1}/k_{+1}$이 되며 Michaelis 등의 식에 일치하고, ES의 해리상수를 나타나게 되며, 이때에 $K_s = k_{-1}/k_{+1}$로 정의되는 기질상수(substrate constant)와 일치한다. 이와 반대로 $k_{+2} \gg k_{-1}$이면 $K_m = k_{+2}/k_{+1}$로 되고, ES의 생성

과 분해(생성물의 생성)과정에 대응하는 두 개의 속도상수의 비가 된다. K_m의 내용은 여러 인자의 영향을 해석하는 경우 문제가 된다. k_{-1}과 k_{+2}의 상대치를 정확히 결정하는 것은 일반적으로 곤란하나, 이것을 판정하는 수단은 여러 면으로 생각할 수 있다. 실제로 $k_{-1} \gg k_{+2}$, 즉 K_m과 K_s이라고 생각하여도 좋을 경우가 많다.

Michaelis의 메커니즘을 나타내는 식(1) 및 (2)에서는 (i) E+S⇌ES를 평형으로 보고 취급하는 방법(Michaelis Menten)과 (ii) ES 복합체의 정상상태로부터 유도되는 방법(Briggs-Haldane)의 두 가지가 있으나, 전자는 후자의 특수한 경우($k_{-1} \gg k_{+2}$)로 생각할 수 있다. 속도식을 유도하는 두 가지 방법은 가장 기본적인 것이므로 잘 알아 두어야 한다.

(3) 속도를 구하는 방법

일정한 효소농도의 기질의 처음농도 s를 바꾸어 초기속도를 측정함으로써 식(12)에 따라 Michaelis 상수 K_m 및 최대속도 V를 구할 수 있다. 여기에는 일반적으로 식(12)를 변형한 직선 plot식을 이용하는 것이 편리하다. 여기에는 세 종류가 있고 각각 특색이 있으므로 경우에 따라 적당한 선을 선택하면 좋다. K_m과 V의 값은 이들 plot의 경사가 가로축 또는 세로축에 교차되는 점으로부터 얻을 수 있다.

① Lineweaver-Burk plot(1/v ~ 1/s)

$$\frac{1}{v} = \frac{1}{V} + \frac{K_m}{V} \cdot \frac{1}{s} \tag{14}$$

가장 잘 이용되는 식이며 s가 낮은 곳에서 v의 측정치는 일반적으로 오차가 크나, 이 plot에서는 거기에 하중이 걸리므로 최소자승법에는 적합하지 않다. 단 기질에 의한 저해작용이 있을 경우(s가 크므로 $1/v$이 직선에서 떨어져 크게 된다) s가 낮은 범위에서 v가 신뢰되므로 이 plot가 적합하다.

② Hofstee plot(s/v ~ s)

$$\frac{s}{v} = \frac{K_m}{V} + \frac{s}{V} \tag{15}$$

v의 오차율이 적은 s가 큰 범위에서 s/v의 값에 하중이 걸리므로 최소자승법에 적합하다. 그러나 기질에 의하여 저해되는 경우는 적당치 않다.

③ Eadie plot(v~v/s)

$$v = V - K_m \left(\frac{v}{s} \right) \tag{16}$$

매우 폭이 넓은 s의 범위의 결과도 그림 중에 포함되지만 일반적인 최소자승법에는 적당치 않다.

이들의 세 종류 plot한 실례를 그림 14-6에 나타난다.

(4) 저해제

어떠한 물질은 효소활성을 잃지 않고, 효소의 어떤 특정한 부분에 결합하여 반응속도가 저하되는 것으로 알려져 있다. 이러한 물질을 그 효소의 저해제(inhibitor)라 한다.

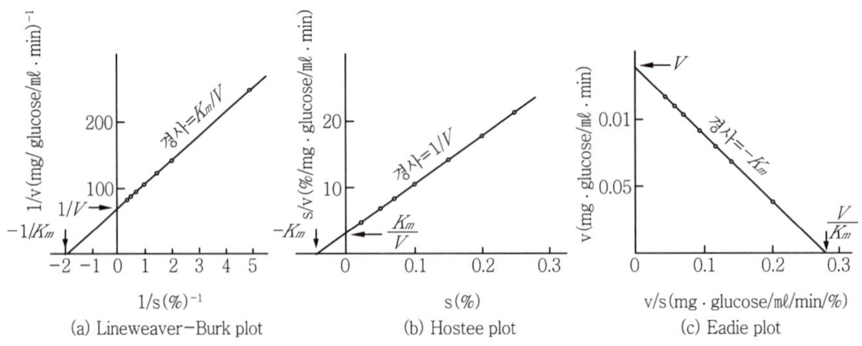

그림 14-6. K_m 및 V를 구하는 방법

앞서 설명한 바와 같이 저해제에는 경쟁적 저해제와 비경쟁적 저해제 두 종류가 있으며 경쟁적 저해제의 경우는 효소와 기질 결합부위에의 결합에 경쟁적으로 저해하므로 K_m값을 증가시켜 효소의 반응속도를 저하시키며 비경쟁적 저해제의 경우는 기질 결합부위 이외의 allosteric site에 결합하기 때문에 K_m값에 변화는 주지 않고 최대속도 V를 감소시키는 기작에 의해 효소의 반응속도를 감소시키게 된다.

제15 장

|미생물 효소의 생산과 이용|

효소는 세포에 의하여 생산되므로 생산원료는 동식물체로부터 추출하거나 미생물을 배양한 것으로부터 얻을 수밖에 없다. 동식물체로 추출하는 것은 지역적 또는 계절적으로 한정되어 양산하는 데 어려운 점이 많으나, 효소의 종류와 목적에 따라 유리한 점이 있다. 특히 인체에 주사하는 효소의 경우는 면역학적인 것을 고려하면 포유동물을 재원으로 하는 것이 안전하다. 반면 미생물은 배양하여 제조할 경우는 대량 생산할 수 있다는 장점이 있다.

1. 미생물의 대사와 효소

1) 미생물에 의한 효소의 생산

목적하는 우수한 성질이 있는 효소를 생산하는 균주를 분리(screening)하는 것이 가장 중요하다. 이것을 위해서는 분석법이 확립되어야 하고 정확·간편·신속하게 자동 분석이 가능한 방법을 개발할 필요가 있다. 그리고 분리한 균주의 효소의 생산 능력을 높이고 그 성능을 유지하는 방법이다. 이에 관한 균주를 개량하는 방법에는 변이유기제(mutagen)를 사용하는 변이(mutation)법이 있고 그 외에 최근 급격히 발전하고 있는 유전공학적인 방법을 활용할 수 있다.

미생물이 자연계에 번식되고 있는 곳은 주로 죽은 동식물 또는 식품의 폐기물 등이고, 미생물은 죽은 동식물체에 붙어서 증식하고 있다. 그리고 토양에 존재하는 미생물은 목적에 따라 자연계에서 직접 분리한다.

효소의 제조방법을 그림 15-1에 나타냈다. 배양법에는 밀기울 또는 콩류의 분쇄물을 배지로 하여 배양하는 고체배양법이 있다. 이 방법은 일반적으로 표면배양하는 경우가 많다. 미생물의 종류와 목적하는 효소에 따라 배지 중의 영양분과 수분, pH, 요구산소량, 온도 등의 조건이 다르므로 목적하는 효소의 생산에 적합한 배지와 환경을 선택해야 한다. 그리고 발효장치(fermentor)를 이용하여 액체배지에서 통기발효를 하는 심부배양법이 있다. 이 방법은 고체배양법과 달리 배지 중의 영양분과 생육환경을 쉽게 조절할 수 있는 장점이 있다. 특정한 목적의 효소만을 생산하고 다른 불필요한 효소의 생산을 억제하고자 할 경우, 배지와 배양조건을 조절해야 한다. 이러한 조절은 고체배양법으로 할 경우는 어려움이 있으나 심부배양법으로 할 경우는 가능하다.

고체배양법
[밀기울 분쇄곡류] → [물 뿌림] → [흡수] → [멸균] → [냉각] → [생산균 접종] → [배양]
→ [분리] → [효소액]

심부배양법
[액체배지] → [멸균] → [냉각] → [생산균 접종] → [배양] → [분리] → [균체 외 효소액] → [균체]
[균체] → [균체 파쇄, 용균] → [분리] → [균체 내 효소액]

정제와 제품
[효소의 효소액] → [한외분리, 침전] → [농축효소액제품] → [건조] → [분쇄] → [분말제품]
[효소액] → [정제] → [농축, 침전, 진공건조] → [분쇄] → [분말정제효소]

그림 15-1. 효소의 제조공정

배양한 다음에 효소를 분리하여 효소액을 생산하고, 목적하는 효소의 제품에 따라 침전, 여과, 원심분리, chromatograhy(ion exchange chromatography, gel chromatography, affinity chromatography 등), 농축, 건조, 분쇄 등을 선정하여 정제하는 공정이 있다.

배양액으로부터 생산된 효소를 정제 생산하는 과정에서 효소 활성이 저하되는 경우가 있으므로 변성 방지에 유념하여야 하고, 저온과 안정한 pH에서 가능한 신속하게 조작한다. 불필요한 protease가 혼입되어 목적하는 효소를 분해하는 경우가 있으므로 protease inhibitor를 사용하는 것도 효과가 있다.

생산된 효소에는 균체 내에 축적되는 균체 내 효소와 균체의 밖으로 분비되는 균체 외 효소가 있다. 일반적으로 가수분해효소는 균체 외에 생산되는 경우가 많으므로, 배양액으로부터 균체와 고형분을 제거한 후 색 또는 냄새, 불필요한 단백질의 불순물을 제거할 필요가 있다. 여기서 얻어진 효소를 농축하는 방법은 한외여과법과 유기용매침전법, 염석법이 있다. 현재 효소의 농축을 위하여 일반적으로 사용되는 한외여과법은 저분자물질을 제거하는 효과만 있다. 알코올 또는 isopropanol 등의 유기용매를 사용하는 유기용매침전법은 단백질(효소)과 다당류의 분리에는 효과가 적으며 유기용매에 의하여 침전되어 분리된 무기염의 힘량이 많을 경우는 효소의 변성을 일으킬 수 있다.

수용성 염기염(황산암모늄, 식염 등)을 가하여 효소를 침전시키는 염석법은 효소의 변성을 최소화하여 농축할 수 있는 방법으로서 공장에서 사용해 왔다. 현재는 한외여과법으로 여과한 효소를 활용하여 탈염한 다음 필요하다면 다시 이온교환수지 등으로 정제 농축한다.

균체 내의 효소를 목적으로 할 경우는 세포를 파괴하여야만 한다. *Bacillus* 등과 같이 lysozyme에 감수성인 세균은 EDTA 등을 가하여 2가이온을 불활성화시키고, 약알칼리에서 lysozyme을 작용시키면 쉽게 용균된다. 최근 여러 종류의 미생물 용균효소가 발견되고 있다. 효모의 carboxypeptidase와 같이 세포벽에 결합하여 안전하게 존재하는 효소를 분리하는 경우는 자기소화를 일으키고 경우에 따라서는 효소의 감소, 변성이 일어날 수 있다. 따라서 균체 내 효소의 분리는 효모의 자기소화에서 출발하는 것보다 물리적 처리에 의한 효모의 파쇄액으로부터 출발하는 것이 보다 좋은 수율을 기대할 수 있다.

그러나 자기소화액 또는 세포파쇄액으로부터 효소를 분리하는 것은 용이하지 않다. 세포 내 효소일지라도 효소에 따라 특정된 세포의 소체에 한정된 장소에 있다. *Candida utilis*는 적은 양의 요산을 첨가하면 요산분해계효소(urate oxidase, uricase)를 유도 생산하여 3시간 정도에서 최대 활성을 나타낸다. 요산계산화효소는 요산으로부터 아란토인을 생성하나, 이 효소는 균체 내에 한정된 부분에 존재하는 효소로 세포가 파괴하지 않도록 효모를 식염수에 침적한 다음에 물로 투석하면, 요소산화효소는 균체로부터 분리되어 투석액 내로 이동된다. 이 방법은 효모를 초음파파쇄법 또는 동결융해법으로 처리한 것보다 높은 수율과 높은 순도로 요소산화효소를 효모로부터 용출할 수 있다.

2. 효소의 제품과 저장

농축한 효소는 액상제품과 분말제품이 있다. 액상제품은 경제적인 면에서 유리하나, 일반 효소는 수용액 상태에서 불안전하다. 이것은 단백질의 변성 또는 잡균의 오염에 의한 부패가 일어나기 때문이다. 그러므로 농축한 효소액에 솔비톨, 알코올, 당류, 글리세린, 식염 등의 친수성

물질을 가하여 수분활성도를 저하시키는 원리로 효소의 변성과 오염을 방지하고 있다. 분말제품의 제조에는 동결진공건조법 또는 저온분무건조법(low temperature spray dry method)을 사용한다. 동결진공건조법으로 생산한 효소는 활성과 용해면에서 유리하나 생산원가가 높다. 한편 저온분무건조법으로는 효소의 변성을 일으킬 가능성이 있고, 효소의 용해성은 동결진공건조한 효소보다 우수하지 않다.

3. 효소의 이용과 전망

미생물이 생산하는 효소의 종류는 많으나 현재 산업적으로 이용되고 있는 것은 그렇게 많지 않다. 표 15-1에 중요한 미생물이 생산하는 효소와 용도에 관해 나타냈다. 그 중에서 중요한 효소는 amylase, protease, cellulase 등의 가수분해효소이고, 이들 효소는 전분가공, 식품가공, 양조용, 사료첨가용, 세제용, 섬유가공, 피혁가공, 폐수처리 등 여러 방면에 이용되고 있다.

의료분야에 이용되고 있는 효소는 표 15-2에 나타낸 것과 같이 진단용과 치료용으로 크게 나눈다. 진단용효소는 효소의 기질 특이성을 잘 이용한 효소로서 산화환원효소, 전이효소, 가수분해효소 등이 사용되고 있으며, 이들 효소는 단독 또는 여러 개를 혼합하여 사용하고 있고 장래 발전성이 많다. 한편 치료용으로 이용되고 있는 효소는 소화제, 소염제 등이고, 후자는 최근 급속히 수요가 증가하고 있다. 그 외에 혈액응고 방지제(urokinase), 지혈제(thrombin), 충치예방제(dextranase), 고혈압증의 치료제(kallikrein)와 백혈병의 치료제(asparaginase) 등이 있다. 치료용으로서도 크게 기대되고 있는 효소제는 항원항체반응에 문제점이 있어 이를 해결해야 한다.

그 외에 에너지자원의 개발, 공해문제 등의 해결에도 이용되고 있다. 그리고 화학합성만으로 쉽게 만들 수 없던 복잡한 반응으로 생성되는 유기화합물을 미생물의 효소를 이용하여 단순하게 합성할 수 있다는 점이 주목된다. 또한 유전자조작에 이용되고 있는 제한효소와 ligase 등은 유전자공학 연구에 공헌하고 있으며, 그 수요도 증가하고 있다. 한편에서는 효소 또는 균체를 고정화하는 기술이 발달하여 분석, 합성공정, 연료전지, 의료방면에까지 사용하기 시작하였다.

표 15-1. 미생물의 효소

효 소	반 응	생산미생물	용 도	비 고
α-Amylase	전분의 α-1,4 결합을 임의점에서 분해	*Bacillus subtilis, Bacillus amyloliquefaciens, Aspergillus oryzae, Aspergillus niger* 등	호발제. 전분액화, 식품가공, 양조용 등	
β-Amylase	전분의 α-1,4 결합을 비환원 말단으로부터 maltose 단위로 절단하여 maltose 생성	*Bacillus cereus, Bacillus polymyxa* 등	Maltose의 제조	
Glucoamylase	비환원 말단으로부터 α-1,4 결합 또는 α-1,6 결합을 절단하여 B-glucose 생성	*Rhizopus delemar* 등	Glucose의 제조, 전분 당화	제국법
Cellulase	Cellulose β-1,4 결합을 가수분해하여 celloorigo 당과 cellobiose 생성	*Trichoderma viride, Irpex lacteus, Aspergillus* 등	식품가공, 사료첨가제, 발효공업용, 과즙혼탁 방지, 의약	Trichoderma, Asp… 제국법 Irpex… 액체배양
Invertase	Sucrose→Glucose+Fructose	*Saccharomyces cerevisiae*	전화당의 제조	β-Fructofranosidase
Glucose isomerase	D-Glucose→D-Fructose	*Streptomyces, Bacillus megaterium, Lactobacillus brevis* 등	Fructose의 제조	균체 내 효소, xylose로 유도
Glucooxidase	Glucose→Glucono-(δ)-lactone	*Aspergillus niger, Penicillium amagasakiensis* 등	식품 중의 탈산소, 탈glucose	
Protease	단백질의 peptide 결합 가수분해	*Aspergillus oryzae, Aspergillus niger, Aspergillus niveus, Bacillus subtilis, Streptomyces griseus, Serratia* 등	양조용, 피혁제조, 세제용, 수산가공, 소화제, 의약용, 육연화, 사료 첨가제, 화장품 첨가제	Endopeptidase Exopeptidase Serine protease Metal protease Thiol protease Carboxylprotease
응유효소	응유	*Mucor pusillus, Endothia* 등	Rennet의 대치	고체배양
Pectinase	Pectin의 분해	*Coniothyrium diplodiella Aspergillus niger Sclerotina libertiana* 등	과즙, 과실주의 청등화, 식물섬유의 정련	고체배양 Protopectinase Pectinesterase Polygalacturonase
Lipase	유지 → glycerol + 지방산	*Candida cylindracea Candida paralipolytica Rhizopus oryzae Aspergillus niger*	소화제, 세제, 식품가공	
Naringinase	Naringine 당 부분 분해	*Aspergillus niger*	밀감의 쓴맛제거	
Hesperidinase	Hesperidin 당 부분 분해	*Aspergillus niger*	밀감의 과즙, 통조림의 침전 제거	
Catalase	$H_2O_2 + H_2O_2 \rightarrow O_2 + 2H_2O$	*Aspergillus*	식품가공	
Asparaginase	Asparagine → Aspartate + NH_3	*Escherichia coli Serratia marcescens* 등	의약(백혈병치료)	
Tannase	Tannic acid의 결합. 가수분해	*Aspergillus niger Aspergillus flavus* 등	맥주의 청징화	
Penicillinase	Penicillin→Penicilloic acid	*Bacillus cereus Bacillus subtilis* 등	잔류 penicilln의 제거	

	효 소	작 용	생산하는 것
진단용	Cholestol oxidase	Cholestol 측정	*Brevibacterium sterolium*
	Glucose oxidase	Glucose 측정	*Aspergillus niger*
	Choline oxidase	Choline 측정	*Arthrobacter globiformis, fungi,*
	요산 oxidase	요산 측정	*Aspergillus, Brevibacterium album* yeast, *Streptomyces,* (포유류 장기)
	Peroxidase	H_2O_2 측정	(식물)
	Alcohol dehydrogenase	Ethanol 측정	*Saccharomyces cerevisiae*
	Glucose dehydrogenase	Glucose	*Gluconobacter suboxydans*
	Glutamate dehydrogenase	Ammonia 측정	*Candida utilis*
	Lactate dehydrogenase	Pyruvic acid 측정	*Lactobacillus, Saccharomyces cerevisiae*(측정심근, 토끼근육)
	Cholestol esterase	Cholestolester	*Pseudomonas fluorescens*
	Phospholipase D	Phospholipid	*Streptomyces hachijoensis* *Micromonospora chalcea*
	Uricase	요산	*Candida utilis*
치료용	Amylase	소화제, 소염제	*Bacillus subtilis, Asp. niger* 등 *Asp. oryzae*
	Protease	소화제, 소염제	*B. subtilis, Asp.oryzae, Asp. saitoi, Serratia, Clostridium histolyticum,* (소, 돼지),(Pappaia)
	Lipase	소화제	*Asp. niger, Rhizopus oryzse, Candida paralipolytica*
	Cellulase	소화제	*Trichoderma viride, Irpex lacteus, Asp. niger*
		소염제, 약물흡수의 촉진	*Staphylococcus, Clostridium, Pneumococcus,* 소의 영환, *Streptomyces,*
	Streptokinase	소염제	*Streptococcus haemolyticus*
	Urokinase	응고혈액의 용해	(성인남자의 요)
	Cytochrome C	순환기계 장해	(소, 돼지의 심근)
	Asparaginase	백혈병	*Escherichia coli*
	Penicillinase	Penicillin에 과감수성	*B. subtilis,* *B. cereus*
	Thrombin	지 혈	(혈청)
	Plasmin	혈전성정맥염	(혈청)
	Kallikrein	고혈압증	(혈청)

4. 효소의 산업적 이용

1) amylase

전분은 glucose가 α-1,4 결합과 α-1,6 결합으로 연결된 polysaccharide이고 amylase

로 가수분해하여 당을 만들어 식품공업에서 감미료로 사용하고 있고 발효공업에 사하는 배지 중의 탄소원으로 이용한다.

전분당화공정(starch saccharification process)에 사용하는 중요한 효소로 α-amylase, β-amylase, glucoamylase, glucose isomerase, pullulanase, isoamylase 등이 있다. 전분을 α-amylase로 처음 α-1,4 결합을 무작위적으로 가수분해하면 저분자의 polymer인 dextrin으로 전환되면서 점도가 급격하게 저하된다. *Bacillus*의 α-amylase는 열안정성이 높고 강력한 전분액화작용을 갖고 있어 풀빼기제, 전분액화, 전분가공, 물엿의 제조 또는 양조용 등에 널리 사용되고 있다. *Aspergillus*의 α-amylase는 내산성이 있고, 소화제와 양조용으로 사용한다.

Pullulanase와 isoamylase는 α-1,6 결합을 가수분해한다. β-amylase는 dextrin의 α-1,4 결합을 가수분해하여 maltose를 만든다. Glucoamylase는 *Rhizopus delemar*에 의하여 국식제조법(고체배양)으로 제조되고, 포도당을 제조할 때 당화효소제로 사용하고 있다. 이 효소는 dextrin의 α-1,4 결합을 가수분해하여 glucose를 생성한다.

Glucose isomerase는 glucose를 이성화시켜 fructose로 전환시키는 효소이고, 이성화당 또는 fructose의 제조에 사용한다. 이 효소는 균체내효소이고 xylose로 유도되어 생산된다. *Streptomyces* sp.는 xylase의 활성을 갖고 있으며 xylene을 함유한 밀기울 등을 이용할 수 있으며 균체를 고정화하여 이성화당을 제조한다. Fructose는 glucose보다 감미도가 높아 설탕 대신에 많이 사용되고 있다.

2) Cellulase

Cellulose의 β-1,4 glycan 결합을 가수분해하여 cellulose 올리고당 또는 cellobiose를 생성한다. 공업적으로 생산하는 균은 *Trichoderma viride, Aspergillus niger, Irpex lacteus*를 사용하고 있다. 전자의 두 균주는 고체배양법인 국자배양법으로, 후자의 균은 액체배양법으로 효소를 생산한다. 식물세포벽을 분해하여 내용물을 쉽게 분리할 수 있게 하므로 전분제조, 대두처리 또는 사료첨가제로 사용되고 있다.

3) Protease와 rennet

Protease는 공업적으로 *Bacillus subtilis, Streptomyces griseus, Rhizopus niveus,*

Aspergillus saitoi 등에 의하여 생산된다. 세균이 생산하는 중성 또는 알칼리 protease 는 식품가공, 피혁산업, 화장품산업 등에 널리 활용되고 있다. 곰팡이의 중성 protease 는 된장, 간장 등의 양조에 이용되고, 산성 protease는 소화제 등에 사용되고 있다.

치즈 제조에 사용하고 있는 rennet은 송아지를 도살한 다음 제4위로부터 추출하여 만든 protease의 한 종류이다. 이 효소제품은 인구의 증가로 인한 치즈의 수요가 급격하게 증가하기 때문에 세계적으로 부족하여 대체효소를 탐색하기 위한 많은 연구가 이루어졌으며, 아리마, 이와사키, 유주현 등에 의하여 토양으로부터 분리한 *Mucor pusillus*를 사용하여 생산하는 microbial rennet이 발견되어 현재 치즈 제조에 사용하고 있다. 치즈 제조에 사용하는 rennet들은 다른 protease와 다르게 단백질의 분해활성에 비하여 응유활성(milk coagulation activity)이 매우 높다. Rennet의 응유기구는, 우유의 micelle중에 함유되어 있는 여러 카세인 중에서 micelle의 보호작용을 하고 있는 κ-카세인에 특이하게 반응하여 para-κ-카세인과 caseinglycopeptide로 분해되면서 micelle의 보호작용이 상실되고, 동시에 다른 casein들과 Ca 이온이 결합되어 카세인이 응고하여 커드(curd)가 형성되어 치즈를 만들게 된다.

4) Lipase

유제품의 가공 또는 flavor의 제조에는 동물체에서 분리한 lipase를 사용한다. 미생물이 생산하는 lipase는 소화제와 수산물의 가공에 사용한다.

5) Glucose oxidase

*Aspergillus niger*로 제조된 glucose oxidase는 glucose를 분자상의 산소와 반응시켜 glucono-δ-lactone과 H_2O_2가 생성되므로 식품 중에 있는 glucose의 제거와 분자상의 산소를 제거할 수 있어 식품의 품질 향상과 보존성 향상을 위해 사용하고 있다.

6) 기타 효소

Pectin은 고등식물의 과실에 함유되어 있고, 천연에는 불용성의 protopectin으로 존재한다. Pectinase는 pectine을 분해하는 효소이나, protopectinase, polygalacturonase, pectin esterase의 세 종류의 효소가 있다. *Coniothyrium diploidiella* 또는 *Aspergillus niger*의 균으로 생산되어 주로 과즙과 포도주를 맑게 하는 데 사용한다.

Invertase는 공업적으로는 효모로부터 생산하고, 설탕을 분해하여 glucose와 fructose로 전환시킨다. Naringinase는 *Aspergillus niger*에 의하여 생산되고, 밀감의 쓴맛을 나타내는 naringin의 rhamnose와 glucose 분자 사이의 α-1,2 결합을 가수분해하여 rhamnose와 쓴맛이 없는 prunin으로 변환시킨다. 이러한 원리를 이용하여 밀감주스의 쓴맛을 제거하는 데 사용한다.

7) 의료용 효소

의료분야에 이용하고 있는 효소는 진단용과 치료용이 있는데, 진단용 효소시약은 기질의 특이성을 잘 응용한 것이며 현재 치료용 효소로 주로 이용하고 있는 것은 소화제와 소염제이고, 특히 후자는 최근 수요가 급격히 증가하고 있다.

그 외에 혈액응고방지제(urokinase), 지혈제(thrombin), 충치예방제(dextranase), 고혈압증의 치료제(kallikrein)와 백혈병치료제(asparaginase) 등이 있다.

특히 정맥주사용으로 사용하려는 효소는 항원항체의 반응을 해결해야 하므로 제조하려는 공급원이 한정된다. 사람의 소변으로부터 분리한 urokinase를 그와 관련된 효소 유전자를 크로닝한 대장균으로부터 생산 시도하고 있으며 원리적으로는 동일한 단백질이 생산된다고 생각할 수 있다. 그러나 그것이 주사용일 경우 분리 정제하여 얻은 효소의 단백질이 소변으로부터 생산된 효소와 동일하다는 것을 밝혀야 한다. 사람의 소변은 kallikrein, uropepsin, ribonuclease 등 다수의 유용한 효소를 함유하고 있다. 이들 효소는 사람의 것으로부터 분리한 효소이므로 면역학적으로 안정하고 앞으로도 의료용으로 계속 개발할 필요가 있다.

효소는 연구자가 새로운 착안을 하여 새로운 특이성이 있는 효소를 발견할 때 처음으로 효소의 이용이 현실화된다. 화학적으로 시도해 온 여러 유기화합물을 효소적으로 합성하려는 연구는 지금까지 계속되고 있다. 그러나 penicillin과 cepharosporin 계통의 합성원료인 6-aminopenicillanic acid와 7-amino cepharosporanic acid의 제조 같이 산업적으로 성공한 예는 드물다. 앞으로 효소와 유기화학분야를 연구하는 연구자와 기술자들이 의견을 교환하면서 연구를 계속하면 새로운 좋은 결과가 나올 것이다.

5. 고정화효소

일반적으로 효소는 물에 용해한 상태로 기질(substrate)용액과 혼합하여 작용시키는 회분식(batch process)으로 행하여 왔으나, 효소와 균체를 불용성 담체로 만든 고정화효소(immobilized enzyme) 또는 고정화균체(immobilized cell)를 사용하여 연속적으로 반응할 수 있게 되었다.

효소를 고정화할 경우, 일반적으로 원래의 효소보다 효소의 활성이 저하되는 경우가 많고, 기질의 특이성이 변화하는 경우가 있다. 이와 같이 효소활성의 저하와 특이성의 변화가 일어나는 원인은 고정화시킬 때

① 활성중심에 관여하는 아미노산 잔기가 결합에 관여하거나 파괴되는 경우
② 효소단백질의 고차구조에 변화가 일어날 경우
③ 기질과 반응생성물의 확산과 막 투과성이 나쁠 경우
④ 고정화용 담체의 입체적 장해에 의하여 기질이 효소와 접근이 어려워져서 활성이 저하하는 경우 등이다.

고정화시킴으로써 반응의 최적조건이 변하는 경우가 있다. 효소를 고정화하면 효소단백질의 전자상태에 변화가 생겨 담체표면의 전하에 영향을 받아 효소반응 pH의 의존성이 변하고, 반응최적 pH가 변하는 경우가 있다. 이와 같이 pH 의존성의 변화는 어느 정도 규칙성이 있으므로, 고정화법을 선택함으로써 효소의 본래의 최적 pH로 변화시켜, 최대의 활성을 나타낼 수 있도록 하는 것이 일정 수준 가능하다.

위에서 설명한 것과 반대로 효소를 고정화시킴으로써 원래의 효소용액에 비하여 열, pH, 유기용매, 단백질변성제, protease, 효소저해제 등 외부인자에 대해서 안정성이 높아지는 장점이 있다. 그리고 연속효소반응을 할 경우 안정성과 보존성이 좋아지는 경우도 많다. 연속효소반응으로 사용한 경우의 효소활성의 반감기는 2년 정도 되는 경우가 있다.

이와 같이 효소 또는 미생물을 고정화시킴으로써 효소의 안정성을 높이고, 이용목적에 적합한 성질과 형상의 고정화제품을 만들 수 있고, 반응장치의 설치장소가 적고, 반응생성물이 순도와 수율이 높아지고, 자원에너지와 환경문제에서도 유리하다

1) 효소와 미생물의 고정화법

효소를 고정화할 경우, 효소의 활성중심에 관여하는 아미노산의 잔기와 반응할 가능성이 있다. 이와 관련된 관능기는 lysine의 NH_2 잔기, aspartate와 glutamate의 COOH 잔기, cysteine의 SH 잔기, histidine의 imidazol 잔기, tyrosine의 phenol 잔기, serine의 OH 잔기 등이다. 따라서 고정화시킬 경우, 이들의 관능기 중에서 활성중심에 관여하는 관능기가 결합에 관여하지 않아야 한다.

그리고 효소단백질의 고차구조는 수소결합(hydrogen bond)과 소수결합(hydrophobic bond), 이온결합 등의 비교적 약한 결합으로 되어 있으므로 효소를 고정화할 경우에 고온과 강산, 강알칼리 등의 처리를 피해야 하고, 유기용매와 진한 염류에 의해서도 변성(denature)되어 효소활성이 없어지는 경우가 있으므로 온화한 조건하에서 행할 필요가 있다. 효소와 미생물을 고정화하는 방법을 편의상 크게 담체결합법과 가교법, 포괄법으로 분류한다(그림 15-2).

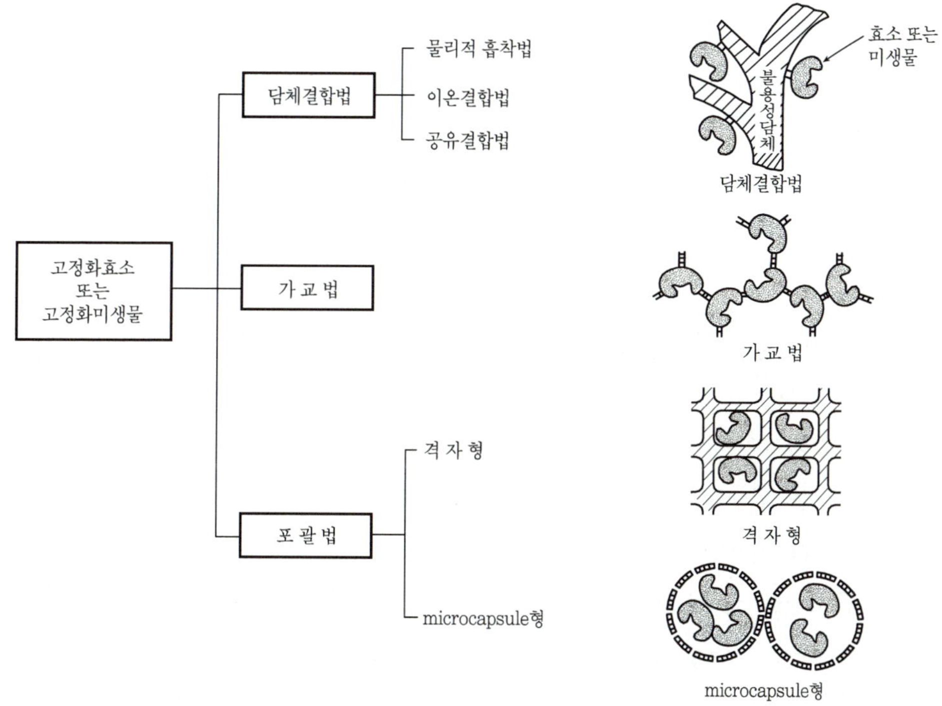

그림 15-2. 고정화효소와 고정화미생물의 분류와 모형

(1) 담체결합법

담체결합법은 물에 용해되지 않는 담체(carrier : cellulose, dextran, agarose, 다당류 유도체, polyacrylamide gel, polystyrene 등)에 효소 또는 미생물을 결합시켜 고정화 하는 방법이고, 이 방법에는 물리적 흡착 또는 이온결합, 공유결합으로 고정화효소를 만드는 방법이 있다. 이들 방법 중에서 효소를 고정화시키는 데는 공유결합법을 가장 많이 사용하고 있다. 그러나 미생물을 고정화시킬 경우, 담체결합법으로는 사용하는 동안에 균체가 담체로부터 이탈하기 쉽다. 균체가 자기소화에 의하여 분리되는 등의 결점이 있으므로 미생물을 고정화시키는 데 좋은 방법은 아니다.

(2) 가교법

가교법(cross-linking method)은 관능기를 두 개 또는 그 이상 갖고 있는 가교시약 (glutaraldehyde N, N''-ethylenebismaleic imide, biscyanide 등)을 효소에 반응시켜, 효 소단백질 중에 있는 아미노산의 amine 잔기, phenol 잔기, sulfhydryl 잔기, hydroxyl 잔기 등과 반응시켜 효소분자 간에 서로 가교를 형성시킴으로써 고정화시키는 방법이 다. 미생물의 경우도 두 개 이상의 관능기를 갖고 있는 시약에 의하여 균체의 세포벽 또는 세포막과 강한 가교로 결합시켜 고정화시킬 수 있다. 그러나 효소와 미생물의 고정화에 가교법을 사용한 예는 드물다.

(3) 포괄법

포괄법(entrapping method)은 고분자의 격자 속에 효소 또는 미생물을 둘러싸는 격 자형(matrix entrapped type)과 반투막의 고분자의 막으로 둘러싸는 microcapsulate형 으로 나누고 있다. 이 방법은 앞에서 설명한 담체결합법이나 가교법과 다르게, 효소 자체와는 결합반응을 하지 않는 상태로 행하므로, 많은 효소와 미생물을 고정화시키 는 데 응용가능성은 많으나, 화학적인 중합반응을 시킬 경우 효소의 활성이 없어지기 쉬우므로 반응조건을 잘 선정해야 한다. 격자형에는 polyacrylamide gel, polyvinylalcohol, gelatin, alginic acid, carageenan을 사용하고, microcapsulate형은 계면중합법(interfacial polymerization method), 액중건조법(liquid drying method), 상분리법(phase separation method)으로 만들고 있다. 미생물을 고정화시키는 데는 포괄법이 적합하다. 이러한 포괄법을 응용하여 고정화효소 이외에 의약품과 식품, 향료, 염료 등 각 분야에도 많이 사용되고 있다.

2) 고정화효소의 산업적인 이용

고정화시킨 효소와 미생물을 산업적으로 이용하려는 연구는 많으나 실제로 산업적으로 이용되고 있는 것은 고정화 aminoacylase에 위한 DL-아미노산의 광학분할, 고정화 *E. coli*(aspartase)에 의한 asparaginic acid의 제조, 고정화 penicillin amidase에 의한 6-amino-penicillinic acid의 제조, 고정화 glucose isomerase에 의한 이성화당의 제조, 고정화 *Brevibacterium ammoniagenes*(fumarase)에 의한 L-maleic acid, 고정화 lactase에 의한 저농도의 lactose 우유의 제조 등이 있다.

(1) 고정화미생물을 이용한 L-asparaginic acid의 제조

Asparaginic acid는 의약과 식품첨가물 또는 감미가 있는 peptide의 원료 등으로 많이 사용하고 있다. 이 산은 다음 식과 같이 aspartase의 작용에 의하여 fumaric acid와 암모니아가 반응하여 제조된다.

$$HOOC-CH=CH-COOH + NH_3 \leftrightharpoons HOOC-CH_2-CH(NH_2)-COOH$$

fumaric acid　　　　asparaginase　　　　L-asparaginic acid

Asparaginase의 활성이 높은 대장균의 균체에 polyacrylamide gel을 사용하여 포괄함으로써 활성이 높은 고정화미생물을 얻을 수 있다. 그리고 κ-carageenan을 사용해서 고정화시키고, hexamethylenediamine과 glutaraldehyde로 경화처리를 하면 효소활성이 높아지고 동시에 안정성도 높아진다. 이와 같이 제조된 고정화균체를 칼럼에 충진하여 연속적으로 제조한다.

(2) 고정화미생물에 의한 L-malic acid의 제조

Fumarase의 활성을 갖은 균체 *Brevibacterium ammoniagenes*를 polyacrylamide gel로, 또는 *Brev. flavum*을 κ-carageenane을 사용하여 고정화시킨 균체를 칼럼에 충진

하고, fumaric acid를 통과시켜 L-malic acid를 연속적으로 생산한다. 이때에 L-malic acid를 생산하는 식은 다음과 같다.

$$HOOC-CH=CH-COOH + H_2O \leftrightarrows HOOC-CH_2-CH(OH)-COOH$$
$$\text{fumaric acid} \qquad \text{fumarase} \qquad \text{malic acid}$$

6. 전분의 가공과 사용하는 효소

1) 전분가공의 종합

효소를 이용한 전분가공의 전반적인 종합을 그림 15-3에 나타냈다. 제품에는 dextrin, 분말 dextrin, 식용 dextrin, cyclodextrin, maltose, maltitol, sorbitol, fructose 등이 있다. 가공기술에 관해서는 다음에 설명한다.

그림 15-3. 효소를 이용한 전분가공의 종합

```
[전   분]
    ↓  ← α-amylase에 의한 액화
[dextrine]
        → 분무건조 → [분말 dextrin]
        → 정제, 분무건조 → [식용 dextrin]
        → CGTase(cyclodextrine glucanotransferase)에 의한 환상화 → [cyclodextrin]
        → β-amylase + pullulanase에 의한 당화 → [maltose]
                                        ↓H₂ 첨가
                                    [maltitol]
    ↓  ← glucoamylase + pullunase에 의한 당화
[glucose]
        → H₂ 첨가 → [sorbitol]
    ↓  ← 고정화 glucose isomerase에 의한 이성화
[40% 이성화당] → chromatography → [fructose]
    ↓  ← fructose 첨가
[55% 이성화당]
```

2) 이성화당의 용도와 제조

(1) 용도

가정에서 사용하고 있는 설탕은 glucose 1분자와 fructose 1분자가 화학 결합한 2당
류이다. 설탕수수, 설탕무로부터 추출하고, 정제하여 시판하고 있다. 이성화당은
glucose와 fructose의 혼합물을 말한다. fructose는 glucose를 이성화 반응으로 fructose
로 변환하여 만들며 그 원료를 high fructose corn syrup(HFCS)이라고 부르고 있다.
glucose와 fructose의 혼합비에 따라 여러 종류의 감미도의 제품이 있으나, 주가 되는
상품은 55% 이성화당이며, 설탕과 같은 정도의 감미도가 있다. 42% 이성화당도 일반
적으로 많이 사용하고 있으며, 감미도는 설탕의 0.9배 정도 있고, 55% 이성화당보다
값이 싸다. 실제로 이들 두 제품은 25%의 수분을 함유한 액당으로 시판되고 있다.

식품에 사용하고 있는 당류의 감미도를 비교한 것을 표 15-3에 종합하였다. 이성화
당은 가공식품의 여러 분야에 사용하고 있으나, 가정용으로는 시판하지 않고 있다.

설탕을 분해하여 glucose와 fructose가 같은 양으로 혼합된 것은 전화당이라 부르고,
이성화당과는 구별되고 있다.

표 15-3. 당류의 감미도의 비교

종 류	감 미 도	종 류	감 미 도
설 탕	1.0	Lactose	0.2~0.3
Glucose	0.6	물 엿	0.3
Fructose	1.2~1.5	Dextrin	0.1
이성화당(HFCS)	0.9~1.2	Sorbitol	0.6
Maltose	0.4	Maltitol(환원맥아당)	0.7

55% 이성화당 : fructose 55%, glucose 40%, 기타 5%

(2) 이성화당의 제조법

현재 세계의 이성화당의 생산량은 연간 700톤 정도이다.

이성화당을 제조하는 효소 glucose isomerase는 1964년에 일본에서 처음 발견되었
다. 그 후 이 효소는 세포 내 효소이고 내열성이 매우 강하다는 것을 알게 되어 열처

리한 균체를 효소 대신에 사용하는 이성화당제조가 시작되었고 1973년도에 고정화효소 또는 고정화균체를 이용하여 다량생산이 궤도에 오르게 되었다.

이성화당 제조공정에 관해 한 보기를 그림 15-4에 나타냈다. 이 공정은 균체에 용균효소 lysozyme을 첨가하고, 40℃에서 수시간 반응시키면 효소의 추출수율이 양호하게 생산된다. 고정화담체에는 다공성 양이온교환수지를 사용한다. 효소는 이 담체와 특이하게 결합하고, 거의 100%의 효소활성수율로 고정화효소를 얻을 수 있다. 이 고정화효소를 column에 충진하고, 용적비 2~4배량/시간의 속도로 50% glucose 용액을 통과시키면, 이성화도 45%의 이성화당액이 연속적으로 생산된다. 이 당액은 부산물, 착색물질을 미량 함유하고 있으므로 간단한 정제, 농축공정을 거쳐 제품이 된다. 60℃에서 효소활성의 반감기는 50일 이상이고, 활성이 저하된 담체는 쉽게 재생할 수 있다. 이 방법은 1970~1980년도에 사용한 공정이다.

```
[이성화효소 제조공정]
  [균체] → 배양 → 여과 → 균체 → 효소추출 → 여과 → [효소액]

효소고정화와 column에 채우는 공정
  [효소액]을 [다공성 anion 교환수지]에 결합 → [고정화효소] → 채움
    → [고정화효소 column]

당의 이성화공정
  [50% glucose 용액] → [고정화효소 column] → [이성화당] → 탈색 → 정제 → 농축
                       pH 7~8, 60℃

    → [액당제품]
      42% 이성화당
      (42% HPCS)
```

그림 15-4. 고정화 glucose isomerase에 의한 42% 이성화당의 제조법

위에서 설명한 이성화공정은 이성화도를 효소반응평형점인 50%까지 상승시키는 것이 기술적으로 가능하다. 그러나 평형점까지 상승시키려면 반응시간이 오랜 기간 필요하므로 경제적으로 문제가 있어 이성화도를 45%에서 반응을 정지하는 것이 유리하다. 상기 방법 이외에도 각종 고정화법이 개발되었다. 현재는 가교중합법에 의한 고

정화균체를 주로 사용하고 있다.

(3) 전분원료로부터 이성화당 전체의 제조공정

현재의 전분을 원료로 한 이성화당 전체 제조공정은 네 종류의 효소를 사용하고 액화, 당화, 이성화의 3단계를 거치는 효소반응공정과, 이온교환 chromatography에 의한 연속분리공정으로 구성되어 있다. 제품은 55% 이성화당액당을 주력상품으로 하고, 42% 이성화당당액, 결정포도당, 결정포도당 등 여러 종류가 있다.

전분을 원료한 이성화당의 전체 제조공정에 관해 그림 15-5에 나타냈다.

① 액화공정

30~40%의 전분유(pH 6.0~6.5)에 내열성 α-amylase를 넣고, 젯트쿠커장치를 사용하여 105℃에서 5분간, 계속해서 95~100℃에서 2시간 반응을 시키면, 가용성 dextrin으로 분해된다.

② 당화공정

위에서 제조된 용액을 60℃로 냉각하고, pH 4.5로 조절한 다음, glucoamylase와 pullulanase를 가하고, 60℃에서 48~72시간 반응을 하면, 95% 이상의 높은 수율로 glucose를 얻을 수 있다. 정제 농축하여 50% glucose 용액으로 한다. 이 용액으로부터 결정포도당의 제품을 만들 수 있다.

③ 이성화공정

50% glucose 용액을 pH 8.0~8.5로 조절하고, 반응온도를 60℃, 체류시간을 1~4시간의 유속으로, 고정화 glucose isomerase를 채운 반응탑을 통과시키면, 연속적으로 이성화당으로 전환된다. 정제농축한 함수량을 25%로 조절하면, 42% 이성화당(HFCS)의 제품을 얻을 수 있다.

④ 분리공정

위에서 얻은 이성화당을 이동상식 크로마토분리장치로 처리하면, 연속적으로 fructose 부분과 glucose 부분으로 분리할 수 있다. fructose 부분을 전체 농축을 한 다음, 그 일부분과 42% 이성화당을 혼합하여 55% 이성화당(55% HFCS)의 제품을 얻을 수 있다. 그리고 이 fructose 부분으로부터 90% 이성화당(90% HFCS) 또는 결정화시켜 결정 fructose를 얻을 수도 있다. glucose 부분은 정제농축하여, 이성화공정으로 다시 보낸다.

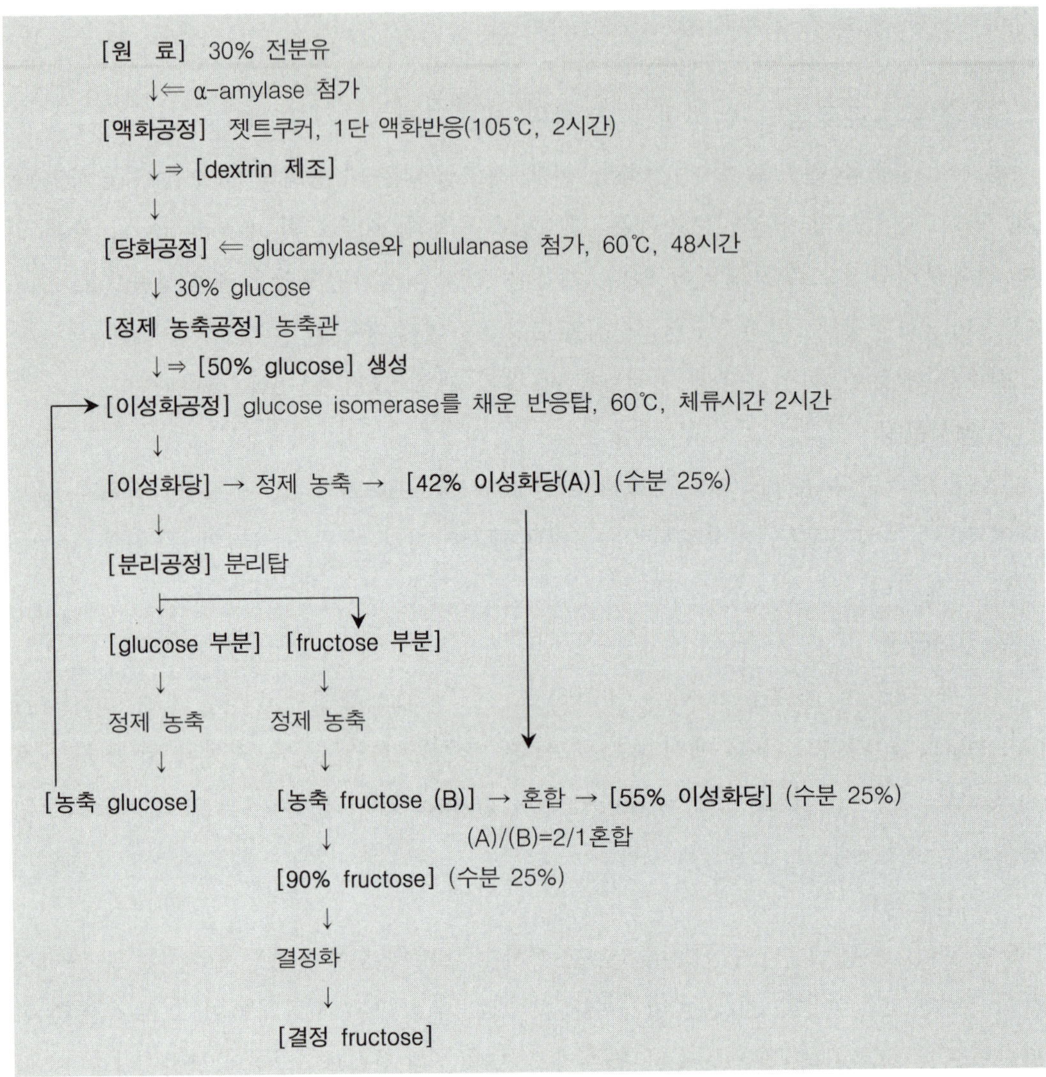

그림 15-5. 전분을 원료로한 이성화당의 전체 제조공정

3) Cyclodextrin의 제조

(1) Cyclodextrine의 구조와 용도

전분에 *Bacillus macerans* 등의 세균이 생산하는 CGTase(cyclodextrinase)를 작용시키면, dextrin으로 가수분해하면서 환상화가 일어나, CD(cyclodextrin)를 얻을 수 있

다. 일반적으로 CD는 glucose 6개로 된 α-CD, 7개로 된 β-CD, 8개로 된 γ-CD 등 세 종류가 있다(그림 15-6). 이들의 입체구조는 안으로 공간이 있고, 공간 안쪽은 소수성, 외부 쪽은 친수성이다. 이러한 특수한 입체구조를 하고 있기 때문에 매우 흥미 있는 기능을 할 수 있어 그 용도가 많다.

식품에서는 유화작용, 향료를 둘러싸 오랫동안 안정하게 유지하는 경우, 냄새를 나지 않게 할 경우, 분말의 안정화, 산화방지, 기포력을 증가하는 것에 사용할 수 있다. 그리고 의약품에는 유화작용, 열안정성의 향상, 산화방지, 분말화, 휘발성물질의 안정, 용해성증가 등에 사용할 수 있다. 그 외에 농약을 안정화시키기 위하여 용해성을 향상시키는 데 응용할 수 있다.

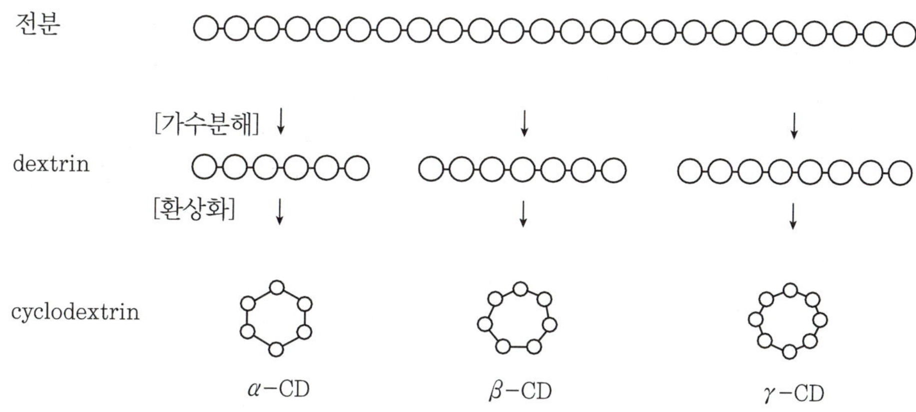

그림 15-6. 효소 CGTase에 의한 cyclodextrin의 생성과 그 구조

(2) 전분을 원료로 한 cyclodextrin의 제조

전분를 분해하여 dextrin을 만들고, 생성 dextrin을 환상화시키는 효소는 *Bacillus*가 생산하는 동일한 CGTase를 사용하여 반응시키고, 반응한 액을 농축하여 β-CD(β-cyclodextrin)를 결정으로 석출시켜, 원심분리하여 제품화한다. 결정을 분리한 모액은 여러 종류의 CD의 혼합물이므로, 농축하여 액당으로 시판되고 있다(그림 15-7).

β-cyclodextrin의 제조공정을 그림 15-7에 나타냈다. 15% 전분유(pH 8.5)에 CGTase를 넣어, 80℃에서 수시간 전분을 액화시켜 dextrin이 된다. 이 액화액을 pH 7.0으로

조절하고, 냉각하여 60℃로 한 다음 CGTase를 추가하고, 20~30시간 반응시켜 β-CD를 생산한다. 생산된 CD액을 90℃에서 1시간 가열처리하여 CGTase의 활성이 없게 한 다음 pH를 6.0으로 조절하고, α-amylase를 넣어 60℃에서 15시간 반응시켜, CD 이외의 dextrin을 분해하여 반응액의 점도를 저하시킨다. 그 다음 활성탄과 이온교환수지를 사용하여 정제한다. 정제한 용액을 농축관에서 농축하면서 결정화하고, 원심분리하여 β-CD 결정과 모액을 분리한다. 분리한 β-CD는 재결정하여 분말제품으로 한다. 모액은 수분함량을 25%까지 농축하여 당액제품으로 한다.

```
[15% 전분유] → [액화공정] → [환상화공정] → [β-CD] → [CGTase 실활] → [후처리공정]
  pH8.5          CGTase 첨가   CGTase 추가            95℃, 1시간       α-amylase 추가
                 80℃, 수시간   pH 7.0, 60℃                            65℃, 15시간
                               20~30시간

→ [정제공정] → [농축 결정화공정] → [분리공정] → [결정 β-CD]
   활성탄                                      [혼합CD] → 농축 → [당액제품]
   이온교환수지탑
```

그림 15-7. 전분원료를 이용한 β-cyclodextrin의 제조법

7. 기능성을 갖는 감미료

1) Fructo-oligosaccharide

(1) 용 도

장 속에는 많은 세균이 살고 있으며, 그중 유용한 세균은 *Lactobacillus bifidus*이다. 이 세균은 초산과 유산을 만들어 유해세균의 번식을 억제하고, 장의 운동을 촉진하는 등 정장작용을 하고 있다. 비피더스균의 생육을 도와주는 것은 fructo-oligosaccharide이다. 사람의 소화효소는 이 올리고당에 작용하지 않지만, 비피더스균은 이 올리고당을 분해하여 영양원으로 이용될 수 있다.

따라서 식품으로 섭취한 이 올리고당은 직접 대장에 도달하면 비피더스균에 의하여 분해되어 증식에 도움을 준다. 순수한 fructo-oligosaccharide는 설탕의 0.3배의 감미도를 갖고 있고, 장내 소화흡수의 어려움으로 저칼로리 감미료이다. 비피더스균의 증식의 효과와 저칼로리 감미료이므로 캔디, 생과자, 청량음료 등의 식품제조에 많이 사용하고 있다. 그리고 이 올리고당은 정장효과, 변비개선, 당뇨병예방, 고지혈증예방 등의 약효에 관해 연구가 진행되어 좋은 결과를 얻고 있으므로 유망한 기능성 식품의 후보로 기대되고 있다.

(2) 제조법

설탕 원료로 fructo-oligosaccharide를 제조하는데 사용하는 효소인 β-fructo-furanosidase (invertase)는 여러 미생물의 균체 내 효소로 발견되고 있으나, *Aspergillus niger*가 전위 활성이 우수하다. 공업적인 제조 방법은 gel로 포괄한 고정화균체를 이용하는 유동층형 생물반응탑(bioreacter)을 사용한다. 50~60% 설탕용액을 pH 5.0~6.0, 50~60℃에서 반응시키면 fructo-oligosaccharide로 전위된다. 전위된 올리고당을 활성탄탑과 이온교환수지탑을 사용하여 정제를 한 다음 농축관에서 농축하여 75% fructo-oligosaccharide의 제품을 얻는다(그림 15-8, 15-9).

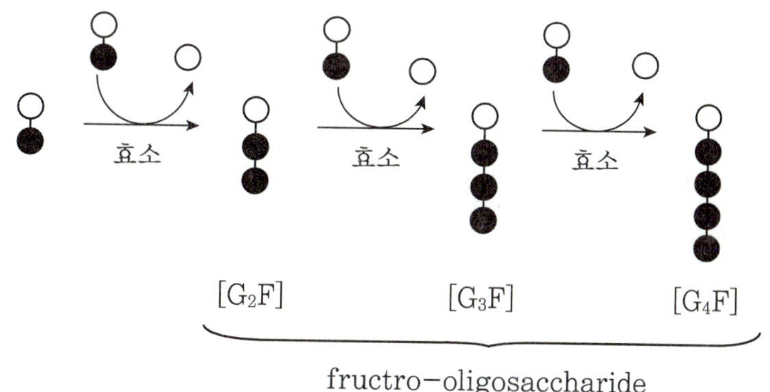

그림 15-8. β-**fructo-furanosidase의 반응**

[원 료] → [전위공정] → [정제공정] → [농축공정] → [제품]

55% 설탕　　고정화균체　　활성탄탑　　　농축관　　　75% 올리고당

　　　　　　의 반응탑　　　이온교환수지탑

　　　　　　pH5~6

　　　　　　50~60℃

그림 15-9. Fructo-oligosaccharide의 제조공정

(3) 파라티노스

입 속에는 무수한 세균이 서식하고 있으나, 그중에서 *Streptococcus mutans*가 충치를 만드는 원인 균이다. 이 세균은 설탕을 불용성의 점질성 당질 glucan으로 만들고, 이것이 입 속의 세균류를 둘러쌓아 치아에 붙어서 치석을 형성한다. 치석에 붙어 있는 세균류는 산을 배출하고, 천천히 치아의 에나멜질을 녹여 충치가 발생한다.

그러나 설탕의 이성체인 파라티노스는 *Str. mutans*의 작용을 받지 않으므로 치석이 형성되지 않아 충치가 될 수 없다. 그리고 파라티노스는 천연물 중에 존재하고, 2당류로 설탕의 40% 정도의 감미도를 갖고 있고, 체내에서는 설탕과 같이 소화 흡수되므로 저칼로리 감미료가 아니다(그림 15-10). 제품은 결정형태의 분말 또는 액당으로 시판되고 있으며, 충치를 발생시키지 않는 감미료로서 캔디, 껌, 초콜릿 등에 사용하고 있다.

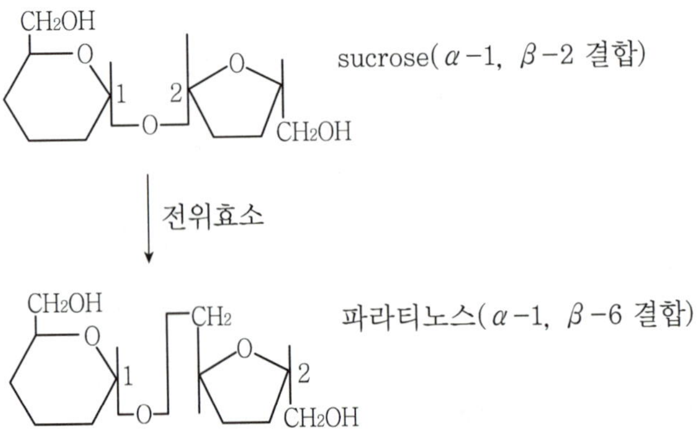

그림 15-10. 설탕은 α-glucosyltransferase의 작용에 의해 파라티노스로 전위

파라티노스의 제조법을 그림 15-11에 나타냈다. 반응탑의 고정화균체는, α-glucosyl-transferase의 생산균인 *Protaminobacter rubruma*의 균체를 4% sodium alginate와 혼합한 다음 적은 방울로 0.2 M CaCl₂ 용액 중에 떨어뜨리고, 2시간 동안 교반하면서 응고시켜 적은 입자의 고정화균체를 생성한다.

생성된 입자를 회수하고, 2% polyethyreneimine으로 수분간 처리한 다음 0.5% glutaraldehyde액 중에서 교반하면서 30분간 처리하고, 여과 분리하는 가교중합법으로 고정화균체를 만든다. 그리고 효소의 전위반응은 이와 같이 만든 고정화균체가 채워진 반응탑을 사용한다.

40% 설탕용액(pH 5.5)을 반응탑에 연속적으로 흘려 25℃에서 반응시킨다. 흘러나온 액을 이온교환수지탑으로 탈염을 한 다음, 농축하면 파라티노스가 결정으로 석출된다. 석출한 결정을 원심분리법으로 분리, 건조하여 분말제품을 생산한다. 분리한 모액은 농축하여 결정을 회수하고 최후에는 액당제품으로 한다.

가교법에 의한 고정화균체의 제조공정

[균체] + [4% sodium alginate] → 혼합 → 적하 → 겔화 → 2% polyethyreneimine 처리

교반 　　　　　　0.2 M CaCl₂ 용액 　　　　수분간 담금

2시간 방치 　중에서, 20℃

→ 0.5% glutaraldehyde 처리 → 여과 → [고정화균체]

30분간 교반

파라티노스의 제조공정

[40% 설탕액] → 고정화균체반응탑 → 탈염탑 → 농축 결정 → 원심분리 → [결정]

pH 5.5 　　　　　25℃ 　　　　이온교환수지

→ 건조 → [결정분말제품]

그림 15-11. 가교법에 의한 고정화균체의 제조와 파라티노스의 제조공정

제16 장

|고분자 물질|

1. Dextran
2. Xanthan gum
3. Pullulan
4. Curdran
5. 베타글루칸
6. FT-3 다당
7. Cyclodextrin
8. Polyglutamic acid
9. Gellan
10. Alginate
11. Cellulose
12. 생분해성 플라스틱

미생물이 생산하는 고분자 물질에는 다당류(EPS, extracellular polysaccharide), 고분자 유기산, 고분자 peptide, 단백질, 핵산, 생분해성 플라스틱 등이 있다. 제당공장에서 설탕을 만들 때, 여과와 결정을 얻는 데 방해하는 원인으로 밝혀진 것이 dextran이라는 물질이다. 이것이 기틀이 되어 많은 고분자 물질이 발견되고 이들 물질에 관한 발효기술이 급속하게 발전되었다.

1. Dextran

Dextran은 *Leuconostoc mesenteroides, L. dextranicum* 등의 유산균에 의하여 설탕으로부터 생산되고 D-glucose로 구성된 glucan이다. Dextran의 생산방법은 직접발효법과 합성효소인 dextransucrase를 사용하는 효소법이 있다. 공업적인 다량생산에는 *L. mesenrteoides*를 사용하여 직접발효법으로 생산하고 있다.

Dextran의 구조는 glucose를 α-1,6 결합한 것이 주축을 이루고 약간의 1,4-, 1,3-, 1,2 결합을 함유하고 있다. 이들의 α-1,5 결합과 다른 결합과의 비는 19 : 1 정도이고 α-1,6 결합이 많은 것이 혈청의 대용으로 사용하는 데 필수 조건이다.

Dextran은 sephadex와 혈청증량제로 사용하고 있다. 임상용 dextran은 평균분자량이 75,000 정도가 되어야 하고 수술할 때 혈압강하에 의한 쇼크를 예방하고 체액의 유지와 혈전 방지 등에 사용하고, 저분자 dextran(분자량 40,000 정도)은 혈액 흐름의 개선, 혈전형성의 방지, 인공장기의 대용 혈청 등으로 사용한다. 그 외에 가용성 철 dextran 복합체 또는 칼슘복합체는 각각의 결핍증이 있는 사람에게 효과가 있고, dextran 황산은 위궤양 등에 효력이 있다.

2. Xanthan gum

Xanthan gum은 식물병원균인 *Xanthomonas campestris*에 의하여 생산되고, mannose : glucose : glucucuonic acid가 2 : 2 : 1의 구성비로 구성되어 있고, 다당류 중에서 소모량이 가장 많다. Kelzan이라는 상품명으로도 불리워지며 이 다당류는 점도가 높고

온도의 변화, 염류의 첨가, pH의 변화 등에 대해서 안정하므로 식품용과 비식품용 등으로 여러 방면에 이용되고 있다. 식품용으로는 주로 안정제로 사용하고 있고 비식품용으로 사용하는 것은 석유의 탐사, 화재가 발생할 때 사용하는 소화제, 페인트 등의 점질물 원료로 사용하고 있으며 필름을 형성하는 성질을 갖고 있기 때문에 식품포장용 필름과 유전 등에 사용하는 윤활제, 화장품의 첨가제 등의 용도에 이용된다. 앞으로 그 용도는 더 광범위해질 것이다.

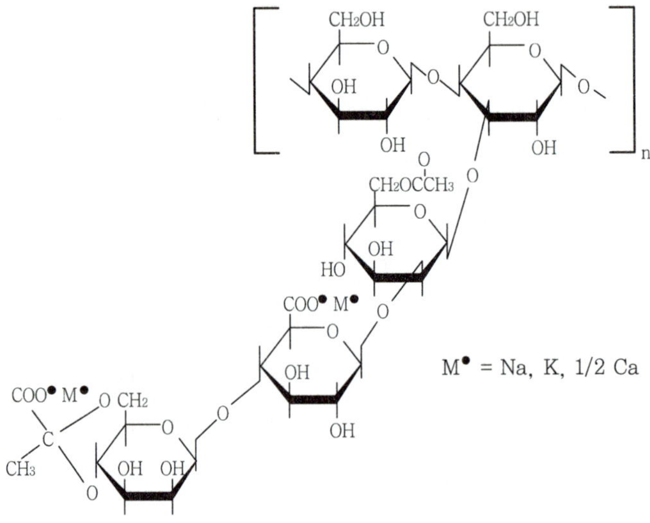

그림 16-1. Xanthan gum의 구조

3. Pullulan

Pullulan은 불완전균의 한 종류인 *Aureobasidium pullulans*에 의하여 균체 외에 생산되는 다당류의 한 종류이고, maltose가 α-1,6 glycoside 결합 단위로 연결된 다당류이다. *Acrobacter*의 pullulanase의 처리에 의하여 maltotriose를 얻을 수 있다. Pulllulan은 점착성, 고형점성, 접착성, 피막성의 특성이 있어, 식품분야뿐만 아니라 생화학, 의약품 분야, 일반 공업분야에도 활용하고 있다. 특히 pullulan은 먹을 수 있는 포장재료, 차색, 차향, 맛을 고정하는 필름재료 등으로 여러 식품에 사용하고 있다. 그 외에 제제, 정제, 혈청증량제 등의 의약품, 방사, 화장품, 인쇄 등에도 사용하고 있다(그림 16-2).

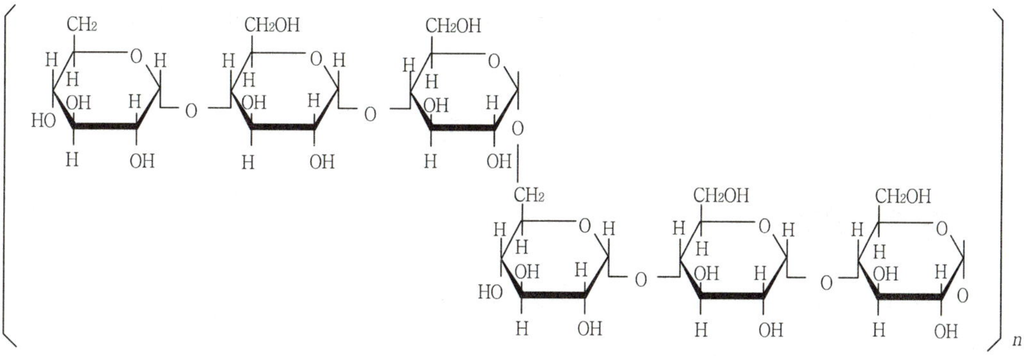

그림 16-2. Pullulan의 구조

4. Curdran

Curdran은 *Alcaligenes faecalis* var. *myxogenes*에 의해서 ethylene glycol을 유일한 탄소원으로 하여 α-1,3 glucan으로 생산한다. Curdran은 한천 젤과 제라틴 젤의 중간 정도의 물성을 갖고 있으며 물에 녹지 않는 다당이고, 균체를 둘러싼 형태로 존재하기 때문에 이 다당의 정제공정은 일반 수용성인 다당류의 경우와 다르다.

다당류의 침전물을 알칼리에서 용해시켜 균체를 제거한 다음, 중화시키면 curdran이 침전되어 분리할 수 있다.

5. 베타글루칸

베타글루칸(β-glucan)은 효모 세포벽, 버섯류, 곡류 등에서 발견되는 다당류이다. 다당의 일종인 글루칸은 D-glucose만으로 구성된 glucose 중합체로서 연결 형태에 따라 α형과 β형으로 나누며 특히 베타글루칸은 glucose가 1,3위치에 β-glycoside 결합으로 연결된 기본 골격에 4번 탄소(β-1,4 결합) 혹은 6번 탄소(β-1,6 결합)에 측쇄를 가지며 이러한 측쇄유무에 의해 구조적인 차이와 물리 화학적 성질이 달라진다.

베타글루칸은 체내에서 면역 체계를 증폭하는 면역조절물질로서 작용하는 것으로 알려져 있다. 따라서 효모의 세포벽이나 버섯으로부터 추출한 베타글루칸은 차세대 기능성 건강식품으로 유망하다.

6. FT-3 다당

FT-3 다당은 *Bacillus subtilis*에 의하여 생산되는 산성 heteroglucan이고, 그 외에 *Bacillus* 속이 생산하는 생산균에는 homoglucan을 생산하는 *B. polymyxa* 등이 있다. 이들 균이 생산하는 다당류 중에서 한천의 물성과 같이 가열하면 녹고 냉각하면 굳어지는 물성을 갖고 있는 것은 FT-3 다당뿐이다.

7. Cyclodextrin

Cyclodextrin(CD)은 glucose 6~10개가 α-1,4 결합으로 환상구조로 결합된 화합물이고 결정이 잘된다. Glucose가 6개, 7개, 8개로 구성된 것을 각각 α-, β-, γ-cyclodextrin이라고 한다. Cyclodextrin은 그림 16-3에 나타낸 것과 같이 환상구조 안에 공간이 있기 때문에 여러 종류의 물질을 둘러쌓는 성질이 있어 다양한 용도로 이용될 수 있으리라 기대된다.

예를 들면 휘발성 물질을 둘러쌓아 휘발하지 못하도록 안정화시키는 작용이 있기 때문에 불쾌한 냄새를 갖고 있는 물질을 둘러쌓아 냄새가 나지 않도록 할 수 있다. 이와 같이 매우 특이한 성질을 갖고 있으며 현재는 농약, 의약품에 이용되고 있으나 앞으로 많은 산업분야에 이용될 것으로 생각된다.

Cyclodextrin의 생산에는 전분원료를 사용하고, *Bacillus macerans* 또는 호알칼리성 세균에 의하여 공업화되어 있다. 이들의 균이 생산하는 cyclodextrin glycosyltransferase라는 효소를 전분에 작용시켜 제조한다.

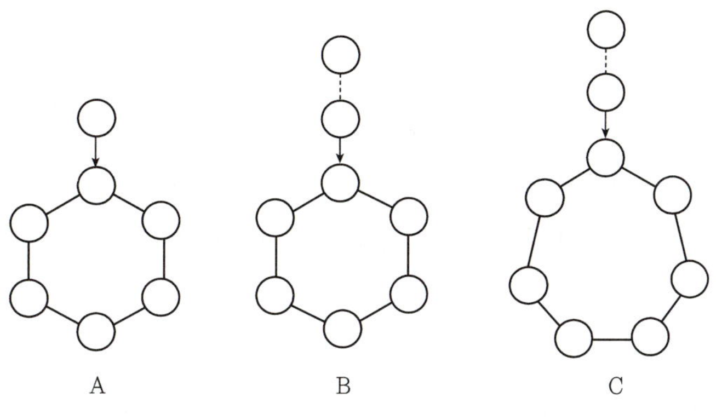

그림 16-3. Cyclodextrin(CD)의 구조

8. Polyglutamic acid

Polyglutamic acid(PGA)는 *Bacillus* 속이 생산하고, 다량 생산하는 것은 변이주 *B. subtilis* var. *polyglutamicum*을 glucose, 요소 등을 함유한 배지에서 배양하여 균체 외에 많은 양의 PGA를 생산한다. PGA를 정제하는 데는 활성탄의 처리, 황산동의 침전법과 알코올, acetone 등의 유기용매침전법 등을 사용한다. PGA 구성하고 있는 성분 중에 glutamic acid는 D형, L형의 혼합물이고 생성되는 D형과 L형의 비율은 배지 중에 Mn^{++}, 아미노산의 종류에 의하여 변화된다.

그리고 미생물에 의하여 생산되는 PGA 중에 glutamic acid의 결합 양식은 γ결합이다. 최근에는 유전자조작을 사용하여 생산균을 개량하여 생산성을 높이는 시도가 이루어지고 있다.

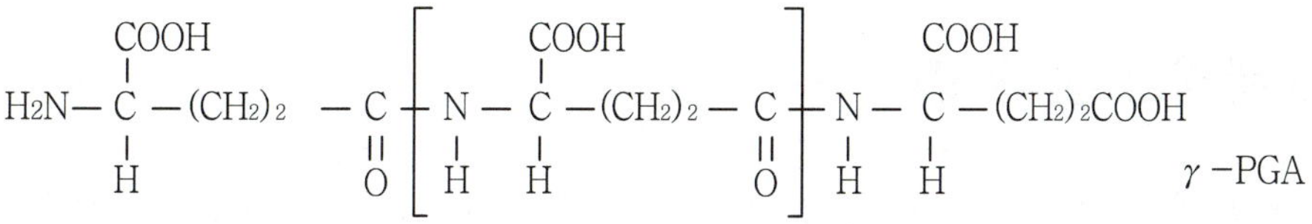

$$H_2N-\underset{\underset{H}{|}}{\overset{\overset{COOH}{|}}{C}}-(CH_2)_2-\underset{\underset{O}{\|}}{C}\left[N-\underset{\underset{H}{|}}{\overset{\overset{COOH}{|}}{C}}-(CH_2)_2-\underset{\underset{O}{\|}}{C}\right]N-\underset{\underset{H}{|}}{\overset{\overset{COOH}{|}}{C}}-(CH_2)_2COOH \qquad \gamma-PGA$$

그림 16-4. γ-PGA의 구조

9. Gellan

수용성 다당류로서 *Pseudomonas elodea*에 의해서 생산되는 다당류이다. 널리 쓰이는 젤 형성제 중의 하나이며 식품첨가제, 팽윤제, 안정제, 식품의 고정화 등에도 성공적으로 사용되고 있고 근래 저칼로리 식품 등에도 활용되고 있다.

10. Alginate

Alginate는 미역, 다시마와 같은 갈조류에서 주로 생산되는 점질성 다당류이다. 현재 식이섬유로 널리 활용되고 있다. 미생물에 의해 생산되는 alginate는 대량생산이 가능하며 갈조류의 alginate와 물리적 특성이 유사하다. 2가 금속에 대한 친화성과 물질에 대한 흡착성이 아주 강하므로 점착제 및 정화제로 이용되며 젤 형성제, 응고제로 사용될 경우 내열성이 강하므로 살균식품 등에 현재 식품첨가제로 많이 사용되고 있고 다양한 산업적 이용이 가능하다.

11. Cellulose

식이섬유소로 널리 알려져 있고 식품첨가제나 다이어트 식품 등에 널리 이용된다. 그 유도체 또한 다양한 용도로 활용되고 있다. *Acetobacter* 속 등의 미생물에 의해 생산된 cellulose는 순도가 높고 품질이 균일한 제품을 얻을 수 있어 고품질의 종이 제조나 스피커의 진공판 제조 등에 활용되고 있다.

12. 생분해성 플라스틱

생분해성 플라스틱(poly-β-hydroxyalkanoate, PHAs)은 세계적으로 막대한 양으로 소비되고 있는 난분해성 화학 플라스틱의 대용물질로서 *Alcaligenes, Azospirillum,*

Acinetobacter, Clostridium, Pseudomonas 속 등 다양한 종류의 미생물들이 생산하는 생물 중합 플라스틱이다. 이들 미생물이 생산하는 PHA는 세포건조중량의 30~80%까지 생성되고 축적된다. 가장 많이 연구된 PHA는 폴리베타히드록시부티르산(poly-β-hydroxyburyrate, PHB)으로서 반복되는 사슬의 길이를 조절하여 물리화학적 특성이 다른 폴리에스테르 중합체를 생성시켜 다양한 용도로 이용한다. 현재 유전자재조합체에 의한 생산이 연구되고 있다.

제17 장

|균체의 생산과 이용|

균체를 이용하는 것은 살아 있는 균체를 이용하는 방법과 균체성분을 이용하는 방법으로 크게 분류할 수 있다

주류, 장류, 발효유, 핵산, 아미노산, 생리활성물질, 항생물질 등의 발효는 살아 있는 균을 사용하고 있다. 그 외에 균체를 배양하여 살아 있는 균체를 이용하는 것은 빵효모, 유산균 분말, 자실체를 이용하는 버섯, 사료용 균체, 비료용 균체 등이 있다.

균체의 성분을 이용하는 것은 식품 가공용 효모, 건강식품용 효모, 약용 효모, 특정성분 원료용 효모(핵산, glutathione, vitamin, 조효소), 사료용 효모 등이 있다, 이들의 제조 원료는 폐당밀, 곡류 등의 전분질, 과실폐액, 우유와 대두를 가공할 때 생기는 유청(whey), 아황산 펄프 폐액, 메타놀, n-paraffin 등이 있고 잔사를 이용하는 경우도 있다.

인간의 대사, 성장 등의 생리작용을 촉진하는 생리활성물질을 균체 내에 생산 축적하는 미생물도 있다. 예를 들면 맥주를 양조할 때 부산물로 얻어진 맥주효모는 단백질의 함량이 높으나 비타민 B 종류, ergosterol, 간장 장해에 효과가 있는 glutathione 등의 생리활성물질을 함유하고 있어 건조효모를 정제로 만들어 기능성식품으로 이용하고 있다. 그리고 glutathione은 효모균체로부터 추출 정제하여 의약품으로 사용하고 있다.

Chlorella는 성장인자, 엽록소, 아직 밝혀지지 않은 생리활성물질을 함유하고 있어 건강식품으로 이용하고 있다. Chlorella는 세포벽이 단단하기 때문에 물리적 방법으로 파괴하여 균체의 유효성분을 이용하기 쉽게 조제한 제품도 있다.

1. 빵효모 제조

빵효모를 제조하는 효모는 *Saccharomyces cerevisiae*를 사용하고 주원료는 당밀과 전분질을 다량 함유한 농산물을 당화한 액을 사용한다. 효모를 전배양한 종균을 발효조에 접종하여 통기발효를 한다. 배지의 pH는 4~5로 하고, 배양온도는 초기에는 26℃에서 행하고, 6시간 후에는 온도를 단계적으로 높여가 30℃를 유지한다. 당밀은 0.5~1.0%의 희석한 액을 사용하고, 효모의 발육에 비례 지수적으로 부원료와 같이 유가법으로 계속 첨가한다. 배양할 때 pH의 조절은 암모니아수로 하고 동시에 질소원으로 공급한다.

발효가 끝나면(일반적으로 10~12시간 후) nozzle형 원심분리기를 사용하여 분리한 효모를 물로 2~3회 세척하고 filter press로 압착여과한 후 성형기로 1파운드씩 성형, 포장하여 냉장한다.

압착효모는 수분함량이 많아 자기소화가 일어나 오랫동안 보존할 수 없기 때문에 소비자에게 공급하는 데 지장이 있는 경우가 있어 건조효모로 만드는 경우가 많다. 압착한 효모를 진공탈수기로 탈수하고 과립 또는 소면 형태로 만들어 회전형 드럼건조기 또는 유동층 건조기로 건조한다. 건조온도는 품온 30℃ 부근에서 하고, 수분함량이 8% 정도가 되도록 건조한다.

2. 아황산펄프폐액 효모

시품과 사료용 효모의 제조 원료로서 저렴한 값으로 다량 생산할 수 있는 원료는 아황산펄프폐액(sulfite pulp waste liquor)이다. 이 폐액은 약 3%의 발효성 당을 함유하고 있다. 효모의 생육을 저해하는 아황산 또는 furfural을 제거하고 석회로 중화한 다음, 질소원 인산, 마그네슘 등을 가하여 사용한다.

폐액을 효모 제조 원료로 활용하는 동시에 폐수처리의 역할을 하여 BOD 값을 저하시킨다. 이때 사용하는 효모는 *Candida utilis* 또는 *Mycotorula japonica*이다. 여기서 생산되는 효모는 사료용 이외에 수프, 과자, 소시지, 식품 첨가물, 효모엑기스, 핵산조미료의 RNA 공급원으로 사용한다.

3. 전분폐액 효모

Amylase 생산균 *Endmycopsis fibriger* 또는 이 균의 효소로 생성한 당분을 자화하면서 생육하는 *Candida utilis*를 함께 전분폐액(고형분 3%, BOD 15,000 mg/l)의 원료에 접종하여 배양한다. 이때 두 균의 협동작용으로 효모가 생육하여 균체를 생산한다. 이 결과로 인하여 폐액 중의 BOD가 90~95% 저하하고, 그 외에 질소와 인산 등이 제거되므로 효모생산과 폐액처리를 겸하여 효과적으로 이용할 수 있는 좋은 방법이다.

4. 탄수화합물 자화성 유지생산균

당밀, 펄프폐액, glucose, sucrose, whey 등의 탄수화합물을 자화하여 균체 내에 다량
의 유지를 생산하는 미생물을 표 17-1에 나타냈다. 그 유지함량은 건조균체에 대하여
20~85%이고, 지방조성 및 영양 가치도 일반 식물유에 비교하여 떨어지지 않고 독성
이 없다고 한다. 구성 지방산은 palmitic acid, stearic acid, oleic acid, linoleic acid가 특
히 많고 불포화도가 높은 linoleic acid는 적다. 이들은 장래에 유지자원으로 기대된다.

표 17-1. 유지생산미생물과 원료 및 유지함량

균	균 명	원 료	유지 함량 (%)
세 균	*Nocardia* sp.	n-paraffin	78
효 모	*Trichosporon pullulans*	당밀, 아황산폐액	31 ~ 45
	Lipomyces starkeyi	glucose	50 ~ 63
	Rhodotorula gracilis	glucose	61 ~ 74
	Cryptococcus terricolus	glucose	71
곰팡이	*Fusarium lini*	펄프폐액	50
	Geotichum candidium	whey	25 ~ 42
	Aspergillus nidulans	glucose, sucrose	51
	Penicillium spinulosm	sucose	64
녹조류	*Chlorella pyrenoidosa*	탄산가스	85

% : 건조균체당 함량

5. 탄화수소 자화성균

1) 석유계 탄화수소 자화성균

1960년경부터 장래 인류에 있어서 단백질 자원이 부족하리라 예측하여 이를 확보
하기 위한 사회적 요청에 따라 석유계 탄화수소(n-paraffin, 석유 등)를 원료로 하여
미생물의 균체 단백질(single cell protein, SCP)을 제조하기 위하여 여러 나라에서 활

발하게 연구하게 되어 실용화 단계까지 왔었으나, 기질이 되는 석유계 탄수화합물에
는 미량의 발암물질(3,4-벤스프랜 등)이 함유되어 있어 안전성문제로 인하여 사료용
석유단백질의 제조는 중단되었다.

석유계 탄화수소를 탄소원으로 하여 자라는 미생물은 효모에서는 *Candida tropicalis*, *C.
lipolitica*, *C. intermedia* 등의 *Candida* 속이 있고, 방선균에서는 *Nocardia*, 세균에서는 *Pseudo-
monas aeruginosa*, *Pseudomonas methanica*, *Corynebacterium petrophilium* 등이 탄화수소의 자
화성 효율이 높은 것이 있으나 공업적으로 생산하는 경우는 균체의 분리가 비교적 쉬운 효모를
사용하는 것이 유리하다. 균에 따라 각 탄화수소의 자화성에 선택성이 있다.

2) 메탄올 자화성균

Saccharomyces sp., *Pseudomonas methylotropha*, *Candida* sp. 등의 균체는 사료용
어분 또는 대두박과 차이가 별로 없다. 메탄올은 값이 싸고 대량생산이 가능하므로
n-paraffin에 비교하여 배양할 때 산소요구량과 발열량이 적고 물에 잘 녹고 균체의
분리가 쉽다는 장점이 있다.

단, 메탄올 자체가 균에 대한 독성이 있기 때문에 고농도에서 발효할 수 없다. 석유
로부터 에탄올 또는 acetic acid가 만들어지고 *Candida utilis*는 이들을 잘 자화시킨다.

6. Chlorella

Chlorella는 CO_2를 원료로 하여 광합성으로 생산한다. 이용되는 미생물은 녹조의
Chlorella pyrenoidosa, *C. ellipsoiduea* 및 *C. vulgari*와 *Chlorella*와 가까운 *Scenedes
oblgues*이다. Chlorella는 영양적으로 우수하여 40~80%의 단백질, 10~30%의 지질,
또는 탄수화물, 이외에 비타민 A, B_1, B_2, C를 갖고 있다. 그러나 병아리의 경우, 사료
에 Chlorella를 20%를 배합한 것을 사용하면 설사를 하고 동시에 발육이 나빠진다. 그
원인은 Chlorella의 세포벽이 두꺼워 소화불량이 되기 때문이라고 생각된다. 그 후 세
포벽을 효소로 처리하여 파괴시킬 수 있다는 것을 알게 되었다.

Chlorella 생산은 태양의 식량, 녹색식량, 도시하수의 처리용으로 여러 나라에서 생

산설비를 건설하고 있다. Chlorella는 일조량의 부족, 배양 온도를 유지하는 데 필요한 경비, 효모 또는 세균을 배양하는 데 필요한 장소보다 넓은 장소를 필요로 하고, 균체의 분리, 잡균의 오염 등으로 인하여 생산효율이 낮고 사료가치가 낮기 때문에 식품과 사료용으로서 실용화하기에는 어렵다. 현재는 균체를 정제로 만들어 주로 건강식품으로 이용되고 있다. 그 외에 Chlorella 생장요소의 엑기스를 사용하여 영양, 보건, 성장촉진, 탈취, 착향, 착색 등에 이용되고 있을 뿐이다.

7. *Bacillus thuringiensis* (Bt)

화학농약 대신 자연환경에서 신속하게 분해되는 생분해성(biodegradable) 살충제(insecticide)로서 미생물과 곤충바이러스 등이 현재 사용되고 있다. 토양세균 *Bacillus thuringiensis*(Bt)는 오랫동안 생물농약으로 사용되어 왔는데 포자형성 세포는 포자 결정 봉입체(parasporal crystalline inclusion)를 형성하며 곤충의 유충이 이 결정화된 단백질을 섭취하였을 때 치명적이 된다. 결정단백질은 내독소(δ-endotoxin) 또는 살충 결정단백질(insecticidal crystal ptrotein, ICP)이라 부른다. 이러한 생물농약의 개발과 활용은 앞으로도 더욱 증가되는 추세이다.

제18장

|환경의 보존과 폐수처리|

1. 폐수처리
2. 생물회복

인간의 생활 활동으로 인하여 화석자원의 소비가 지금까지 지구상에서 물질의 소비와 생성이 평형을 유지해 오던 것을 파괴하고, 생활권의 확대로 인하여 녹색지대가 감소하여 탄산가스를 광합성하여 유기화시키는 균형의 유지가 어려워지고 있다. 그로 인하여 지역적으로 공해라는 것이 대두되고 국제적으로 지구환경의 보존의 문제로 취급되게 되었다.

대기권에서는 온실효과, 오존층파괴, 지상권에서는 여러 종류의 폐기물의 혼란이 발생하고, 수중권에서는 호수와 강변, 해변의 인구가 증가하여 도시가 형성되고 공장건설로 인하여 수질의 부영양화(eutrophication)가 일어나 수질이 오염되고 있다.

이러한 폐기물과 부영양화된 수질을 화학적·물리적·생물적인 방법으로 정화시키고 있다. 소각은 폐기물의 양을 줄이는 데는 효과가 있으나 탄산가스의 방출량이 주변의 탄산가스의 고정능력의 한계를 초과하면 대기의 2차오염의 발생 원인이 된다. 땅에 묻는 경우 분해하기 어려운 물질이 남게 되어 문제가 된다.

1. 폐수처리

1) 수질 오염의 평가척도

활성환경 규준항목에는 BOD(생물화학적 산소요구량, biochemical oxygen demand), COD(화학적 산소요구량, chemical oxygen demand), SS(현탁성 고형물, suspended solids), pH, DO(용존산소), phenol, 중금속 등의 양, 대장균수 등이 있다.

(1) BOD

생물학적 폐수처리에서 오염의 대상이 되는 것은 유기성 오염지표인 BOD, COD이다. 예를 들면 glucose가 산화 분해되면

$$C_6H_{12}O_6 + 6O_2 \longrightarrow 6CO_2 + 2H_2O$$

로 되고 다량의 산소가 요구된다.

생물화학적 산소요구량은 일정량의 폐수에 호기성미생물을 접종하여 20℃에서 5일 간 배양하여 유기물을 분해하는 데 필요한 산소의 양이다.

(2) COD

BOD는 측정하는 데 5일간의 시간을 요하므로 화학적 산화법으로 단시간에 구하기 위한 것이 COD이다. COD는 일반적으로 중망간산칼륨($KMnO_4$)에 의하여 오염물질 을 산화하였을 때에 소비된 MnO_4^- 이온의 양에 대한 산소 ppm으로 나타낸다. 그러나 유기물질이든 무기물질이든 일반적으로 산화제로 $KMnO_4$를 사용한다. $KMnO_4$ 대신 에 중크롬산 칼륨($K_2Cr_2O_7$)을 사용하는 경우도 있다.

2) 호기적 폐수처리

(1) 활성오니법

활성오니법(actived sludge process)은 유기성 폐액의 처리에 가장 많이 이용되고 있 다. 완전 혼합형 표준 활성오니법의 처리공정을 그림 18-1에 나타냈다.

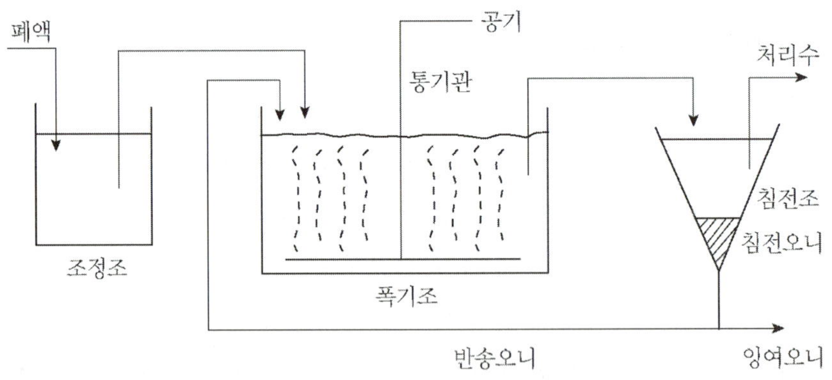

그림 18-1. 완전혼합형 표준 활성오니 처리공정

조정조에서 균일하게 조절한 폐수를 폭기조에 넣는다. 공기를 통기관으로부터 강제 로 통기하여 공급하거나 또는 기계의 표면교반으로 공기를 공급하는 경우도 있다. 그 후에 침전조에 보내고 상징액은 처리수로서 필요할 경우 염소로 살균하여 배출한다.

침전된 오니 일부는 여분의 오니로서 방출하나 나머지는 반송오니로 다시 폭기조로 보낸다. 이상의 공정을 연속적으로 운전하기 위하여 폭기조 안의 오니(균체)농도를 일정하게 유지해야 하므로 오니를 반송하여 보충하는 것이다.

이러한 처리로 미생물이 유기화합물을 산화분해 하면서 증식하고 증식한 미생물이 덩어리(flock)를 형성하여 침강한다.

활성오니는 호기성미생물이 응집한 0.3~1.0 mm 정도의 덩어리(flock)를 원생동물이 둘러쌓아 침강성을 가지고 있다. 대표적인 flock을 형성하는 세균은 *Zoogloea-ramigera*이다. *Sphaertilus* 속 세균은 사상체를 만드나 이상증식을 하게 되면 flock을 깨뜨리고 침강성을 나쁘게 한다.

(2) 산포여상법(tricking filter process)

여포로서는 직경 5~15 cm로 깨뜨린 돌을 원형조 속에 2~3 cm 높이로 쌓고 유기성 폐액을 상부로부터 연속적으로 산포(spray)하여 여지의 표면에 점착성을 지닌 호기성 미생물의 미생물막을 형성시키고 폐액을 여기에 산포하면서 접촉시켜 처리하는 방법이다. 활성오니법과 같이 통기(aeration)할 필요가 없고 대기 중의 산소가 들어가 호기적 분해가 일어난다.

3) 혐기적 폐수처리

(1) Methane 발효

혐기성 처리는 유기물의 농도가 1.5% 이상인 진한 폐액(축산물폐기물, 알코올증류 폐액 등)을 처리하는 데 효율적인 방법이다. 이 방법은 유기물을 이용하여 미생물이 혐기적 산화(anaerobic oxidation)에 의해 methane을 생성하므로 methane 발효라고도 한다. 혐기성 산화는 산생성상 또는 액화상의 두상으로 되어 있다.

전자에서는 가수분해한 다음 유기산을 생성하는 통성혐기성 미생물 군과 후자에서는 methane과 CO_2를 생성하는 절대혐기성의 미생물 등의 두 개의 생태계의 미생물이 혼존하고 있다. 산생성상에서는 알코올을 거쳐 acetic acid, propionic acid가 생성되고 이들 생성된 산이 가스 생성상에서 methane과 CO_2로 생성된다. 이 공정을 methane을 연료가스로 이용하는 공정으로 유용하게 사용하고 있다.

$$CH_3COOH \longrightarrow CH_4 + CO_2$$

Methane 생성균에는 *Methanobacterium, Methanococcus, Methanosarcina*가 있고, methane 발효법에는 $36 \sim 38 \, ℃$의 중온과 $53 \sim 55 \, ℃$의 고온 발효의 두 종류가 있다. 고온 쪽이 유기물 처리량도 많고 분해일수도 단축할 수 있으나 가온해야 하므로 에너지가 필요하다.

(2) 생물학적 탈질소법

폐수처리대책으로서는 BOD 뿐만 아니라 질소와 인도 제거할 필요가 있다. 아질산균, 질산균에 의하여 암모니아를 호기적으로 질화시킨($NH_3 \rightarrow NO_2 \rightarrow NO_3$) 다음, 혐기조건에서 질산호흡, 탈질반응($NO_3 \rightarrow NO_2 \rightarrow N_2$)을 일으켜 처리한다. 탈질균에는 *Paracoccus dinitrificans*가 있다.

4) 특수폐수 처리

(1) 화학물질의 처리

제조공정으로부터 공업폐수, 농약을 포함한 농업폐수, 합성세제를 함유한 가정폐수 등이 여러 형태로 배출되고 있다. 이들을 분해하는 미생물이 계속 발견되고 있으며 이 미생물을 발생원인 물질의 분해시스템에 이용할 수 있다.

(2) 광산폐수

우리나라 광산폐수는 황산산성으로 $Fe^{··}$를 함유한 경우가 많다. 배양한 철산화 세균을 작용시켜 탄산칼슘으로 중화시키는 공정이 실용화되고 있다

$$Fe_2(SO_4)_3 + 3CaCO_3 + 3H_2O \longrightarrow 3Fe(OH)_3 + 3CaSO_4 + 3CO_2$$

침강한 수산화철과 황산칼슘을 시판함으로써 처리비용을 보충할 수 있다.

(3) 기타

중금속 내성균으로 여러 종류의 중금속을 세포 속에 축적시키는 현상 또는 유기수은화물의 환원과 기화의 현상을 폐수처리에 이용할 수 있다.

인산이 폴리인산으로서 세포 안에 축적되는 현상을 이용한 인산의 처리공정도 개발되어 있다.

2. 생물회복

생물회복(bioremediation)은 환경으로부터 독성폐기물이나 기타 오염물질을 제거하거나 분해하기 위해 미생물을 이용하여 오염지역을 회복시키거나 정화하는 과정을 말한다. 이 과정은 토양 또는 수자원에 이미 존재하는 미생물의 생장을 촉진하고 활성을 증가시키기 위해서 영양성분, 비료, 미량 금속 등을 공급하여 미생물에 의한 오염물질의 분해 작용을 가속화시키는 과정과 오염지역에 직접 분해 미생물을 투여하여 미생물의 활성에 의해 정화하는 두 가지 과정으로 나눌 수 있다.

원유 유출 사고, 폐유, 중금속과 같은 독성폐기물 및 난분해성 인공화합물(xeno-biotics)들의 용출, 투기, 사고, 자연누출 등의 환경오염 시 오염원을 제거하고 정화하는데 생분해를 이용한 효과적인 자연적 방법으로 기대된다.

제19 장

|동식물 세포의 융합|

일반적으로 생물은 종을 보존하기 위해, 생물세포에는 원래 이종세포(다른 종류의 세포)와의 융합을 방지하는 작용을 갖고 있다. 세포융합이라는 것은 인위적으로 서로 종류가 다른 이종세포를 융합시켜 새로운 잡종세포를 만드는 기술로서 미생물의 세포융합과 같이 동식물의 세포융합도 앞으로 중요한 과제이다.

1. 미생물의 세포융합

1) 미생물의 세포융합

미생물의 세포는 세포질이 세포벽으로 둘러싸여 있어, 세포융합을 하기 전에 용균효소로 세포벽을 용해하여 제거한다. 세포벽의 화학적인 구조는 미생물의 종류에 따라 다르므로 적절한 용균효소를 선택할 필요가 있다. 세포벽을 제거하면, 세포막으로 둘러쌓은 구형의 세포를 얻을 수 있으며 이러한 형상의 세포를 protoplast라고 부른다.

세포의 종류가 다른 세포로부터 만든 protoplast를 혼합하여 polyethylene glycol과 같은 세포융합유도제를 가하면, 세포융합을 방지하려는 작용이 흐려져서 두 세포가 융합하고, 공통의 세포막으로 둘러싼 다핵세포(heterokaryon)가 형성된다. 그 후 계속해서 다핵세포의 분열이 일어나, 새로운 유전자를 갖고 있는 융합세포(sinkaryon)가 생긴다.

2. 식물세포의 융합

식물의 세포는 cellolose를 주성분을 한 세포벽으로 둘러싸여 있고, 다시 세포벽 사이에 pectin이 있어 서로 붙어 식물조직을 구성하고 있다. 그러므로 protoplast를 얻으려면 먼저 pectinase를 사용하여 pectin을 녹여 단세포를 분리하고, 세포벽을 cellulase로 분해하여 protoplast를 만드는 전처리가 필요하다. 그 다음의 조작은 미생물의 경우와 같다.

얻어진 융합한 protoplast를 한천배지에 배양하면 세포벽이 재생하고, 세포가 분열하기 시작하여 callus(세포덩어리)로 성장하고, 줄기와 잎으로 분화한다. 보기를 들면 토마토와 감자의 세포융합과정에 관하여 그림 19-1에 나타냈다. 이 신품종을 포매도라고 부른다.

앞으로 세포융합법을 응용하여 비료가 필요없는 벼, 추운 지방에서 결실하는 곡물, 병과 해충에 강한 작물 등의 신종을 개발하여 장래 농업에 공헌할 것이다.

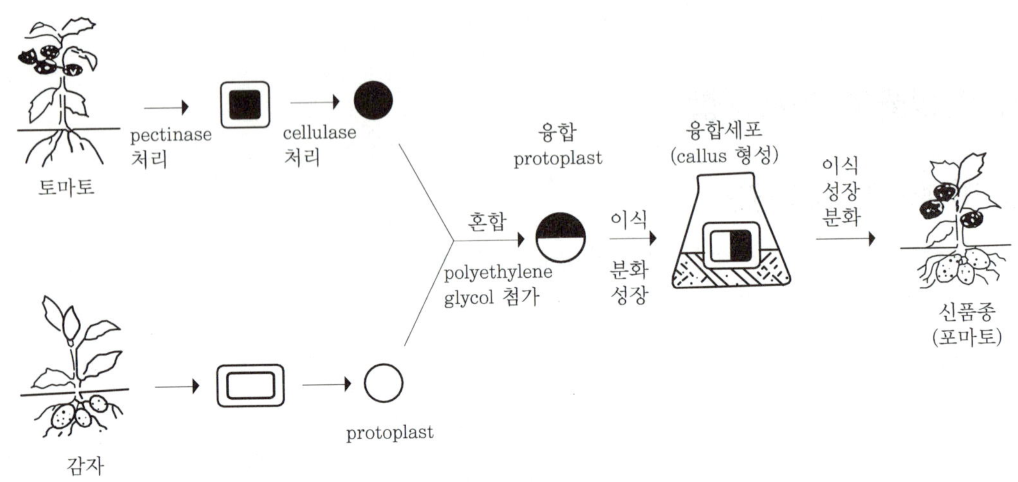

그림 19-1. 감자와 토마토의 세포융합

3. 동물세포의 융합

동물세포를 융합할 경우, 동물세포는 세포벽이 없는 나세포로 되어 있어, 미생물과 식물세포와 같이 전처리를 할 필요가 없다. 세포융합촉진제로서는 센다이바이러스가 유효하나 수용체가 없는 임파구의 경우는 polyethylene glycol을 이용한다. 동물세포 융합에 있어서 대표적인 것은 monoclonal 항체(단일클론 항체)를 제조하는 것이다. 그 과정을 그림 19-2에 설명하였다.

임파구에는 항체생성세포의 전구세포인 B 세포와 전구세포인 B 세포와 면역응답을 조절하는 T 세포의 두 종류가 있으나, 이 두 세포는 어느 세포도 생체 외에서는 증식할 수 없다. 한편 암화시킨 임파구세포(마이에로마세포)는 생체 외에서도 증식하는 능력을 갖고 있다.

Polyethylene glycol을 사용하여 B 세포와 마이에로마세포를 융합하면, 융합체인 hybridoma를 얻을 수 있다. 이것으로부터 목적하는 hybridoma를 단독 분리하여 인공 배지에서 증식하면 순수한 monoclonal 항체를 생산할 수 있다.

Mouse에 항원(antigen)을 접종하여 항체(antibody)를 생성시킨 다음, 임파구세포를 분리한 세포 외에, 배양한 마이에로마세포를 혼합하고, polyethylene glycol을 가하여 세포를 융합한다. 여기서 얻어진 hybridoma를 이용한 moclonal 항체를 제조한다.

같은 방법으로 만든 T 세포 hybridoma로부터도 귀중한 의약품을 생산하는 것이 발견되고 있다. 이러한 hybridoma를 이용한 monoclonal 항체를 대량생산하는 기술이 급속하게 진보하고, 진단시약 등 많은 종류의 제품이 시판되고 있다.

세포융합법은 미생물에 한정되지 않고, 동식물의 신품종의 창조까지 가능하게 될 것을 기대한다. 앞으로 농업, 수산업, 축산업, 환경정화 분야에의 응용이 주목된다.

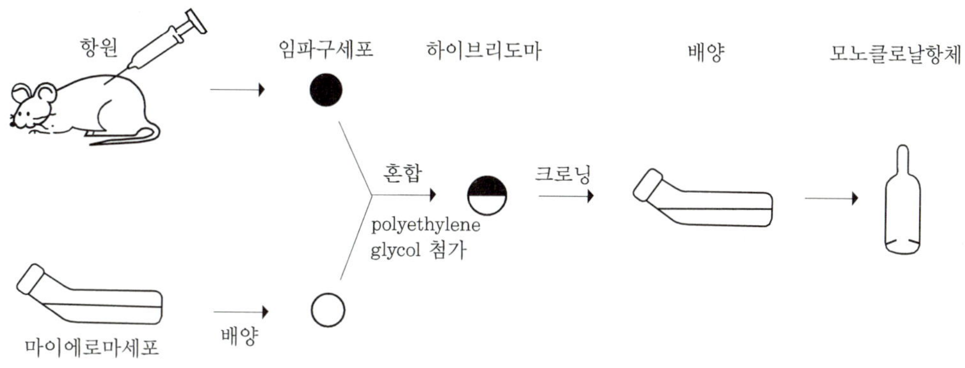

그림 19-2. 임파구세포와 마이에로마세포의 세포융합

부 록

|미생물의 특허, 기탁, 분양|

1. 미생물과 특허
2. 미생물의 분양, 일반기탁, 동정
3. 미생물 기탁 분양 동정 분석의
   신청 관련 양식 및 안내

1. 미생물과 특허

1) 어떤 경우에 특허를 출원할 수 있을까?

산업적으로 기여할 수 있는, 기술분야에서 일반적인 지식을 가진 사람이 공지의 사실로부터 쉽게 상상할 수 없는 신규성 및 진보성이 있는 발명을 하였을 경우는 특허출원을 할 수 있다. 미생물이 관여하는 발명에서는 다음과 같은 경우에 특허를 출원할 수 있다.

(ⅰ) 미생물의 작용으로 공지물질을 제조하는 방법에 관한 발명

(ⅱ) 미생물의 작용에 의하여 얻은 신규물질 및 그의 제조법, 용도에 관한 발명

(ⅲ) 미생물을 유효성분으로 하거나, 미생물의 작용에 의하여 얻은 사료, 농약, 식품 등의 제조방법에 관한 발명

(ⅳ) 미생물의 작용을 이용한 석유의 탈황방법, 광물의 제련방법, 폐수처리방법, 분석방법 등에 관한 발명

(ⅴ) 미생물의 취급방법, 증식방법에 관한 발명

(ⅵ) 미생물 그 자체의 발명

(ⅶ) (ⅵ)에 나타낸 미생물 그 자체가 특허의 대상이 되므로 새로운 속, 종의 미생물은 기존의 미생물일지라도 신규성 능력을 인정받을 수 있는 균주 또는 인공변이, 유전자재조합 등에 의하여 새로운 능력을 부여한 것에 관해서 출원할 수 있다.

단 특허청에서 정한 '미생물에 관한 운영기준'에서 미생물이라는 것은 곰팡이, 버섯, 단세포조류, 바이러스, 원생동물을 의미하고, 그 외에 편의적으로 동식물의 세포를 포함시키고 있다.

미생물관련 발명의 특허청 심사기준은 신규한 미생물 자체의 발명, 신규한 미생물의 이용에 관한 발명, 공지 미생물의 이용에 관한 발명에 적용된다. 미생물의 이용이란 미생물에 의한 물질의 제조방법, 미생물에 의한 물질의 처리방법 등을 의미한다.

여기서 미생물이란 바이러스, 세균, 원생동물, 효모, 곰팡이, 버섯, 단세포조류, 방선균 등을 의미하며, 동식물의 분화되지 않은 세포 및 조직 배양물도 포함된다. 또한 미생물에 관한 발명이더라도 유전공학에 관련된 사항은 유전공학 관련 발명의 심사기준을 참조한다.

출원하기 전에 특허청에서 청장이 지정한 미생물기탁기관(한국종균협회 부설 한국
미생물보존센터, 한국유전자은행 등)에 출원에 관여된 미생물을 기탁하고, 기탁번호를
받아 명세서 중에 이 기탁번호를 기록할 필요가 있고, 기탁증을 동시에 제출하야 한다.

단 미생물의 기탁은 그 발명에 속한 기술분야에서 통상의 지식이 있는 사람이 그
미생물을 쉽게 얻을 수 있는 경우는 예외로 되어 있다.

미생물에 관한 특허를 외국에 출원할 경우는 부다페스트조약이라는 국제조약에 준
하여, 이 조약에 가입한 나라에 출원할 경우에는 같은 조약에 의거하여 국제기탁당국
이 승인한 한국종균협회 미생물보존센터, 한국유전자은행에 기탁하면 한국 이외의 출
원국에 기탁할 필요가 없이 특허 출원이 가능하다.

부다페스트조약에 가맹한 나라는 프랑스, 미국, 일본, 독일, 스페인, 러시아, 스위스,
필리핀, 스웨덴, 벨기에, 오스트리아, 덴마크, 핀란드, 노르웨이, 이탈리아, 호주, 한국,
체코, 슬로바키아 등 총 184개국이 가입해 있으며 세계지적재산기구 WIPO(http://www.
wipo.int/)에서 각 가입국의 정보를 확인할 수 있다.

2) 특허출원 미생물기탁방법

특허출원에 관한 미생물을 기탁할 경우는 소정의 기탁신청서, 미생물조건기록서,
수수료납부서, 동결건조한 미생물을 기탁기관에 지참 또는 우송을 하면 된다. 기탁기
관에서는 기탁번호를 기입한 미생물기탁증명서를 기탁자에게 발송한다. 우리나라 특
허출원미생물기탁기관은 한국종균협회 부설 한국미생물보존센터(http://www.kccm.or.kr),
한국유전자은행, 한국세포주은행 등이 있다.

[기탁자] → [미생물기탁신청서, 미생물의 시료를 기탁기관에 접수] → [생존확인 실험]
→ [생존에 관한 확인] → [기탁수수료 청구 및 결재, 인터넷 무통장 입금]
→ [미생물의 기탁번호부여, 기탁증명서 발행] → [기탁자에게 발송]

그림 1. 미생물의 기탁과정과 미생물기탁증명서의 발행과정

2. 미생물의 분양, 일반기탁, 동정

1) 미생물 분양

미생물을 분양받을 때는 미생물보존기관(기탁기관) 등으로부터 받을 수 있다. 한국
종균협회 부설 한국미생물보존센터(http://www.kccm.or.kr)의 분양과정을 보기를 들
면 그림 2와 같다.

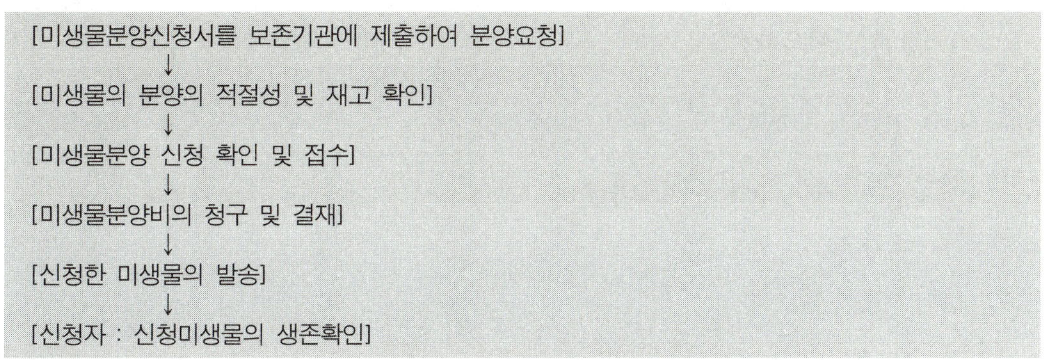

그림 2. 미생물의 분양방법

2) 미생물 일반기탁

미생물에 관한 연구를 하여 좋은 결과를 얻었으나, 미생물을 보관하고 있는 동안에
보관을 잘하지 못하여 사멸 또는 분실하는 경우가 있다. 이러한 문제점을 해결하기
위해 일반기탁방법이 있다. 일반기탁방법에는 자유분양을 할 수 있는 미생물기탁방법
과 자유분양을 하지 못하는 미생물기탁방법이 있다.

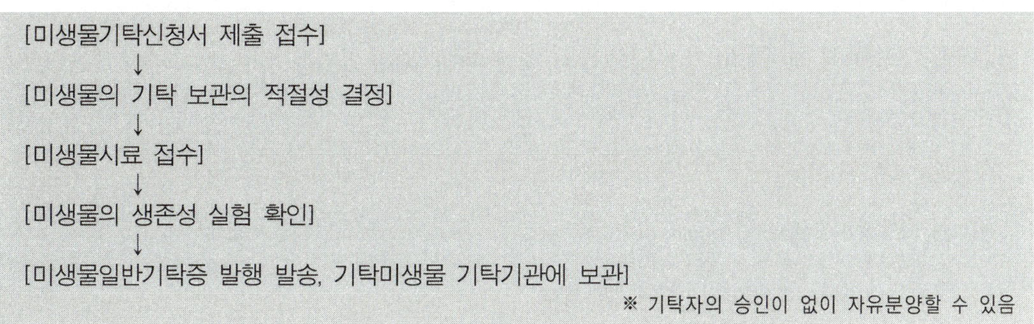

그림 3. 기탁미생물을 자유분양할 수 있는 미생물기탁방법

(1) 자유분양을 할 수 있는 미생물기탁방법

기탁자가 미생물을 기탁기관에 기탁하고, 기탁기관에서 필요로 하는 사람에게 기탁미생물을 자유롭게 분양하는 방법이고, 기탁비용이 필요 없다.

2) 자유분양을 하지 못하는 미생물기탁방법

기탁자가 기탁기관에 기탁하고, 기탁기관은 기탁미생물의 분양을 요청이 있을 경우에 기탁자로부터 분양승인을 받은 다음 분양할 수 있는 기탁방법이다. 단 기탁비용(보관수수료)을 납부해야 한다.

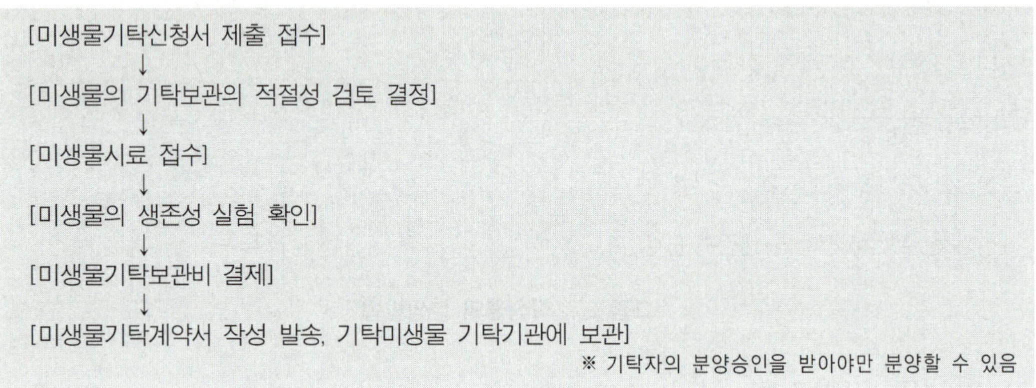

그림 4. 자유분양을 하지 못하는 미생물기탁방법

3) 미생물 동정

미생물의 동정실험을 의뢰하고 싶은 경우는 그림 5와 같은 과정으로 한다.

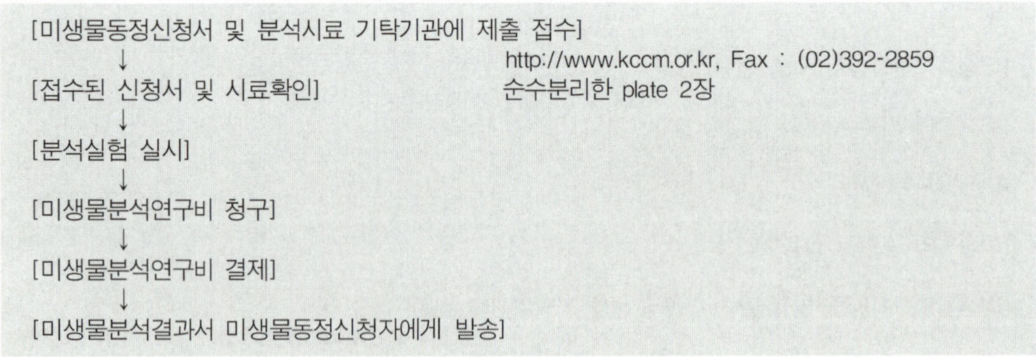

그림 5. 미생물 동정 신청방법

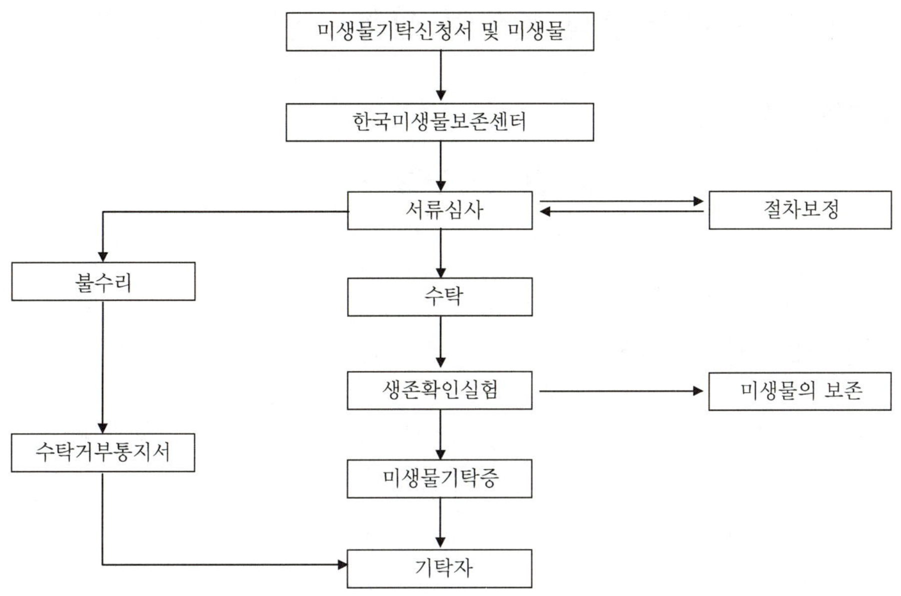

그림 6. 미생물 기탁 절차의 개요

3. 미생물 기탁 분양 동정 분석의 신청 관련 양식 및 안내

1) 국제기탁 관련 양식

원기탁신청서

년　월　일

한국미생물보존센터 귀하

기탁자는 다음의 미생물을 부다페스트조약에 의거한 기탁으로, 규칙 9.1이 정하는 기간 중 기탁을 취하하지 아니할 것을 서약합니다.

Ⅰ. 미생물의 표시
(식별표시) (1) [ ]　　혼합 미생물 　　 [ ]　　특별한 수준의 실험실 요건이 필요한 미생물 (2) [ ]　　제3조에 규정된 미생물 제출 생략의 경우 　　 *당해 미생물에 대해 부여된 수탁번호 :
Ⅱ. 배양조건
Ⅲ. 보존조건
Ⅳ. 생존시험조건
Ⅴ. 혼합 미생물의 조성(해당되는 경우 작성) (조성의 표시) (조성의 존재를 확인할 수 있는 방법)

Ⅵ. 건강 및 환경에 대한 위험한 성질
[ ] 당해 미생물은 사람, 동식물 및 환경에 위험하거나 위험하다고 판단되는 다음의 성질을 가짐 　　(성질) [ ] 기탁자는 건강 및 환경에 위험한 성질을 알 수 없음

Ⅶ. 과학적 성질 및 분류학상의 위치
(과학적 성질)   　(분류학상의 위치)

Ⅷ. 기타 미생물에 관계된 참고사항

Ⅸ. 기탁자 주소(영문):

성명(영문):　　　　　　　　　　(인)

Ⅹ. 대리인 주소　:

성명　:　　　　　　　　　　(인)

● **첨부서류**

[ ] 미생물 기록서　　　　　　　　　　　　　　　　　　　　1통

[ ] 수수료납부서　　　　　　　　　　　　　　　　　　　　1통

[ ] 제3조가 규정하는 수탁증 사본　　　　　　　　　　　　1통

[ ] 혼합 미생물의 조성에 관계되는 참고자료　　　　　　　1통

[ ] 건강 및 환경에 해를 미치거나, 그러할 염려가 있는 성질에 관한 참고자료　1통

[ ] 과학적 성질 및 분류학상의 위치에 관계되는 참고자료　1통

[ ] 기타 미생물에 관계된 참고자료　　　　　　　　　　　1통

[ ] 위임장　　　　　　　　　　　　　　　　　　　　　　1통

2) 국내기탁 관련 양식

<양식 1>

미생물 보관 기탁 신청서

년   월   일

한국미생물보존센터 귀하

특허출원에 따른 미생물 보관의 수탁에 관한 규정 제2조에 의거, 미생물 기탁을 하고자 다음과 같이 신청합니다.

I. 미생물의 표시	
속명 :	
종명 :	
균주명 :	
II. 배양조건	
배지 조성	
온도 / pH / 배양시간	/ /
산소 요구성	호기성, 미호기성, 통성 혐기성, 편성 혐기성
배양 조건	진탕, 액체 정치, 고체 정치
복원 및 배양 시 주의사항	
III. 보존조건	
보존 방법	( ) 동결 건조 ( ) 동결 보존 [( )-20℃ ( )-80℃ ( )액체질소] ( ) 기타 : ________________
보존 시 주의사항	
IV. 기타 미생물에 관계된 참고사항	

V. 기탁자 주소:

     성명: 인

VI. 대리인 주소:

     성명: 인

○ 첨부서류

    [   ] 수수료 납부 증명서   1통
    [   ] 기 타   통
    [   ] 위임장   통

미생물 분양 신청서

년   월   일

한국미생물보존센터 귀하

I. 미생물의 확인	
미생물의 명칭	
기탁번호	

II. 한국특허 출원/공개/특허					
출원번호		출원일자		출원인	
공개번호		공개일자		출원인	
특허번호		특허일자		특허권자	

III. 분양조건	
분양목적	
사용장소	
사용기간	
사용자	

IV. 기탁자의 승낙

기탁자는 청구인에 대하여 위에 기재된 미생물 시료의 분양을 승낙합니다.

년   월   일

기탁자 주소 :

     성명 :　　　　　　　　　　　　　　(인)

신청자 주소 :

     성명 :　　　　　　　　　　　　　　(인)

3) 안전기탁안내

(1) 안전기탁이란

① 연구자가 보유하고 있는 유용한 미생물의 소실을 방지하며 안전하게 보존하는 제도이다.

② 국내 및 국외 학술지 등을 통해 그 성질이 발표되었거나 예정된 미생물을 기탁할 수 있다.

③ 기탁자 이외의 일반인에게는 분양이 불가하다.

④ 기탁된 미생물은 KCCM 번호가 부여된다.

⑤ 단, 매년 기탁료를 납부해야 하며 미납 시 일반기탁으로 전환된다.

(2) 안전기탁 요건

① 안전기탁 신청서

안전기탁수수료

- 최초 2년 10만원/건   - 이후 매년 5만원/건

② 기탁가능 미생물

곰팡이, 효모, 방선균, 바이러스, 플라스미드 함유 균주 등 수탁 가능한 미생물. 단, 건강 또는 환경에 대하여 심각한 해를 끼치거나 끼칠 우려가 있는 미생물 또는 특수 시설을 요하는 미생물은 제외한다.

미생물 기탁자는 한국미생물보존센터에 다음 각 호에 해당하는 양의 미생물을 제출하여야 한다.

- 세균, 방선균, 곰팡이, 효모, 플라스미드를 함유한 미생물 : 동결건조 vial 10개
- 재조합 DNA, 바이러스, 박테리오파아지 : 동결건조 vial 20개

제출 미생물은 동결건조된 상태이어야 한다. 단, 그 미생물이 동결건조처리에 적합하지 않은 경우는 적용되지 않는다.

(3) 안전기탁 미생물의 분양

① 안전기탁 미생물의 분양 조건

안전기탁된 미생물은 기탁자 또는 기탁자의 승낙을 얻은 자만이 신청에 의하여 분

양할 수 있다(분양수수료 : 1만원/건).

② **안전기탁 미생물 분양 절차**

- 안전기탁 미생물 분양신청서 작성 후 서면 제출
- 서류 확인
- 미생물 분양
- 안전 기탁자에게 분양 사실 서면 통보(기탁자와 분양자가 동일인일 경우 생략 가능)

특허기탁으로 전환 시 앰플제작비는 무료이다.

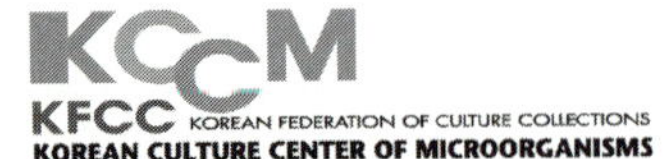

한국미생물보존센터

(우)120-091 서울시 서대문구 홍제동 361-221 유림빌딩
Tel : 02-391-0950 Fax : 02-392-2859

미생물 안전기탁 신청서

<table>
<tr><td colspan="2">Use KCCM
KCCM :</td></tr>
</table>

1. 미 생 물 명 :
① 이 명(異 名)
2. 분 리 원 :
3. 분 리 장 소 :
4. 분 리 시 기 :
5. 타기관보관번호 :
6. 타기관에서 분양받은 경우
KCCM << 기탁자 <<
7. 배 양 조 건 (호기성 및 혐기성 등 명시)
① 배 지 조 성 (첨부)
② 배 양 온 도
③ 배 양 pH
④ 배양 시 기타 참고사항
8. 미생물의 분류학적 특성(미생물의 동정에 사용된 방법 명시, 참고자료 첨부)
9. 보 존 방 법 :
10. 균주의 과학적 성질 및 용도
① produces the antibiotics
② assay of
③ production of
④ others

(SD-form1)

11. 병원성 여부 :
12. 참고문헌(첨부) :
13. 기타 특이사항

15. 상기 기록한 내용에 따라 한국미생물보존센터에서 미생물을 배양, 보존 등의 일체 사항을 위임합니다.
16. 상기 명시된 미생물은 사멸, 돌연변이 등에 의해 변경될 수 있으므로 그에 따르는 법적·물적 책임은 한국미생물보존센터에 없습니다.
17. 상기 명시된 미생물의 명칭변경 시 참고문헌과 함께 신속히 귀 기관에 통보하겠습니다.
18. 상기에 명시된 미생물의 기탁수수료를 납부하겠습니다.
19. 상기 사항에 대하여 기탁자는 모두 동의합니다.

20. 기 탁 자	
소속기관:	
주소:	
신청일시: 년 월 일	
전화:	팩스:
E-mail:	
기탁자 성명:	(인)

한 국 미 생 물 보 존 센 터 장 귀 하

접수번호	접수일자

접수자	사무장	소장

(SD-form1 continue)

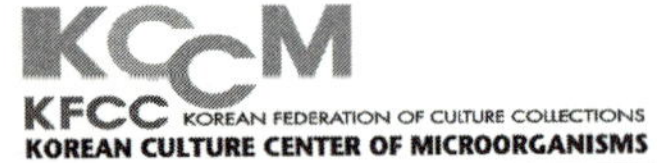

한국미생물보존센터

(우)120-091 서울시 서대문구 홍제동 361-221 유림빌딩
Tel : 02-391-0950 Fax : 02-392-2859

미생물 안전기탁 분양 신청서

1. KCCM 기탁번호	2. 미생물 명

3. 상기 기재한 미생물은 본인이 안전기탁한 미생물이며 이에 분양신청을 합니다.

4. 기 탁 자

소속기관:

주소:

분양신청일시:　　　　　년　　　월　　　일

전화:　　　　　　　　　　　　　팩스:

E-mail:

기탁자 성명:　　　　　　　　　　　　　(인)

한 국 미 생 물 보 존 센 터 장 　귀 하

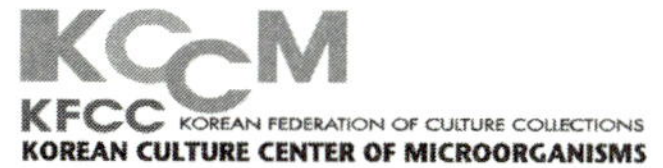

한국미생물보존센터

(우)120-091 서울시 서대문구 홍제동 361-221 유림빌딩
Tel : 02-391-0950 Fax : 02-392-2859

미생물 안전기탁 연장 신청서

1. KCCM 기탁번호 :
2. 미 생 물 명 :
① 이 명(異 名)

3. 기탁 미생물 변경사항(해당사항에만 기입, 별지사용가능)
 	
  3-1. 배양조건
 	
  3-2. 미생물의 분류학적 특성(미생물에 동정에 사용된 방법 명시, 참고자료 첨부)
 	
  3-3. 보존방법
 	
  3-4. 미생물의 과학적 성질 및 용도 및 기타 특이 사항

4.   상기 기록한 내용에 따라 한국미생물보존센터에서 미생물을 배양, 보존 등의 일체 사항을 위임합니다. 5.   상기 명시된 미생물은 사멸, 돌연변이 등에 의해 변경될 수 있으므로 그에 따르는 법적·물적 책임은 한국미생물보존센터에 없습니다. 6.   상기 명시된 미생물의 명칭변경 시 참고문헌과 함께 신속히 귀 기관에 통보하겠습니다. 7.   상기에 명시된 미생물의 기탁연장수수료를 납부하겠습니다. 8.   상기 사항에 대하여 기탁자는 모두 동의합니다.
9. 기 탁 자

소속기관:		
주소:		
연장신청일시:	년 월 일	
전화:	팩스:	
E-mail:		
기탁자 성명:	(인)	

한 국 미 생 물 보 존 센 터 장 귀 하

Use KCCM

접수번호	접수일자

접수자	사무장	소장

(SD-form3)

4) 일반기탁안내

(1) 일반기탁이란

① 연구자가 보유하고 있는 유용한 미생물을 여러 연구자에게 공개하고 안전하게 보존하기 위한 제도이다.

② 국내 및 국외 학술지 등을 통해 그 성질이 발표되었거나 예정된 미생물을 기탁할 수 있다.

③ 기탁자를 포함한 국내 연구자에게 공히 분양가능하다.

(2) 일반기탁 요건

① 일반기탁 신청서

② 일반기탁수수료 : 무료

③ 기탁가능 미생물 : 세균, 곰팡이, 효모, 방선균, 플라스미드 함유 미생물. 단, 건강 또는 환경에 대하여 심각한 해를 끼치거나 끼칠 우려가 있는 미생물 또는 특수시설을 요하는 미생물은 제외한다. 동결건조 수수료는 무료이다.

(3) 일반기탁 미생물의 분양

일반기탁된 미생물은 일반미생물 분양에 준하여 실시한다.

(4) 기타

① 기탁자의 요청이 있을 시 일반 기탁 공표기한을 조정할 수 있다(신청일로부터 1년 이내).

② 기탁자에게는 초기 기탁 시 다섯 개의 앰플을 무상으로 제공한다.

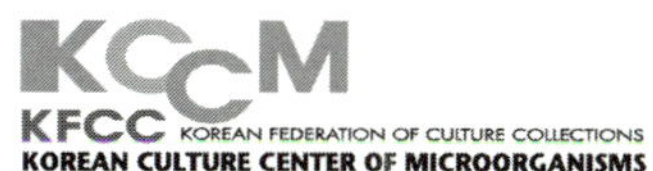

한국미생물보존센터

(우)120-091 서울시 서대문구 홍제동 361-221 유림빌딩
Tel : 02-391-0950 Fax : 02-392-2859

미생물 일반기탁 신청서

	Use KCCM KCCM :
1. 미 생 물 명 :	
① 이 명(異 名)	
2. 분 리 원 :	
3. 분 리 장 소 :	
4. 분 리 시 기 :	
5. 타기관보관번호 :	
6. 타기관에서 분양받은 경우	
KCCM << 기탁자 <<	
7. 배 양 조 건 (호기성 및 혐기성 등 명시)	
① 배 지 조 성 (첨부)	
② 배 양 온 도	
③ 배 양 pH	
④ 배양 시 기타 참고사항	
8. 미생물의 분류학적 특성(미생물의 동정에 사용된 방법 명시, 참고자료 첨부)	
9. 보 존 방 법 :	
10. 균주의 과학적 성질 및 용도	
① produces the antibiotics	
② assay of	
③ production of	
④ others	

(GD-form1)

11. 병원성 여부 :	
12. 참고문헌(첨부) :	
13. 기타 특이사항	

15. 상기 기록한 내용에 따라 한국미생물보존센터에서 미생물을 배양, 보존 및 분양 등의 일체 사항을 위임합니다.

16. 상기 명시된 미생물은 사멸, 돌연변이 등에 의해 변경될 수 있으므로 그에 따르는 법적·물적 책임은 한국미생물보존센터에 없습니다.

17. 상기 명시된 미생물의 명칭변경 시 참고문헌과 함께 신속히 귀 기관에 통보하겠습니다.

18. 상기 사항에 대하여 기탁자는 모두 동의합니다.

19. 기 탁 자	
소속기관:	
주소:	
신청일시:　　　　년　　월　　일	
전화:	팩스:
E-mail:	
기탁자 성명:　　　　　　(인)	

한 국 미 생 물 보 존 센 터 장 귀 하

(GD-form1 continue)

5) 미생물 동정분석

한국종균협회 부설 미생물보존센터에서는 보유 중인 표준균주로부터 분류학적으로 유용한 미생물 분류 및 동정에 대한 연구를 수행하고 있다. 미생물 동정은 많은 시간과 장비가 필요한 실험으로서 대다수의 연구자들은 미생물 동정에 필요한 분석결과를 얻기 위하여 많은 시간을 투자하는 실정이다. 생명공학 분야의 많은 연구자들로부터 미생물 동정에 필요한 분석실험에 관련된 지원요청이 날로 증가하고 있다. 이에 미생물보존센터는 미생물 동정을 위한 분석실험을 대외적으로 서비스하고 있다.

(1) 미생물 분석 신청 및 접수

① 미생물분석신청서를 작성한 후 분석료 입금표(무통장 입금표) 사본 1부를 첨부하여 의뢰 미생물과 함께 제출한다.

② 의뢰 미생물은 agar plate 한 개와 slant culture 한 개를 적당하게 성장한 상태로 보낸다.

(2) 미생물 분석 신청서 작성

① 최적배지, 온도, pH 등의 정보는 상세히 작성한다.

② 분석항목을 정확하게 명시한다.

(3) 분석기간

분석항목에 따라서 달라지며 분석결과는 서면통보된다.

(4) 분석실험 결과에 의한 미생물의 동정

① 실험결과는 신청인이 분석한 후 추가실험을 요청할 수 있으며 추가항목에 따르는 실험비가 추가된다.

② 분석용 kit 사용에 의한 분석결과만으로는 미생물 동정에 상당히 제한적이며 추가 실험에 의해서 동정결과가 변할 수 있다.

③ 분석실험결과에 대한 문의는 담당자에게 방문, 전화 및 fax로 상담할 수 있다.

④ 미생물의 동정의뢰는 속(genus) 수준 및 종(species) 수준에 따라서 분석항목을

상담할 수 있으며 상담 결과에 의해 분석비용이 결정된다.

(5) 기타사항

① 동정의뢰서에 기입된 내용 및 미생물 시료는 미생물보존센터가 국제미생물기
탁기관으로서의 공신력을 가지고 책임을 다하며 의뢰한 미생물에 관한 비밀을
보장한다.

② 의뢰한 미생물은 분석실험 후 자체 폐기처분을 한다.

③ 분석결과에 따르는 미생물 동정은 실험의 범위에 의해 변경될 수 있으므로 그
에 따르는 법적, 물질적 책임은 본 기관에 없음을 명시한다.

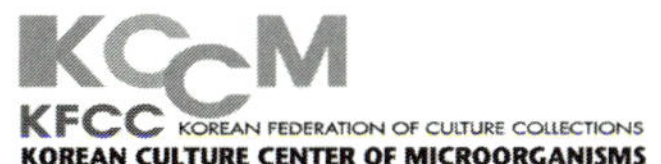

한국미생물보존센터

(우)120-091 서울시 서대문구 홍제동 361-221 유림빌딩
Tel :02-391-0950 Fax : 02-392-2859

미생물 분석 신청서(1/2)

1. 의뢰 항목 : 미생물 분석 항목표에 표기

2. 균주의 배양 조건

    1) 미생물 시료명 :

    2) 미생물 분리원 :

    3) 배지 성분 :

    4) 최적온도 및 pH

    3) 배양 시의 주의 사항

3. 신청인

※ 본인은 상기 미생물의 분석을 미생물분석항목에 표기한 바와 같이 의뢰하며 미생물분석 결과에 따르는 법적·물적 책임을 귀 기관에 전가하지 않겠습니다.

소속기관			
주　　소		우편번호	
신청자명	(인)	전　　화	
E-mail		F A X	

Use KCCM

접수번호	접수일자

접수자	사무장	소장

미생물 분석 항목(2/2)

○	미생물 분석 항목	가격/ 균주*
	API Kit (50CH series 제외)	70,000
	API Kit (50CHL, 50CHB, 50CHE)	90,000
	Cellular fatty acid composition (Gas chromatography)	130,000
	DAP 구조분석	150,000
	mol% G+C(HPLC)	300,000
	Quinone (HPLC)	200,000
	Whole cell sugar pattern analysis	200,000
	16S rDNA sequence	900,000
	16S rDNA partial sequencing(400bp)	450,000
	18S rDNA sequence	900,000
	28S rDNA D1/D2 sequence	450,000
	ITS-5.8S rDNA sequence	450,000
	RFLP pattern analysis of rDNA region	상담요
	Whole cell protein pattern analysis	50,000/species
	DNA-DNA hybridization per DNA	상담요
	Cryopreservation and Lyophilization	50,000/5vials
	Isolation of microorganism	상담요
	Taxonomic Evaluation and Consult	상담요
	합 계	

분석시료명	

*Discount : 동일 일반시험항목에 대하여 3개 이상 5%

　　　　　　　염기서열분석에 대하여 3개 이상 10%

※ 2006년도의 가격(연도별로 변경될 수 있습니다.)

* 2006년 12월 30일 현재

6) 미생물 분양 안내

(1) 미생물 분양

본 기관이 보존하고 있는 미생물 자원은 국내 연구자에게 분양이 가능하다. 단, 국내 보건과 안전을 위하여 미생물에 관한 지식 및 미생물을 이용한 연구나 산업적 적용에 적절한 시설을 보유한 자에게만 분양을 하는 것을 원칙으로 하며, 이외에는 미생물의 분양을 하지 않는다.

① 미생물 분양 형태

- 미생물 시료의 분양은 기본적으로 동결건조된 형태로 하며, 생균의 형태로도 분양 가능하다.
- 분양 신청자의 요청에 의하여 생균으로 분양 시에는 추가수수료(20%)가 청구된다.

② 미생물 분양 신청의 절차

- 미생물 분양 신청서를 홈페이지에서 직접 작성하거나, 서식을 받은 후 fax로 신청.
- 미생물의 분양 적절성 파악 후 분양.
- 미생물의 분양은 등기로 보내 준다.

③ 미생물 분양 후 절차

- 분양받은 미생물은 가능한 한 빠른 시간 내에 생존실험을 수행(분양시점을 기준으로 1개월 경과 후에는 재분양 불가).

④ 기 타

- 본 기관으로부터 분양받은 미생물을 사용하여 연구한 결과는 타 연구자에게도 소중한 정보가 될 수 있다. 가급적 연구결과 발표 후 학회요지, 논문별쇄본, 특허출원번호, 공개번호, 공고번호 등의 연구결과를 보내 주도록 한다.
- 본 기관에서 분양한 미생물을 제3자에게 분양 시 법적 책임이 발생할 수 있다.

(2) 미생물 재분양

① 분양받은 미생물에 문제(파손 및 오염)가 있다고 판단 시 본 기관에 연락 후 재분양신청서를 작성하여 본 기관에 접수해야 한다.

② 본 센터에서 확인 실험 후 무상으로 재분양한다.

③ 다음의 경우에는 수수료를 부과한 후 재분양이 된다.

- 분양 후 1개월이 경과한 경우.

- 센터에서 추천한 배지 이외의 다른 배지에서 배양하여 생존하지 않은 경우.

- 기타 분양 의뢰자의 취급 부주의에 의하여 미생물이 생존하지 않은 경우.

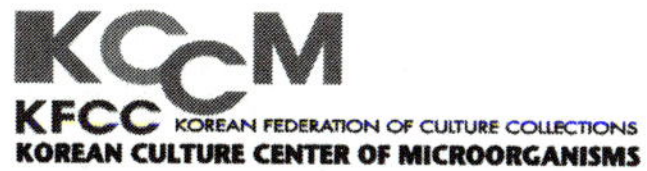

KFCC KOREAN FEDERATION OF CULTURE COLLECTIONS
KOREAN CULTURE CENTER OF MICROORGANISMS

(우)120-091 서울시 서대문구 홍제1동 361-221 유림빌딩
Tel. : (02) 391-0950, Fax. : (02) 392-2859

미생물보존센터 접수
접수번호 :
접수일자 :

미 생 물 분 양 신 청 서

※ 본인은 아래 균주의 분양을 의뢰합니다.

미 생 물 명	균 주 번 호
1.	
2.	
3.	
4.	
5.	
6.	
7.	
8.	
9.	
10.	

소속기관			
주 소		우편번호	
신청자명	(인)	전 화	
E-mail		F A X	

※ 균주우송 : 우편우송 (   ) 직접수령 (   )

접 수	사 무 장

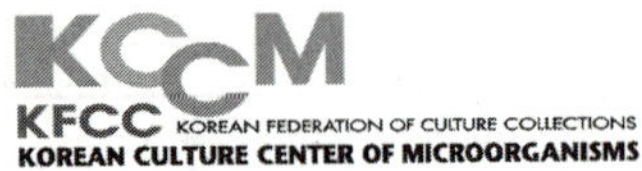

(우)120-091 서울시 서대문구 홍제1동 361-221 유림빌딩
Tel. : (02) 391-0950, Fax. : (02) 392-2859

미생물보존센터 접수	
접수번호 :	
접수일자 :	

미 생 물 재 분 양 신 청 서

※ 본인은 아래 균주의 재분양을 의뢰합니다(분양시점을 기준으로 1개월 경과 후에는 재분양 불가).

	미 생 물 명	균 주 번 호	재분양사유
1.			
2.			
3.			
4.			
5.			
6.			
7.			
8.			
9.			
10.			

소속기관			
주 소		우편번호	
신청자명	(인)	전 화	
E-mail		F A X	

※ 균주우송 : 우편우송 (   ) 직접 (   )

접 수	사 무 장

◎ **참고문헌** ◎

유주현 등 ; 식품미생물학, 개문사

유주현 등 ; 발효공학, 개문사

유주현 등 ; 식품공학 실험 Ⅰ,Ⅱ, 탐구당

유주현 등 ; 유전공학 입문, 대한교과서주식회사

유주현 ; 항생물질의 기술개발연구, 연세대학교 미생물공학연구실

유주현 ; 미생물에 의한 생리활성물질, 한국종균협회

하덕모 등 ; 응용미생물학, 개문사

김찬조 등 ; 발효공학, 선진문화사

성낙계 등 ; 미생물공학, 회갑기념사업추진위원회

유태종 ; 식품미생물학, 문운당

야마타 ; 미생물이용학개론, 지구사

야마구치 ; 최신응용미생물학입문, 기보당(기보트)

타니 ; 응용미생물학, 코로나사

다카하라 ; 산업을 개척하는 미생물학, 백아서점

아이다 ; 요설 응용미생물학, 동문서원

아리마개이 등 ; 공업미생물학의 흐름, 강담사

가내코 등 ; 식품미생물학, 기보당

오카미 ; 항생물질생산개요, 공립출판주식회사

아이다 등 ; 응용미생물학 Ⅰ,Ⅱ,Ⅲ,Ⅳ, 조창서점(아사구라쇼댄)

야마구치 ; 일반미생물학, 기보당

무라오 등 ; 응용미생물학, 배풍관

이마나카 등 ; 미생물공학입문, 조창서점(아사구라쇼댄)

일본발효공학회 편 ; 미생물공학입문, 산업도서

일본농예화학회 편집 ; 효소 Ⅰ,Ⅱ, 조창서점(아사구라쇼댄)

아이다 등 ; 아미노산발효, 학회출판센터

아미노산 핵산집단회 편 ; 핵산발효, 강담사

후쿠이 등 ; 효소공학, 동경화학동인

지바타 등 ; 고정화효소, 강담사

우찌사와 ; 미생물의 탐색, 분리, 육종, CMC

오카미 등 ; 미생물과 발효생산, 공립출판주식회사

고사키 등 ; 응용미생물의 기초지식, 오무사

오카미 등 ; 의약과 미생물생산 상, 하, 학회출판센터

노모토 ; 그림으로 보는 바이오테크놀로지, 광천서점(히로가와쇼댄)

Crueger, *et. al.* ; Biotechnology, Science Tech., Inc.

Lemuel B. *et. al.* ; Applied Biochemistry and Bioengineering, vol. 1, 2, Academic press

Susan K. *et. al.* ; Biotechnology in Food Processing, Noyes Publication

Higgins J. *et. al.* ; Biotechnology, Blackwell Scientific Publication

Peppler H. J. *et. al.* ; Microbial Technology, Academic Press

Casida L. E. ; Industrial Microbiology, Jon Wiley and Sons, Inc.

Brown T. A. ; Gene Cloning, Van Nostrand Reinhold

Lancinl G. *et. al.* ; Antibiotics, Springer-Verlag

Filer L. J. ; Glutamic acid, Raven Press

Glover D. M. ; DNA Cloning, IRL Press

ㅅ

ㅈ

top fermentation beer types / 167

Trichoderma viride / 295

Trichoderma 속 / 67

V

Vancomycin / 250

vector DNA의 조제 / 142

vegetative hypha / 52

vesicles / 76

W

water activity / 27

Welchii균 중독 / 40

Wheat beer / 167

X

Xanthan gum / 315

Xanthomonas campestris / 315

Z

Zoogloearamigera / 335

zymogen / 276

Zymomonas mobilis / 87

|대표저자|

유주현(柳洲鉉) Yu, Juhyun

[학　력]
서울고등학교 졸업
연세대학교 화학공학과 공학사 학위 취득
동경대학교 대학원 발효공학전공 석사, 농학박사학위 취득

[경　력]
연세대학교 교학부총장, 대학원장
미생물자원개발연구소 소장, 공과대학 식품공학 (현) 과장,
교수, (현) 명예교수, 미국 Purdue 대학교 초청교수
한국미생물생명공학회 회장, 한국식품과학회 부회장
한국과학기술한림원 종신회원
보건복지부 식품위생평가위원회 등 위원
국무총리실 평가교수, 한국종균협회 이사장

[수훈 수상]
국민포장, 대통령표창, 서울특별시문화상(학술분야),
한국미생물생명공학회 학술상, 한국식품과학회 학술상,
일본농예화학회상

[저서·학술발표논문]
저서 18권, 학술논문 272편

변유량(卞柳亮) Pyun, Yu Ryang

[학　력]
연세대학교 화학공학과 공학사, 공학석사, 공학박사
학위 취득

[경　력]
연세대학교 생물산업소재연구센터 소장
공과대학 생명공학과 과장, (현) 교수
미국 Purdue 대학교 방문교수
한국과학기술한림원 종신회원
한국산업미생물학회 회장, 한국식품과학회 회장
한국카카오초컬릿기술협의회 회장
한국종균협회 (현) 부회장
한국경제인연합회 자문위원, 한국식품공업협회 자문위원

[수　상]
한국식품과학회 학술상, 한국미생물생명공학회 학술상

[저　서]
현대식품공학(기구문화사) 등 5권

[학술지발표논문]
Tagatose isomerase에 관한 연구 등 203편

응용미생물학

2007년　2월　20일　초판　인쇄
2007년　2월　28일　초판　발행

지 은 이 • 유주현·변유량 외
발 행 인 • 김홍용
펴 낸 곳 • **도서출판 효 일**
주　　소 • 서울특별시 동대문구 용두2동 102-201
전　　화 • 02) 928 - 6644
팩　　스 • 02) 927 - 7703
홈페이지 • www.hyoilbooks.com
E - mail • hyoilbooks@hyoilbooks.com
등　　록 • 1987년 11월 18일 제 6-0045 호

무단복사 및 전재를 금합니다.

값 19,000 원

ISBN 978-89-8489-189-0